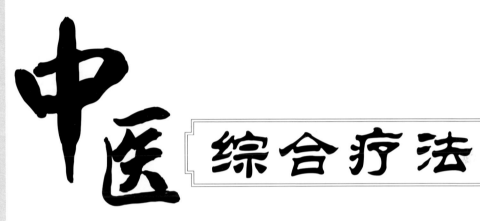

中医综合疗法

赵斌 著

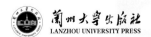

兰州大学出版社
LANZHOU UNIVERSITY PRESS

图书在版编目（ＣＩＰ）数据

中医综合疗法 / 赵斌著. -- 兰州 ： 兰州大学出版
社，2020.9
ISBN 978-7-311-05794-7

Ⅰ．①中… Ⅱ．①赵… Ⅲ．①中医疗法 Ⅳ.
①R242

中国版本图书馆CIP数据核字(2020)第160560号

责任编辑　郝可伟
封面设计　汪如祥

书　　名　中医综合疗法
作　　者　赵　斌　著
出版发行　兰州大学出版社　（地址：兰州市天水南路222号　730000）
电　　话　0931-8912613(总编办公室)　0931-8617156(营销中心)
　　　　　0931-8914298(读者服务部)
网　　址　http：//press.lzu.edu.cn
电子信箱　press@lzu.edu.cn
印　　刷　兰州人民印刷厂
开　　本　787 mm×1092 mm　1/16
印　　张　18.5(插页4)
字　　数　343千
版　　次　2020年9月第1版
印　　次　2020年9月第1次印刷
书　　号　ISBN 978-7-311-05794-7
定　　价　55.00元

（图书若有破损、缺页、掉页可随时与本社联系）

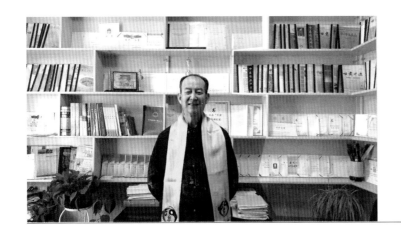

　　赵斌，甘肃成县人，中医内科主任医师。

　　1972年8月起至今，从师、专业学习实践中医内、外、妇、儿等全科诊疗，历经40余年，并先后实现了以"四大学说"（中医学物质理论体系、中风病辨证论治新体系、输液反应辨证论治体系、中医异物病因学说）和"四大疗法"（中医综合疗法、覆吸疗法、小剂量速治法、中医灌肠突击疗法）、两个创新专利（一种持续给药的握药套、一种持续给药的覆吸罩）为代表的系统学术创新。曾发表《浅论中国传统科学的物质体系》《中风病辨证论治补要》等学术论文90余篇；独立出版专著《杏林探幽》《报晓曲》等3部，合著《中国中医药最新研创大全》《中华效方汇海》《医古文注译解析》《常见病的中医特色综合疗法丛书》等7部；"中风病辨证论治新体系的创建与应用""关于中医学物质体系的研究"等8项课题荣获省、市、县"科技进步奖"；多次应邀赴省内外进行学术讲座交流。

　　曾13次荣获"全国基层名老中医药专家"（首批）、"甘肃省名中医（第二批）""甘肃省优秀专家（第七批）""全省医德医风先进个人"、甘肃省第四批及五级三批"老中医药专家学术经验继承指导老师"等称号；并先后被选举兼任中华中医药学会脑病分会第一、二、三届委员会委员，中国医师协会脑心同治专业委员会委员，中国中医药研究促进会脑病学分会常委，甘肃省中医药学会第六届理事会副会长，甘肃省中医药文化专业委员会（首届）副秘书长，甘肃省中医内科专业委员会（第五届）副主任委员，《甘肃中医》《西部中医药》杂志编委会委员等职。其事迹被《中国中医药报》《发展》《甘肃科技报》《陇南报》等多家媒体多次报道。

内 容 简 介

　　同中华文明与生俱来并曾光耀世界的中医学，为何在近一百多年来日渐萎缩，甚至面临存亡之危？本书通过读《经》溯源、全面反思，深刻认识到：尽管帝国主义列强军事与文化侵略、部分国人文化意识的扭曲与颓废、现代医学的强势主导与挤压等因素不无重大关系，但中医学自身在传承发展过程中出现的某些错乱也不可小觑，譬如过度单一、简化的救治思维与方式，使得中医丢掉了原有的整体思维优势，丰富多彩的中医疗法失去了用武之地，当代盛行的茫无头绪的"杂合以治"及"盖浇饭"式的"综合治疗"，更把中医推向了名存实亡的境地。有鉴于此，作者历经三十余年精勤实践与思考，逐步研创出"中医综合疗法"理论体系，以期使急危重症救治及疑难杂病的诊疗康复有一个适宜的指导规范，并借之建立一套全新的优势治疗战略、新型管理思路、现代化中医服务模式，从而使当代中医治疗重新绽放勃勃生机。当然，这一系列目标的实现，必待中医、中西医结合工作者和管理者完成一场彻底的思想革命、技术革命和管理革命，绝非轻描淡写之举可行，而本书则可担当其间的柱石之一。

序 一

中医学随着数千年来巨星的络绎显现和大众的赞育共创,非但从未间断,尤且与日相辉,终至成为汇聚了中华民族传统文化和诊疗养生智慧精华的一大瑰宝,并且以其理论体系形成最早、内涵博大精深、造福大众成效卓著而屹立于世界科学文化之林。但是,由于诸方面的因素,近一百多年来,它的发展却陷入了跌宕起伏的窘境。

今有学子赵斌,出身中医世家,二七之年即拜师入门,高中毕业插队劳动锻炼时就给社员群众义诊,继乘国家恢复高考良机系统学习中医,专学伊止,遂返家乡,参与创建甘肃省第一所县级中医医院,其间又曾往返金城等地多次深造,在众位恩师的呵护与同道的协作之下,不懈地攻研经典、广涉百家、耽嗜临证,从而积累了厚实的理论与临床功底。尤其值得一提的是,他始终以振兴中医为使命,在20世纪80年代中期,就不惧条件简陋,把学研重心放在急难危症救治上,不断地学习、探索、思考,即便是担任了医院领导职务,仍始终坚守临床一线,退休后,更是一如既往地坚持临床与科研两不误的"强化训练"。几十年来,经过反复地研究、实践、总结,他不仅拥有了诸多独到的医疗经验及理论实践创新成果,而且敏锐地发现了当下中医为何常常被动的种种缘由,找到了强健体魄的突破口,创立了"中医综合疗法"。作为见证了他三十余年成长之路的我,深感可喜可贺!

关于赵斌主任医师倡导的"中医综合疗法",按理说,我是早有了解的。但当在一个月之前读到他的《中医综合疗法》书稿之时,我还是甚觉惊诧。该书从"反思"起步,以返祖归宗、精究经典、再探新路为铺垫,使得他倡导的中医综合疗法既顺理成章,又别开生面;续以大量的成功实践加以例证,令人深感其鲜活实在而不陌生。但若再认真回味,更知这种方法旨在唤起一场中医革命,以期改变既往的单一、缓慢、"盖浇饭"式治疗，全面提升中医药对急难危症及常见病、多发病的救治疗效与速度，从而彰显当代中医学和中华文化的巨大优势，促使中医学"浴火重生"。这种远见、胆识应该是令人钦佩的！

乐为之序！

全 国 名 中 医
中 医 内 科 主 任 医 师
中 医 内 科 学 教 授
中 医 内 科 博 士 后 导 师

2020 年 2 月 10 日写于金城

序 二

中医学源远流长、博大精深，数千年来，不仅为中华民族繁衍昌盛做出了巨大贡献，而且引得历代无数仁人志士为之不懈地聚研继传，甘尽韶华，赵斌君即是其中之一。

吾与赵斌君首次相遇，是于1985年9月在敦煌"'三北'地区中医各家学说学术研讨会"上。当时，他便以谦谨睿智而甚得全国著名中医学家余瀛鳌等先生偏爱；往后之年，我们一直以良交维续。

赵斌君出身于中医世家，早年拜师入门，四十余载，坚持研读中医经典，汲取众家之长，坚持临床从不懈怠，挽救生灵无数，同时络绎著书立说，论文鸿篇，享誉甚佳。其与吾尤同之共识，是皆忧于古验断接、中医急危重症救治现状凄惨，有鉴于此，吾曾倾心撰写出版《古代中医急救医书全集》《中医急危重病医案选注》《中医急症临床实用手册》等，振臂屡呼，终见微光。赵斌君则于多科常见病、多发病和急难重症诊疗实践中精思频悟，研创中医综合疗法，且四十余年耕耘不辍，终至该法体系健全，可喜可贺！

吾览赵斌君《中医综合疗法》一书，发起于世纪反思，考量于经典回顾，鼎成于体系创建，验之于临证实践，通篇尽示其立足守正、后续创新、有理有证、如鼓应桴、水到渠成之功也！读者若能细品罩思，进而躬身借鉴应用，必能速益临证功力，陡增中医自信。倘能如此，赵斌君不辞寒暑、呕心沥血之情可安矣！

适值《中医综合疗法》大作付梓之际，赵斌君嘱吾作序，却之不恭，勉为其难，乐为其序！

全国老中医药专家经验继承指导老师

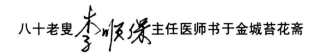

八十老叟 李顺保 主任医师书于金城苔花斋

2019年12月26日

序 三

　　相传，战国时期扁鹊医术闻名天下，而且兼通临床各科。细究他的具体治法，既有简便单法直入者，更有多种方法"杂合"应用者，典型代表便是在与其弟子一起救治虢国太子的"尸厥"病时，即采用了汤药、针刺、导引、热敷等多种方法，从而取得了神效。这也足以说明，《黄帝内经·素问·异法方宜论》所谓的"圣人杂合以治，各得其所宜，故治所以异而病皆愈者，得病之情，知治之大体也"思想已经在扁鹊那里得到了广泛应用。

　　钩玄中医疗法，较早者有如《黄帝内经》所载的十三方，分别能治发狂、鼓胀、尸厥、头胀、不眠、血枯、带下、寒痹、痛疽、恶疮、瘿瘤、脾瘅等病，其所用的药物包括了植物、动物、矿物等类，其剂型有汤、散、膏、丹、酒剂等，其用法有内服、外敷、热熨等，其功能擅长有用于治疗的，有的还用于养生或避瘟防疫的。继此之后，诸如《伤寒杂病论》《肘后备急方》《备急千金要方》《温病条辨》《串雅内外编》等汗牛充栋的宝贵典籍，更记载有不少论治外感热病、内伤杂病以及疑难重症的丰富多彩、高效的治疗方法，其中也不乏内服外敷、针药结合等多种方法并用的综合治疗，尤其像逆流挽舟、提壶揭盖、急开支河、釜底抽薪、减薪扬灶、高源导水、红炉泼水、清离定巽以及治乱保安、安中定邦等治法，皆是充满了生活哲理和兵法艺术，而清·心禅僧在其《一得集·方药针灸按摩薄贴熏蒸各有所宜论》所言的"方药治病，始于伊尹。六淫之邪在表、在肌、在营卫、在六腑者，宜用汤剂。邪在表者，宜汗；在肌者，宜解；在营卫者，宜和。入于六腑，在膈上者，宜吐；在肠胃者，宜下。在脏则非汤剂所能尽生之矣。……而治法则各有所主。先圣立法，一定不易，后世医者，不能通晓，每以方剂通治百病，治之不愈，延如终身之疾者多矣。故如医者，必当深考古法，博览群书，然后能操纵在手，运用如神也。"应当说确有高度的概括性。

　　毫不夸张地说，中医治病疗法之多，堪称世界科学的一大奇迹！它之所以会有此状，一方面缘于中华文明历史之久，另一方面也是来自于临床证象之多。因为人体本为多种多样、错综复杂，尤其不可忽视的是，尚可因体质、年龄、性别及地域、季节气候等环境因素而有所不同，每个人对各种疗法的敏感性也存在一定差异，如有的患者对于内服汤药发怵，不愿服苦药而乐于接受针灸、推拿，有的则相反，怵针而喜服汤药；有的病情复杂，单一方法治疗很难奏效，往往又需要多种疗法综合应用才能取得较好的疗效。然而，观思当今中医临床，由于没有一门关于如何将多种疗法综合运用的指导理论，加上近几十年来老一辈中医名师的大量谢世和其他的人为因素影响，以及医院管理上西化严重、分科过细、严禁跨科等等，久而久之，引致为医者看病多是单一惯性而行，主方脉者想不起针灸，善推拿者不会开药方，内科医生不能看小儿病、妇科病，不会做外治，看脾胃病的不懂心、肺、肝、肾病，看五官、皮肤科的不知外证内治，更有甚者，不少人在遇到急危重症时，往往因为自身功夫不硬、害怕承担风险和责难等缘故，大多都会主动或被动地推让给西医，即便是有亲身参与救治者，也是满篇用着西医西药，中医疗法仅作点缀而已。长此以往，"慢郎中""替代医学"便日渐成为社会公众对中医的定论，数千年的优势医学越来越陷入被动乃至危亡之境。

今有志士赵斌，出生于中医世家，少年时即跟师步入中医之门，自20世纪80年代以来，因为日渐知晓中医窘境，故而及早发奋攻关，先后数求名师指点，在广泛勤学深悟经典理论的同时，更是躬身临床从不懈怠，尤其是他竟能一直把多科急难重症救治确立为主攻目标，1986年便在发现中风病机理复杂、变化迅速的关键点的基础上，大胆提出了"综合治疗"法则，并列示在他当年的论文中，且在随后的三十余载临床实践中，不断研习思考、创新提高，终于逐步推演至全科病种的治疗中，研创出了独具特色的"中医综合疗法"理论与实践体系。纵观这一成果的重要意义，不仅在于使得中医急危重症的救治和疑难病症的治疗康复从此有了一个可遵循的指导规范，使得数千年来渊源于经典、历经后世传承发展、盛行于当代的"杂合以治"法，迅速朝着规范化、精准化、高效率的方向迈进，更在于随着这一成果的深入推进，将会使中医学建立起一套全新的优势治疗战略、新型的管理思路和现代化的中医服务模式，从而使得中医治疗逐步实现迅速、连续、有力、高效，中医科学得到实质性振兴。所以说，这是一项当今难能可贵的创新成果！

我与赵斌君首于1995年9月相识，在之后的二十多年来，我们一直保持着友好的联系，当然对他的为人与治学、成绩与进步也有比较全面的了解。在两个月多前，我收到了他寄来的《中医综合疗法》书稿，历历睹阅他倾心多年、即将付梓的专题研究成果之际，不由得就被他潜心实践与执着探索的精神深深感动，遂在乐于作序之余，不禁深叹：

博大精深中医药，佑我中华称瑰宝。

千古传承有神术，代有创新更提高。

而今我辈重抖擞，急难重症综合疗。

不做世称"慢郎中"，誓扬国粹大医道！

欣然命笔，记于之上，并愿与同道共赏赵君大作。

全 国 名 中 医
中 医 儿 科 学 教 授
中 医 儿 科 主 任 医 师
中 医 儿 科 博 士 生 导 师

写于金城杏雨轩

2020 年 3 月 12 日

自　序

俗言道：一寸光阴一寸金，寸金难买寸光阴。拙作《中医综合疗法》杀青时，一阵阵慨叹之情不由得涌上心头：中医综合疗法已陪伴我度过了三十多个胜金春秋！

事得从头说起。因于大宅家风和自幼体弱等缘由，我从1972年即正式跟师步入中医之门，逾五年，又先后迈入中医专业院校全面系统地学习中医理论、中医经典著作和部分西医学知识，之外，还挤出许多时间自学了《脾胃论》《齐氏医案》等诸多古典和近现代中医名著，视野不断扩大、深化。此间有三件大事重重地刺痛了我：一是1982年，一位以口服中药治病著称的名老中医，其子突患急性阑尾炎，因为一时无法用中医药解救，只好送西医院实施手术治疗，当下就有人以此嘲笑中医无能；二是在1984年间亲历了某中医院在面对急危病症时，即使中医名家也无可奈何甘居人后的尴尬，特别是一位脑出血职工因昏迷不便口服药物、在救治过程中又遇输液反应，致使其在抢救初见成效后顿然衰亡；三是长时期以来，大部分中医药人员对于急重症救治甚至高血压、糖尿病等常见疑难病的治疗，大都是西医攻坚、中医点缀（国医大师颜德馨先生讥之为"盖浇饭"）。由此，我既切身体会到了单纯口服中药的致命弱点，更感受到了从事中医药事业的迷惘乃至绝望，可是，一经回顾中华民族的发展历史，我心里所留存的就只有对中医学博大精深的坚信和自己使命感、责任感的重大。

天公做巧，我所在的医院1981年元旦在甘肃省县级层次上率先成立，住院部也在我和大家的努力下于1985年10月1日开始正式运行，不久就接连收治脑出血、脑梗死、心肌梗死、肺心病、肝昏迷、急（慢）性肾衰竭、外伤科和妇产科手术前后等等急、难、重病患者。由于我一直怀揣着过去的"隐痛"和为中医争气的梦想，等到有了这块阵地与有救治病人的机会，便一方面借助同事的西医之长间或给患者输注一些西药、做一些小手术，另一方面则是大量应用传统的中药按时口服法，还常常随机选用中药液缓慢滴服、鼻饲、外洗、穴位贴敷、针刺、艾灸、按摩、刮痧、心理安慰与疏导等，继而用起了中药直肠推注乃至滴注，再后来自创了"小剂量速治法""覆吸疗法"等，引进应用了免煎颗粒、中药注射剂等。大量事实证明：中医药的疗效并不亚于西医药，有时甚至还会优于西医药；在对急危重症和疑难病症的救治上，综合治疗明显优于单一治疗。于是，我首次在1987年发表了《中风病动静辨治方法初探》一文，"综合治疗"一词也值此面世，不久，《急症中医实践及其断想》等一系列反思性论文也广布陇上。延至2010年乃至于今，在不断的临床实践检验与理性思考总结之后，通过多篇论文的发表与《常见病的中医特色综合疗法丛书》的出版，"中医综合疗法"这一命名正式确立。这就不单单使原初设想的"综合治疗"的适用范围从中风病扩大到了所有疾病，最可贵的是造就了一个创新性理论体系、一个独特的优势战略、一种新型管理思路、一种新型服务模式，它足以使数千年来源于《黄帝内经》《伤寒杂病论》等经典著作，历经后世传承发展、盛行于当代的"杂合以治"法迅速朝着规范化、精准性、高效率的方向迈进，从而让中医学尽快摆脱低迷、走出困境，实现"凤凰涅槃浴火重生"。

　　当然，相对于现状而言，要使这一初衷得到真正实现，确也绝非易事，好在国家卫生健康委员会、国家中医药管理局近几年来也多次提出"推进中医多专业联合诊疗和中医综合治疗"的国家中医药发展战略，古今中外罕见的2020年抗击"新型冠状病毒性肺炎"无硝烟战争，也以正反两方面的悲壮事实印证了中医综合疗法的重大意义和实用性、紧迫性，作为中医和中西医结合工作者，自当积极带头贯彻落实，其间免不了开展一场扎实的思想革命、技术革命、管理革命。但无论如何，我们都没有理由不去承担自己的应尽职责。

　　需要申明的是，由于自己的传承学习及理论与实践水平尚有诸多不足，加之时间有限，在总结、写作时难免存在很多不足乃至谬误，敬希各位同道与读者批评指正，以便及时完善提高。

　　本书在编写过程中，承蒙王自立、李顺保、张士卿等尊师指导和鼓励，年轻才俊郑访江等同志也曾给予大力支持，在此一并致谢！

2020年3月2日于锲学斋

目　录

第一章　百年中医反思

作为中华文明重要组成部分的中医学，在近一百多年来可谓命运多舛，至今仍然处于发展堪忧的境地，究竟是西方列强军事侵略与文化渗透所致，抑或是国人自信不足，还是中医自身存在致命弱点使然？应该说，这个问题绝不是一个单一性答案就可以回答的，而必须用整体思维方法去深刻全面地进行反思。毋庸讳言，后人对前贤思想的继承偏离主流、临床治疗单一化教条化、以"慢郎中"形象甘居人下等，不能不说是中医落伍的重要原因之一。常言道，"人贵有自知之明""身正不怕影子斜""打铁还需自身硬"。所以，当下的急务之一，乃在于深度反思，开启自知，重拾先贤精粹，坚定中医自信，大倡综合治疗，勇敢介入疑难、重大、急危病症的救治，进而以公众的高度认可来重塑中医形象，振奋国威。

第一节　卧薪尝胆的反思

人类社会发展的历史，说到底，是人类在与自然世界和同类适应、协作或抗争过程中生存延续的历史。它的基本生存与发展保障因素，不仅有生存空间，有衣、食、住、行所需的多种类生活资料，更因为人类大脑智慧的特殊功能存在，所以在同等程度的物质需求之外，精神的需求比之其他动物显得异常重要；而居于这诸项要素之间的人身安全保护与生命安全延续，则动员了古今世界大量的资源，其中用于防治疾病、益寿繁衍的医学科学不仅应运而生，并且与人类生命活动相始终。在中国及其曾予以诸多影响的广大地区，中医科学则与人类生存及安全结缘甚深，无法剥离，而且越来越多的重大发现与辉煌成果，都在不断地证实着她的科学性和先进性。而在世界的另一方诞生的西医学，在19世纪之前，比之中医学的实际作用及声誉要逊色得多，但其在工业革命以后，很快就全面推进，成为主流医学。相反，中医这个承载着古代主流文明、优势显著的医学科学体系，即使在自己本土上创生、尚且占据主导地位已几千年，却难逃自清代末年以来起伏跌宕、日渐衰落的命运，甚至在现今本土医学领域所占份额都不及十分之一的境况下边缘化生存，这样的状况不加改变，不仅不利于中医学术与事业的正常发展，不利于民众的最优化医疗保健，而且与中华民族的伟大复兴极不相称。扭转这种不合理局面的出路何在？值得认真思考。

当我们打开近现代医学史时，显而易见的是，旷日持久的"中西之争"是中国医疗卫生领域的一个重要特征。就医学科学本身而论，原无地域国界之分，宗旨都是治病救人、造福社会，况且西医学不仅具有诸多优势，甚至在一些方面还对中医学的发展给予了巨大促进，我们没有必要与其一争高下或是水火不容。可是，在两大医学的传播与应用上，西医学确有其不公正性或者是侵略性，中医真正步入厄运，实在是发端于中国的综合国力严重衰减、西方列强用坚船利炮打开中国大门时的"鸦片战争"。即使到了新中国巍然屹立的20世纪50年代初，乃至改革开放、民族复兴的号角已高声奏响的近几十年，个别人在谈及医疗卫生与保健时，依然是"取消中医"之声不绝于耳，最具代表性的有两种论调。一种是"废医存药"论调——其逻辑是中医理论古奥艰涩、推理重于实验，不如西医的直接显见，只是中草药确实还能治疗一些疾病；更糟糕的是"废止旧医""告别中医中药"论调——其逻辑是中医的大多数理论不能像西医那样按照现代科学的既定方法在动物身上、实验室里证明，或者是完全有悖于当代由西方人主宰的科学世界和文化世界，而且很少看到中医方法能批量地应用于救治急危重症，中药材也往往存在隐含重金属、质量监控难度大等问题，所以认为祖先流传下来的中药学全然无用，中医理论自然应该完全取消。可喜的是，随着我国综合国力的迅速增强，国家日益重视中医药的发展。在决策层面，从机构建网到措施频出，真可谓面面俱到；在现实层面，我们已经充分感受到国家对中医的深情理解与大力扶持，实可谓庆幸至极！但从实而言，截至目前，中医队伍缺人乏术、中医事业表实里虚、公众对中医信任不足等较多的问题仍然存在，中医发展依然步履维艰。

民谚有道，"打铁先得自身硬"。追思近代以来反对者对中医的发难，既有其简单的感情喜好问题，也有来自中医自身深层的科学缺陷问题。其中，对中医理论的批评，属于价值观差异者，自然有待他们回归对本民族文化的高度认同；而属于应当修正或完善者，自当本着科学的态度去及时做好。实际上，从20世纪开始，已经有很多学者着手并取得显著成效，但有的还是空白，具体问题兹特从略。在临床诊疗学术及其效果方面，我们一方面坚信自己的优势，另一方面也必须承认诸多不足。当代中医大家李振华先生的提示则可使我们更加清醒："国民党政府下令消灭中医，未能得逞。西方医学传入中国，但也替代不了中医。可怕的是中医自己乏术，不能运用中医药治疗疾病，这将必然淡化人民群众对中医药疗效的承认和信赖，甚至日久将不知中医能否治病。这是中医自身毁灭，较之以往最危险之路。"[1] 实有振聋发聩之功！

学术层面自身有无问题，这方面的探讨也是由来已久的。可以说，从古到今，我们的祖先就在不停地探索研究，有对各种理论的认识和再认识，有对病因、病机的反复探讨，有对防治方法的多方研究与不断创新，诸如此类，方才形成了堪称全世界最丰富、最完整的传统医学。从西医学传入中国并对中医学形成强烈冲击时起，相当一些学者就已自然而然地对其由被动适应转为主动迎合，同时对中医学进行重新认识和思考。20世纪中期，由于一些中医仁人志士的倡导，国内曾经出现过几起"振兴中医"高潮，核心是在对中医学与西医学的比较中，做出一个公正的结论：中医理论"博大精深"，中医学术"简便验廉"。毫无疑问，这一评价，给近代以来备受煎熬的中医学人以信心和鼓励，使大家能够在此评价激励之下顽强拼搏，以自己之长，继续为广大民众的健康服务。

然而，我们的前辈在强化自信之际，在学术研究上，过多注重不断按照惯性实施分病分部的研创，却没有重视遵循整体观去全方位地分析解决重大临床问题的方法研究，没有认识到随着社会的发展，外在环境的影响，加之年龄、身体素质等内在原因，疑难病、急重症大量增多，很多常见病也常常是数种加于一身，"复杂"基本成为患者的共同病理特点，"速愈"无疑是人们共同的治疗要求，而我们的医者却大多寄全部希望于单一的、简便的、执一而终的治疗，结果是因为疗法原始、疗效缓慢，特别是在急危症救治上常常事与愿违，相当一些社会公众在现代医学操作机械化与新奇感的对照之下，对中医的"慢郎中"形象形成严重的不解和失信，参之以部分人的文化理念，严重的被动局面便愈演愈烈。

科学发展的规律告诉我们，一切问题的真正解决，来源于对现实本质的深入研究。通过以上分析，我们已经基本明晰了中医学发展长期处于低迷状况的种种缘由，为今之计，一方面是力尽公民之责，为国家尽忠职守，力促祖国的繁荣昌盛；另一方面要通过既有优势的发挥和全方位的积极努力，最大化地争取国家各级管理部门与广大公众的理解与支持；更重要的是，积极开展自身革命，实现跨越发展，乃为根本大计。

具体而言，我们应当尊崇仲圣"感往昔之沦丧，伤横夭之莫救""勤求古训，博采众方"的启训，面对目下最为棘手、最为紧要的问题"随证治之"。显然，向过分单一、简化、"从容"的治疗模式宣战，堪为首务；而与之相对的思路，便是将多种传统的、现代的中医疗法在整体观念与辨证论治原则指导下，最简约、最协调、最及时地精选组合应用，从而最大化地实现中医科学强有力的扶正祛邪作用，而这种将多种类疗法有机配合使用的新型科学原则，就是"中医综合疗法"，它的精髓是基于传统经典，面向现代科学世界，以唯物辩证法为指导，以实事求是为准则，追求安全速效与高尚的医学伦理。这种理念无疑是"大医精诚"的翻版，更是引领中医走出多年困境、实现真正振兴的一条全新之路。

"适者生存"既是自然物体的基本进化规律，也是医学科学发展无法逾越的基本法则。当今世界对中医的种种看法与态度，归根结底是对中医综合疗法的一种渴望与召唤，只要我们充分认识并紧紧抓住这个关键，开足马力研究开发，中医学的美好愿景就一定会快速到来！

【参考资料】

[1] 贾谦.中医战略·序八.中医古籍出版社，2007：39.

第二节　急症中医实践再反思

"存在决定意识"和"实践、认识，再实践、再认识，以至无穷"，这是马克思主义认识论的两条重要原理，也是我们医务工作者探索人体疾病诊治奥秘的自然规律。笔者对中医急症辨治科学的认识亦未出乎其外。

受祖父（1937年毕业于"华北国医学院"施今墨先生门下）的先迹指引，我于1972年8月起，跟师学习中医，1977年年底考入甘肃省中医学校，就读三年后，毕业分配至甘肃省第一所县级中医院工作。从此以后，我为了提高医疗水平，除向当地同道、老师求教外，曾多次去外省、市医院及院校进修考察。切身的临床实践，使我不断发现一些令人难以解释的现象。例如，慢性病找中医、急性病求西医，这似乎已为世所公认；大部分中医院（科）的病人抢救，使用西药是很正常的事，更多的是西医将危病转缓后才交给中医；民间中医即便治急症，也往往是突击一着，无所谓先后程序和系统诊治。按理说，所有中医临床教材中都有关于各种急重症的辨证论治，为什么在临床上却出现了如此的相失状态呢？种种事实，在我脑子里逐渐形成了很多问题，诸如，中医学属于保健医学还是临床医学，如若二者兼有，那它能不能用以抢救急症？中医治疗急症的程序是什么？中医抢救急重病症的可靠程度究竟有多大？中医急救术与西医急救术有什么异同、如何予以评价？……每次提问之后，都由"中华民族既能健康地生存、繁衍，那他们就不但具有保健强身之术，而且也富有救疾保身的强力措施"这一推论而做出肯定的回答。然而，强力措施在哪里？经过反复深刻的思考，我终于从中理出一个头绪来：尽管各种大、中专教材中，都有关于哮喘、血证、中风、高热、诸痛等内容，但多无系列专论，篇中也不介绍抢救程序和操作规范，只笼统地说辨证论治，没有详细的护理程序和要领，应急措施单调、形式化；至于"昏迷"一症，仅在全国高等院校统编教材第四版（人民卫生出版社）中载入，第五版中则又取消；急救药品的用量多无规定，用法含糊不清，好像临证随意一用即可奏效，浮夸不实；各种专病的论述中，治疗过分注重分科，缺乏配合针灸、按摩等多种疗法的综合应用，纵横联系不紧密，降低了实用价值；一些特殊的急救技术和给药途径，如人工呼吸、鼻饲术、放腹水术、灌肠术、导尿术和剖腹产术等，既无有关中医学的源流论证，又缺乏确切的临床指证，使学生把这些一概归之于西医，而误认为真正的中医只能通过每日口服一剂中药和一次针灸来救治疾病，否则，一涉及其他方法，就是不伦不类、"西医化"，等等。由于正规教学摒弃了"中医急救"这一高度综合性科学，无形中人为地增大了教学与临床之间的距离。其次，是临床单位对急症的中医治疗水平参差不齐，尤其是相当一些中医院（科）都是纯西医抢救，因此，到这些科室进修、实习者难以学到中医急救药品、急救方法的应用，便很难补充学习中医急救知识。问题的严重性还在于，中医急救人才的缺乏，导致了急症救治队伍结构不健全，救治效应不高，给群众一种"中医保险系数小"的错觉，使得中医失去了其应有的吸引力和可靠性，科学性和实用性就难以得到广泛的承认，最终形成了令人不快的状况。举足轻重者，孰与之可比?!

　　笔者从对中医学术继承和发扬的责任感出发，认真研究中医急诊人才素质的基本条件，认识到，首先自己要有良好的急症救治理论与技术功底；其次要有一帮同心同德携手合作的同道；第三要有优良的急救药品和设备；第四则是要有病家和社会人群的真诚理解与支持。四者必须齐备，攻关才会成为可能。其中第一条是关键，最少应具备两条。因此，在具体实践中，除只争朝夕地发掘先贤遗产和广泛涉猎现代中医急救成果外，第一阶段也不得不在坚持革命人道主义的前提下，采取"迂回战术"，即先使用西医药治疗，效果不佳时，再大胆地使用中医疗法，笔者曾以此救治了中风（中脏腑）、真心痛等。这样做的好处是：如果有效，既能获得一定的经验，又掌握了说服群众的第一手资料；即使无效，也可以减少来自各方的非难。第二阶段是中医为先锋，西医为后援，下分两种情况：一种是以中医疗法解决主病主症，西医疗法辅助内应，加强效力。例如，对煤气中毒患者先行针刺人中等穴，灌饲苏合香丸，以醒神开窍，恢复呼吸功能；继以葡萄糖注射剂等静滴，促进新陈代谢，减少后遗症，同时病家也得到了心理安慰，治疗获得圆满成功。另一种是限于水平与条件，先前采用的中医疗法无明显疗效，便迅速配用有关西药，起到"保驾"作用，尽快控制病情，不致患者遭受意外的伤亡，过后认真总结，重新起步。笔者曾在1987年遇一病人，患疫毒痢而暴厥，神志迷蒙，气息奄奄，双目塌陷，血压40/20 mmHg。我与同道辨为气脱，急与人参精灌服，不料霎时即吐出，无奈改施静滴升压、抗感染、调节电解质平衡等西药，终于抢救脱险。过后冥思苦想，方悟出大量应用抗生素之真谛：患者乃邪毒内闭于前，气阴虚脱于后，内闭不开，徒补罔效。鉴于前训，又于1989年治一肛肠术后感染，大便三日未行，邪毒内结，又加以注射强痛定后过敏而致暴厥并发呕吐者，病机同前，即先行针刺内关、足三里、天枢，同时打破肛肠病禁用灌肠的陈规，以芒硝化汁灌肠，继服人参精，配合一般西药静滴（当时尚未出现中药静脉注射剂），患者未出现任何格拒，抢救一举成功。第三阶段是纯用中医疗法，统治一病于始终。例如，对于输液反应的治疗，试以"湿邪直中，随体质及原发病的虚实寒热而变作"的病机论治，急性期施行针刺中冲、合谷等穴，大多数在2 min内即可生效，个别反应严重者，则改用小儿苏合丸或苏合香丸化汁口服而解，至于极少部分患者的缓解期，仍呈现一些内湿困滞症状，再以芳香化湿汤剂口服，即获痊愈。无论如何，其整体疗效优于西药，还填补了中医学中的一个空白。又治急惊风患儿，初以苏合香丸化汁喂入，不料竟致窒息，急施拍打、按摩法解除后，改将原药液60 mL，从肛门直肠灌入，逾10 min，抽搐即停止，至20 min，神志复敏，继用导痰汤加减液口服，治疗三日，痊愈出院。这三个阶段基本上可以反映急症诊治水平的提高程序，但因多种客观条件的限制，这三种方法的随机选用和交替行施，仍需维持相当长的时期。

从中、西两法对照应用中，我也得到不少启发。例如：①对于西医诊断的感染性休克，中医同样必须在顾及固脱的同时，首先考虑解毒，只在寒、热、湿、瘀之异；邪气不祛，正气难安。重庆市中医研究所对温病的研究也证明了这一点。然而，现行教材上都是闭则开闭，脱则固脱，二者互不相关，临床如果机械地照搬，实难获效。例证如前疫毒痢案。②西医对于重症的输液疗法往往不是每天一组，而是几组，相对于一天一组的常量来说，几天的药可以在一天内用完，特别是量大力宏而效果多佳，现代中医为什么不能一日服二剂或三剂，而只能是每日一剂的用量呢？输液与口服，虽说一为直接进入血液循环，一为间接而入，二者却并非互不相通。根据人体损害与抗损害的机体反应原理，在特定情况下，人体对于某些物质缺乏的敏感度和药物吸收的量与速度的增强（我暂称此为"脏腑的饥饿状态"）应当是二者无可偏向的同一性。有人对心肌病、先心病与风心病的心肌活组织微量元素进行了测定，结果表明，其内部的硒含量普遍明显低于正常心脏心肌活组织微量元素的硒含量，故而缺硒与补硒就是任何疗法都不能回避的问题，心脏对于任何医学的硒元素补充都有着同样的渴求。心脏如此，其余脏腑亦如此。所以，面对机体的大量需求，中药也必须以数剂、大量方可应之，《黄帝内经》"有故无殒亦无殒"就是极好的依据。《甘肃中医学院学报》曾刊登贾斌教授关于"日服两剂中药"的论述，确系经验之谈、明智之策。笔者曾治中风昏迷患者，初用天麻钩藤饮合大承气汤加减方每日一剂、饮尽二剂、神识转清；不料至此而易方五日时，原病复作，其势更盛，遂回头继用前清下方，每日两剂，连服六日，病症消退殆尽，且无过伐之弊；后易滋养肝肾之剂，配合针灸治疗二十日，患者出院时，竟然未留下任何后遗症。同此者尚有治疗疔疮走黄等案。援引王清任制补阳还五汤，强调"四两黄芪为主药"，便知用药投病须足量之机要，亦知《伤寒论》"桂枝汤"后注文之"若病重者，一日一夜服，周时观之。服一剂尽，病症犹在者，更作服。若不汗出，乃服至二三剂"为确当之论。③西医抢救急重病的给药途径，是以静脉为主，辅以多种窍道，显示其灵活多变性，目前中医相对不及。但有些病症的治疗，则显然是除中药优于西药外，尚有胃肠给药优于静脉给药、肌肉给药者。譬如，由脑震荡引起的呕恶、眩晕、头痛等症，西医常规用脱水剂和营养神经剂，病情却多顽固而反复；中医以健脾化痰除湿之剂少量多次口服，症状改善往往令人满意。输液给药可获神效，又常常因输液反应而一败涂地，就此而论，即使西医诊断的心肌梗死合并休克者，只要论治得当，胃肠给药亦可在短期内逆流挽舟，而且更为安全。天津市某医院用生脉散、四逆汤治疗急性心肌梗死所致的心源性休克中，发现注射液不如汤剂的疗效好。关于中药口服生效期问题，过去大家认为是半小时以后，笔者认为，此种结论只适应于重用其味以滋养阴血等之剂，而对于重用其气之芳香行气开窍剂和攻下润燥（急下存阴）剂来说，就欠恰当。芳香之品虽从口入，但借口鼻之生理通道，部分药气亦同时进入肺系而发生效应，这从日常生活中口吃大葱、白芥子等而立即出现鼻通气、目流泪的事实，可资证其表面为一道，实则为两道，加之诸如麝香、冰片之类，均有类似西药亚硝酸异戊酯等药的性能，焉有不能速效之理？河南省中医学院有一观察报道：用小鼠灌服夏枯草煎液，2～3 min后，动物便由活泼跑动转入低头、闭目、伏卧，对外界刺激反应迟钝，约40～50 min后才逐渐恢复正常，从而证实小鼠中枢神经活动被迅速抑制这一事实。另外，现代临床实践证明，有相当一部分心、肺和脑系疾病，都与胃肠积气过量有直接关系，治疗关键也是"大气一转，其结乃散"，故然攻下也能速效。沈括在《苏沈良方》中评三建散、大麝香丸等药的效应时说："……用药节度不近人情，至于救急，其验特异，乃知神物用灵，不拘常制，至理开感，智不能知。"虽无时间的详细记录，但总可知其药效的出现是很快速的，笔者实践体会，当在10 min内。但也有不少医生（包括中医）拒绝让昏迷病人口服药，理由是昏迷病人不会吞咽，强饲会导致窒息。其实，持此观点者的过失，就在于他们忘记了指切下关、颊车等穴，可以刺激吞咽反射，给药方法除大量口服，以小勺喂饲、鼻饲外，尚有以筷头或勺尖滴服之法，直接受药部位除胃、肠外，首为口舌与鼻道，若遵此要领，岂有不可与之理？④急症的特点是发作时间短、病情重，治疗就应及时而有力，西医常用"双管齐下"和多种药物交替之法，相对而言，其治疗总剂量多超乎寻常。中医讲"扭转、截断"，主要也须依赖综合治疗，包括多种给药途径兼取和多种疗法并施，其作用或是相互替补，或是诸用相加。平乱之术，古贤已备于典籍之中，唯须我辈相机采撷而已。一妇患鼓胀（肝昏迷期）而狂躁、尿闭，用中药口服、西药静滴均无显效，我以牛黄至宝丸3丸，强迫保留灌肠，逾30 min，即见二便通利，神宁意清，索食解饥。一妇因食指端刀伤，自用止血药外贴而不止，我用云南白药外敷，不料全被溢血冲没；眉头一皱，改为先以胶布勒紧第二指节，再如法贴药，药即停留于局部，出血遂即得止。诸如此类，说明给药必须因人、因病而施，多方配合，不可死守。⑤西医在救治急症方面，具有丰富多彩的成品药剂，确是便于应急，中医则相形见绌。中医要自强，就必须加强应急中药的开发和制剂改革，只有保证药品充实，剂型多样，应用简便，设备配套，救治急症才能成为有本之谈。笔者在用芒硝一味，化汁保留灌肠，有效地救治一些中风、出血、高热等病人的基础上，悟及其化学成分主要是硫酸镁与硫酸钠，据药理实验证实，硫酸镁对中枢神经系统功能有抑制作用，并对血管平滑肌有松弛作用，能产生镇静和降压效能，且作用快而强，硫酸钠则为常用导泻药，芒硝成品既兼有二者各自之长，又赋软坚散结之能；从物理性状而言，属于晶体，可以速溶，临床欲应付急变，信手即成制剂，大有开发前途，故特将其列入急救药柜中，旨在探索单味药应用的新开发。在复方制剂方面，前人已发明大量的丸、散、膏、丹，国内从20世纪80年代后期开始有了清开灵、参附针、结肠灌注液等中药注射剂，而其应用广泛性尚不及西药西地兰、可拉明等，亟待加强。在理论引领方面，黄星垣教授主编的《中医急症大成》、路志正教授主编的《中医内科急症》、董建华教授主编的《中医内科急症医案辑要》等书，《上海中医药杂志》《江西中医药杂志》等开办的"急症专栏"，尤其是《中国中医急症》杂志，都有很多宝贵之处，值得借鉴，但也需不断深入。

时至今日，纵观国内外中医对于常见病、多发病、疑难病尤其是急、危、重症的救治状况，显而易见的是，诸多临床学家一直在艰难地探索、前行着，有守一而终、强力死扛者，也有背负责任和使命积极实行综合治疗者。但最大的问题是，不仅缺乏较多的共识，而且基本上没有一个系统的理论体系作普遍的指导。这种理论与实践的脱节，使得中医学迟迟不能摆脱"慢郎中"、低效能的怪圈子，如果不能尽快解决这一问题，"振兴中医"就只能是一句空话。笔者以上这一系列观点（尤其是"综合治疗"的提法）再度在1989年"甘肃省中医药学术年会"公开交流后，曾当场引起较大反响，说明执得了"牛耳"，赢得了与会者的共鸣，"吹皱了一波春水"，但也有后续乏继之憾。

第三节　研经失略的再三反思

纵观世界文化体系，虽曰各依其庞大的分支支撑而成，但更重要的是，其经典理论的核心与宗旨的纲揽作用，使得它能够旗帜高挂，又像是主行大道、通贯两极，所有支路都依其所归。中医作为世界文化的大系之一，对于经典的推崇尤显至高。当然，推崇信奉中医经典，为的是指导和启发后学良好地掌握诊疗技艺，最终能高效地为大众的健康服务。长期以来的大量事实证明，中医经典著作真可谓不负重托，它通过与时俱进的方式，实现了自身价值的最大化和永久权威性。当然，现今中医的状况实与经典应有的理想空间差距较大，其原因虽有多种，但历代贤者对经典著作研究传习的失误及忽视也不能不引为一咎。

一、对一类经方微言大义的揭秘

在中医经典著作研究传习过程中，有一个专业名词——"经方"。其中，关于"经"的词义，以其纵贯南北为本义；见诸文化时，则专指对于做人处事具有全面指导价值的典范著作，有如《周易》《五经》等；出现在中医学中时，便专指《黄帝内经》《难经》《神农本草经》《伤寒杂病论》，后来则以《温病学》替换了《神农本草经》；同时，也有人认为，凡是古代的优秀著作，均应纳入其中。而关于"方"的寓意，广者为"方法"，狭者为"处方"，学界多取后解，笔者则认为前者更好。几千年来，一代又一代的中医学子就是紧紧跟随着这些经典，承前启后地学习、实践、弘扬着祖先们创造的这些伟大财富，一方面以之为百姓们治病保健，另一方面又在不断地以优秀文化的身份支撑着中华民族的精神世界，从而使中华人文享誉全球。可是，在整个人类历史的长河中，这些传承有时候也会出现一些断层或分流，例如，笔者经对照古今贤者的思路与成果，认为有一类经方的深奥大义，诸多传学者就一直未能使之得到深度阐明或给予足够重视。现简述如下：

在《素问·阴阳应象大论》"治病必求其本"之大旨之后，《素问·标本病传论》又曰："有其在标而求之于标，有其在本而求之于本，有其在本而求之于标，有其在标而求之于本，故治有取标而得者，有取本而得者，有逆取而得者，有从取而得者，故知逆与从，正行无问，知标本者，万举万当，不知标本，是谓妄行。"说明治病必须整体权衡之后再恰当选法，瞅准标本缓急，力求药敌于病，使邪去正存，人体恢复阴平阳秘之势是为至当，特别要提醒的是，此之选法，绝不局限种类。

《素问·异法方宜论》曰:"故圣人杂合以治,各得其所宜。故治所以异而病皆愈者,得病之情,知治之大体也。"这里的"杂合以治",显然既是总结《黄帝内经》成书之前先民防治疾病的丰富经验,又可以说是其鲜明的综合防治指导思想,还可以说是关于综合治疗方法应用的最直接性命题。

《素问·五常政大论》又曰:"大毒治病,十去其六;常毒治病,十去其七;小毒治病,十去其八;无毒治病,十去其九。谷肉果菜,食养尽之。无使过之,伤其正也。不尽,行复如法。"对于这段原文的理解,一方面可以说是主讲了各类药物和食物的应用规则,另一方面也可以说是各类药物和食物综合应用时的配伍程序。

《伤寒论·辨太阳病脉证并治》更有曰:"太阳病,初服桂枝汤,反烦不解者,先刺风池、风府,却与桂枝汤则愈。"是说先以口服汤剂治疗,继以针刺方法配合,加强疗效,续服汤剂以收全功。其实,在该书"观其脉证,知犯何逆,随证治之"的原则指导下,许多随证加减而变,尤其是误治之后随证救逆的治法,以及太阳病发汗后"胃中干,少少与饮之,令胃气和则愈"的饮水法,阳明病"蜜煎导而通之。若土瓜根及大猪胆汁皆可为导"的经肛门直肠给药法的运用等,都可以看作是综合治疗的实例。

另有《伤寒论·辨太阳病脉证并治》篇所论的"桂枝汤将息法",原文及释义另见本书《中药口服用法解要》。

《金匮要略·胸痹心痛短气病脉证治》又云:"胸痹心中痞气,气结在胸,胸满,胁下逆抢心,枳实薤白桂枝汤主之;人参汤亦主之。"在言胸痹病的治疗时,一种理解是先用枳实薤白桂枝汤,继用人参汤(即今之"理中汤");另一种理解是临证视其虚实而选用之,虽说同为中药汤剂口服,但也是以协同联用谋求理想疗效为特征的,当属另一种综合治疗类型。

《金匮要略·杂疗方》最有代表性,例如其"救猝死而目闭者方:骑牛临面,捣薤汁灌耳中,吹皂荚末鼻中,立效",即应用了骑牛的被动运气方法与中药从耳窍、鼻窍同时给入的救疗法。"救猝死而四肢不收失便者方:马屎一升,水三斗,煮取二斗以洗之;又取牛洞(牛粪)一升,温酒灌口中;灸心下一寸,脐上三寸,脐下四寸,各一百壮,差",出示了特殊药物与艾灸疗法合用的救疗方法。尤其是救自缢死方:"徐徐抱解,不得截绳,上下安被卧之,一人以脚踏其两肩,手少挽其发,常弦弦勿纵之;一人以手按据胸上,数动之;一人摩捋臂胫屈伸之,若已僵,但渐渐强屈之,并按其腹;如此一炊顷,气从口出,呼吸眼开,而犹引按莫置,亦勿苦劳之,须臾,可少桂汤及粥清含与之,令濡喉,渐渐能咽,及稍止,若向令两人以管吹起两耳，罙（甚）好"，出示了人工呼吸、按摩、进服药物与饮食诸法合用的内科疾病救疗法。此与大致同期的司马迁《史记·扁鹊仓公列传》所载的扁鹊救治虢太子过程"扁鹊乃使弟子子阳砺针砥石，以取外三阳五会。有间，太子苏。乃使子豹为五分之熨，以八减之齐和煮之，以更熨两胁下。太子起坐，更适阴阳，但服汤二旬而复故。故天下尽以扁鹊为能生死人"，有异曲同工之妙。

从明代外科大家陈实功所著《外科正宗·痈疽治验》中，我们也可以见到一些别致的记载，有如在治疗一素患消渴病复生背疽的肥胖监生案中如此言："……初服便以托里散固其内，候至十五日外，用钑针小小从顶放通三孔，庶使内脓内毒有路而出，势大不可过放走泄元气，恐脓难成，内用参芪内托散倍加人参、黄芪各三钱；服至二十日，大脓将发，日至升许，早以参术膏、午用十全汤加参芪各四钱，麦冬、五味子各一钱，服至月余……方得全安。"[1]又治一男子背心生疽："随煮药筒提拔二次……次用托里排脓之药，外以桑木灸法……而愈。"[2]此当为内外合治、多法选宜、有效救治外科疾病之范例，根据该书先举临床多法合治案例，后续诸病诸方单一介绍者，乃在利于读者明辨，同时暗含让学之者因情制宜、一法独用或多法综合应用之意。

清代吴鞠通作为近代一大医家，后世多以其所著《温病条辨》相识，其在"凡例"中明言"是书仿仲景《伤寒论》作法"，在正文所示安宫牛黄丸方后注中还曾有"脉虚者人参汤下，脉实者银花、薄荷汤下"，在牛黄承气汤后载："即用前安宫牛黄丸二丸，化开，调生大黄末三钱，先服一半，不知再服。"均是丸剂伴随汤剂进服类例。尤其《吴鞠通医案》尚可见其大观，有如在对一"冬瘟神昏谵语者"，初一日主用增液承气汤（汤剂）口服，配用牛黄清心丸（丸剂），初二日则"先与广东牛黄丸二三丸，以开膻中；继以大承气汤攻阳明之实"。[3]在对某氏的"瘛瘲"救治时，先以生地、羚羊角、阿胶等煎汤服，又"间服紫雪丹、牛黄丸"。[4]然最令人钦佩者，是在对中风不能言的陶氏，果断纠正前医之错，先"延郑七兄针之，针法本高，于舌上中泉穴一针，出紫黑血半茶杯，随后有物如蚯蚓，令伊子以手探之，即从针孔中拉出胶痰一条，如勺粉，长七八寸，左手支沟穴一针透关，左手背三阳之络用小针针十余针。以后用药（杏仁、桑枝、防己等——作者注）日日见效……服至七十余帖而能策杖行矣，服九十帖能自行出堂上轿，诸症悉除。"[5]此既说明先师的医术之精与医德之高（他能主动邀请同道会诊合治），更显露出其对综合治疗的先觉先行，以及他谦恭协作的大家姿态。

遗憾的是，关于以上经典的要义及其重大指导意义，迄今为止，极鲜有人深刻阐发并予以重视。

二、对既有经方研究方法的体悟

纵观中医经典著作的成气候性研究，当起自于唐宋，渐浓于明清，高潮实在当代，但究其原本，尚可谓张仲景又为先师（首先研究传承《黄帝内经》，又新开伤寒杂病辨证体系），皇甫谧承袭之（出《针灸甲乙经》开针灸专学先河），叶天士、吴鞠通又在研究继承《黄帝内经》《伤寒杂病论》的基础上，新开温病学，均可谓最有成效者；其余的研究大家，则是重在转介、解经、发微上，如晋代王叔和重编《伤寒杂病论》而成的《脉经》，唐代王冰所注的《黄帝内经·素问》，孙思邈的《千金要方》《千金翼方》，宋代成无己编注的《注解伤寒论》，明代张介宾所作的《类经》、赵以德所作的《金匮方论衍义》，清代叶霖的《难经正义》、吴谦等集体编著的《医宗金鉴》。到了清代和民国，研习经典蔚然成风；新中国成立以来，相关的专著及论文更是盛况空前，鉴于篇幅，兹不赘述。观其所长，正如熊曼琪等著的《伤寒论》所评："这些注家或循原书之旧而加以阐释（如张隐庵、张遂臣、陈修园），或打乱原书之序而重新撰次（如方有执、喻嘉言、周扬俊），或以法类证（如尤在泾），或以方类证（如徐大椿），虽仁智之见各异，然皆能阐发仲景学术而有所成就。"[6] 毋庸置疑，他们的辛勤劳动委实使得中医学保持了一脉相承而永不叛道。

同时，不可忽视的是，虽曰随着时代传媒科技的快速发展，经典著作自唐宋以来，逐渐摆脱了"秘而不传"的古老传习，代之以开放式教学和文化人大举研传经典、发皇古义、启迪后来，使得经典奥义不断得以彰显和弘扬，但也由于这些大家多是文理之功远胜于临床水平，高谈阔论多止于书房，即使是临床家，也是限于当时的社会整体惯性，使之具有一定的思维缺陷，以致眼界仅局限于普通门诊，很少有系统的急重症临床救治，即使有，也多是单一治疗，特别是绝大多数病人仅以能否口服进药作为生死之界，故而在解析经方时，往往只在乎玩味自己所能参会的正文，却对其方后嘱、附篇等真正有重大价值的内容多有忽略。关于这一推论的立基，仅从第一部分的经典复述与当今现实的脱节，就足够说明了；又从《伤寒杂病论》即已总结出多法系列化治疗，而越往近代看，此类迹象越发淡昧的历史现象，更能证明最起码近一千多年来（包括当代），诸多研究的不足有：① 注重一经的专门研究，忽视诸经的横贯彻悟；② 思维模式僵化，学术思路狭窄，限制了自身主动扩充的战略空间；③ 重视上层的治疗大法和下层的具体方药研究，忽略了中层的疗法系统组合研究。正是这种种失略，竟致精粹遗失于股掌之间，中医综合治疗被压抑多年，中医学蒙受长期迷茫，确实遗憾之至！

经由上述追溯，我们应该说找到了近代中医长期被动、困惑的缘由，也揭示出今后研究经方应有的基本姿态：既要坚信经典著作内涵的无穷潜力，更要尊重和继承历代贤者通过无私奉献，为我们探索总结的丰富成果，其间也要注意探究历代大家所处的环境与个人特质优势对其研究方向与方法的影响及其得失，"勤求古训，博采众方""多闻博识"，才能取得中肯、完整、高效的成果；而从临床学角度而言，尽快开发推广应用中医综合疗法，自然是当务之急。

【参考资料】

[1] 陈实功.外科正宗 [M].北京：人民卫生出版社，1979：24.

[2] 陈实功.外科正宗 [M].北京：人民卫生出版社，1979：23.

[3] 吴鞠通.吴鞠通医案 [M].北京：人民卫生出版社，1981：40.

[4] 吴鞠通.吴鞠通医案 [M].北京：人民卫生出版社，1981：52.

[5] 吴鞠通.吴鞠通医案 [M].北京：人民卫生出版社，1981：51.

[6] 熊曼琪.伤寒学 [M].2版.北京：中国中医药出版社，2007：3.

第二章　习研典籍的启示

纵观世间百科之所以能长期独立存在，无不以其独特的理论与实践体系为支撑，中医学更不例外。以"四大经典"为精髓的中医学在领先世界科学数千年之后，竟然日益走向弱小、迷茫、尴尬，屡经深沉反思，我们不得不猛然惊醒：其中重要原因之一，乃在于后期的发展"离经叛道"，而纠正失误的首要途径，自然就应该是"认祖归宗"，即：认真学习体悟中医经典著作及相关的优秀典籍，以资全面复习和掌握中医学基本原理、原则、原方、原法，重新确定守宗合理的开拓路线，重启中医学高速振兴发展的航程。基于这一点，我以数十年乌龟参赛式的拼搏，日渐完成了从经典著作至薄籍小册的逐渐延伸，感悟出了古今诸多迷糊之真像，窥览出了中医学的未来之光。

第一节　从《黄帝内经》《难经》的脑肾论述探析"元气之海"

"元气"作为一个特殊名词，不止在中国传统文化与科学体系中广泛应用，尤其在中医学中地位显赫。然而，元气的实质是什么？其主位在何处？长期以来，一是其概念至今众说纷纭，尚无定论；二是以为元气只存在于肾中，别处无他。当前，中医脑科学一方面已呈迅猛发展之势，另一方面却又凸显根基不实之嫌。笔者认为，依据《素问·海论》"脑为髓海"理论，大力开展元气与大脑（神）的关系理论研究，不失为补短板、强脊梁的一项重要战略。兹故研讨如下：

一、人身"内气"考辨

《素问·宝命全形论》曰："人有生形，不离阴阳。"阴阳者，一气而已。《灵枢·决气》亦曰："余闻人有精、气、津、液、血、脉，余意以为一气耳，今乃分为六名。"在人体生命之气中，若论重要性，元气当居首位；而要识其本来面目，则当先从其概念细分。

关于"元"，含义实有多样，例如：

（1）起始。如东汉·许慎《说文解字》载曰："始也，从一从兀"；清·陈梦雷《周易浅述》亦曰："元者，生物之始，天地之德，浑涵于此。"

（2）气，元气。如汉·何休《公羊传·注》曰："元者，气也，无形以起，有形以分，造起天地，天地之始也。"《吕氏春秋·应同》曰："芒芒昧昧，因天之威，与元同气。"《论衡·辩祟》曰："人，物也，万物之中有智慧者也。其受命于天，禀气于元，与物无异。"

（3）开端。《公羊传·隐公元年》曰："元年者何，君之始年也。"《文心雕龙·原道》曰："人文之元，肇自太极。"

（4）根本，根源。如《吕氏春秋·召类》曰："爱恶循义，文武有常，圣人之元也。"《论衡·对作》曰："《易》之乾坤，《春秋》之元，杨氏之玄，卜气号不均也。"《资治通鉴·齐明帝建武三年》曰："夫土者，黄中之色，万物之元也。"

（5）天。如《淮南子·原道》有"执元德于心而化驰若神"。注："天也。"

（6）大。《前汉·哀帝纪》："夫基事之元命。"《注》师古曰："更受天之大命。"

（7）君。如《书·益稷》有"元首起哉"。宋·文天祥《得儿女消息》"故国斜阳草自春，争元作相总成尘。"

（8）古代历法（三统历）计算单位。如《论衡·谏时》曰："积日为月，积月为时，积时为岁，千五百三十七岁为一统，四千六百一十七岁为一元。"

（9）与自己隔三代的亲属。《治平篇》曰："高曾时为一户者，至曾，元时不分至十户不止。"

（10）姓。

（11）指帝王年号。《史记》："元，宜以天瑞命，不宜以一二数。"

（12）朝代名。如明·高启《书博鸡者事》有曰："元至正间。"1206年，成吉思汗建蒙古汗国；1271年，忽必烈定国号为元；1279年灭南宋，统一全国，建都大都（今北京）；1368年，朱元璋军攻占大都，元亡。自定国号起，元凡十一帝，历时九十八年。

（13）数学名词，数字和若干字母的有限次乘法运算式中表示，变量的字母称元。如：一元二次方程。

（14）民众，百姓。如：黎元，元元，元元之民（众百姓）。

（15）钱币。在各国多种交易中，仿古德国银质硬币塔勒的任何一种硬币，如：金元。

（16）仁。《唐韵》《集韵》《韵会》《精蕴》有"愚袁切，音原。天地之大德，所以生生者也。元字从二从人，仁字从人从二。在天为元，在人为仁，在人身则为体之长。"《易·乾卦》有"元者，善之长也"。

纵观以上注释，尽管其意繁多，终归以"头、首、始、大"为主要词义。

"元气"为何？查考诸多典籍可知，"元气"有以下理解：

（1）首先是作为外在自然实物面世的，泛指宇宙自然之气；

（2）继而被哲学家所钟情，成为中国哲学界的一个重要概念，主指构成世界万物的原始物质；

（3）接着被社会学家所引进，概指国家或社会团体得以生存发展的物质力量和精神力量；

（4）其实，最深刻、最有意义者，乃在于其与中医学的优良嫁接，使之彻底告别了过去的无生命物身份，转身成为一个鲜活的生命体。

史实还昭示，在先秦时代，我国古贤尚无完整的"元气"之说，无论在《道德经》，还是《庄子》《管子》等书中，都只能见到分列的"精"或"气""道"等，即使在《周易》中，也仅能触及个别的单字"元"，且只是自然物质或形容词概念。只是到了东汉时期，以王充为代表的一批哲学家才将"元"与"气"二字整合为一，譬如王充在其《论衡》中所言的"元气未分，混沌为一"，是在揭示广袤的"自然元气论"；"万物之生，皆禀元气"之论，则又对元气赋予了一定的生物学含义（笔者称之为"肾命元气论"[1]）。后世则顺流直下，尽情发挥，这一文化演变过程与"三皇""五帝"之名称随后再组合演变为"皇帝"十分相像。就中医学经典而言，《黄帝内经》因初成书时期距庄子时代不远，故而其对世界的认识及称呼也是一脉相承，例如《素问·六节藏象论》曰："气合而有形，因变以正名"，此与《庄子·知北游》"人之生也，气之聚也；聚则为生，散则为死"同义，而《素问·天元纪大论》之"臣积考《太始天元册》文曰：太虚寥廓，肇基化元，万物资始……"乃是《易传·乾》之"大哉乾元，万物资始，乃统天"的沿袭；"精气"之说乃是《周易·系词上》"精气为物，游魂为变"的沿袭及革新，"肾气"，特别是"真气"之说则是其重大创新。《难经》中曾有多处出现"原气"一词，其次者为"肾气"，而仅在"十四难"中出现"脉有根本，人有元气，故知不死"，疑此"元气"当为后人抄写之误。延至东汉《伤寒杂病论》出，仲圣始有"若五脏元真通畅，人即安和"一语。迄今可见的最早、完整地推出"元气"之名者，当推"金元四大家"之李杲，例如他在《脾胃论·脾胃虚则九窍不通论》中曾说："真气又名元气，乃先身生之精气也，非胃气不能滋之。"明·张景岳以补"先天"著名，其大作《景岳全书》则直接把元气归之于肾，如《求正录·真阴论》曰："命门之火，谓之元气；命门之水，谓之元精。"从此以后，中医"元气学说"即自成体系且不断充实完善，延至当代，更登大雅之堂，如全国高等医药院校教材《中医基础理论》曾对其专释为："是人体最基本、最重要的气，是人体生命活动的原动力。"[2]一些前沿学者则将其概之为"一些细小难见的精微物质及其所包含的能量"。

从古今中医大家的主流经典论述中我们可以得知："元气"者，始发而首大之气也，顾名思义，乃为人身中最早产生、藏量最大、在人体生命形成与发展中具有最重要作用的单元体生命物质，它来源于父母，滋生、维系于后天水谷之精气与自然之清气，系先天精气与后天精气聚合之物，主宰全身生长发育及生殖更替，它与"元神""元精""元阴""元阳"同属一体、同处一位，分则为五，合则为一……并无二致，其体质相当于现代生物化学的大分子或生殖细胞类。

"元气学说"的涌现，委实属于中医学发展长河中的异军突起，它既使中医学理论的大家庭更加丰富多彩，同时又使之陷入了阵发性混乱。例如：观东垣《脾胃论·脾胃虚则九窍不通论》就有"真气又名元气……胃气者，谷气也，荣气也，运气也，生气也，清气也，卫气也，阳气也。又天气、人气、地气，乃三焦之气，分而言之则异，其实一也，不当作异名异论而观之"。最易使人眼花缭乱，特别是与先前的"原气""肾气""真气""精气""邪气""正气"……之称等置于一盘时，猛然间往往令人莫衷一是，但若仔细分辨，仍可使之条分缕析——有注重其内质者，也有侧重其出处者，更多在区分其性质与功能者。即首先是指人之正气（不包括病邪，也不包括药物之气、单纯的天地之气），其次是指人体生命物质之气，而非主指功能之气。在以上所述的这些生命物质之气中，宗气、营（荣）气、卫气、呼吸清气、水谷之精气等，其内涵都是清楚的，唯有"原气""肾气""真气""精气"与"元气"的含义及关系往往令人费解，进而造成一系列的理论混乱，实在不利于中医学发展，故而有必要再下一番功夫予以甄别。

首先，我们从文字考据来看，"原"者，出处也，犹如水之源头或机械制造总厂，说其为根源尚可，说其为最大则不一定；而"元"者，始也、大也、首也，不可轻言其为最早，却系最大、最高上之意；"精"者，精粹、纯粹也，与"粗"相对，在用于人体组织解释时，自然是与一般性的生命物质相比较的。"真"者，则非与"假"相对，而是与"劣"相对，其实与"精"相同。"肾"则直述归藏，义域分明，无须再辨。

其次，我们从前贤的主导性论述来看：

关于"原气"，《难经·八难》有曰："诸十二经脉者，皆系于生气之原。所谓生气之原者，谓十二经之根本也，谓肾间动气也。此五脏六腑之本，十二经脉之根，呼吸之门，三焦之原，一名守邪之神"。"生气之原"即产生精气的原初部位——肾，而由此最早产生的"肾间动气"即是原气，也就是《灵枢·经脉》"人始生，先成精，精成而脑髓生，骨为干，脉为营，筋为刚，肉为墙，皮肤坚而毛发长，谷入于胃，脉道以通，血气乃行"里的"精"气，它能决定一个人的原初发育和成人后的生殖繁衍，故而后世出"肾为先天之本"之说。但就量而言，有如三江源虽是长江之源，而长江水之最大流量处却在其下游；再如享誉全球的世界奥林匹克运动会，除每届会议召开的前期诸多事项工作均须在瑞士洛桑总部举行外，其他的主要大型活动却都是在各国重要地区进行，而且各承办国在正式开展运动项目竞赛之前，也都要在虽然远离主要竞赛区、却在本国具有最权威发源地的某一地点点燃"圣火"，随后逐渐传递至项目竞赛核心区。这一原理对于我们正确理解原气的意义与作用很有帮助。

关于"真气"，考察典籍，其释意主要有：

（1）真元之气。例如《素问·上古天真论》曰："恬澹虚无，真气从之。"唐·王维《贺元元皇帝见真容表》："臣闻仙祖行化，真气临关；圣人降生，祥光满室。"宋·苏轼《上神宗皇帝书》："不善养生者，薄节慎之功，迟吐纳之效，厌上药而用下品，伐真气而助强阳，根本已危，僵仆无日。"明·陈汝元《金莲记·郊遇》："三昧上真气已全，百炼中凡心俱。"皆为此意，且曰其由先天之气和后天之气结合而成，道教谓为"性命双修"所得之气，其相辅相成可修炼成气功。

（2）经脉之气。《素问·离合真邪论》："真气者，经气也。"又："候邪不审，大气已过，泻之则真气脱，脱则不复。"

（3）正气，与"邪气"相对而言。《灵枢·邪客》："如是者，邪气得去，真气坚固，是谓因天之序。"清·蒋士铨《临川梦·送尉》："英雄欺世，久之毕竟难瞒，胸中既无真气蟠，笔下焉能力量完！"侯方域《祭吴次尾文》附清·徐作肃评："缠绵呜咽，全是一团真气。此等文正以不必剪裁为佳。"

（4）肾气。如：《素问·评热病论》："真气上逆，故口苦舌干，卧不得正偃，正偃则咳出清水也。"此即谓人体的元气，系生命活动的原动力、先天之精，为生命之气。

（5）特指帝王的气象。如：唐·杜甫《送重表侄王评事使南海》诗："秦王时在座，真气动户牖。"

（6）最权威的解释，当为《灵枢·刺节真邪论》的"真气者，所受于天，与谷气并而充身者也"。所谓"天"，首应指自然之天空所拥有的清气，也即现代化学的所谓有益于人体生命活动的"氧气"等，但更有释为"包括来源于先天的原气和吸入自然界的天气"者，河北医学院集注《灵枢经校释》则解为"是人体生命活动的动力，由先天的元气与后天的谷气相合而成，并充养全身"[3]，此说舍弃了自然之清气，似不甚妥。而更多的学者认为应包括肾中原气、脾胃中水谷之气和自然界天气三者。

也就是说，它作为人身重要的生命营养物质，主要由肾中的先天之精而化生，又依赖脾胃化生的水谷之精和吸入的自然界清润之气以充养；主要功能，一是促进人体的生长发育和生殖，二是激发和推动脏腑经络等组织器官的生理功能活动，这些作用的发挥，则是通过三焦之道，流布到全身，内而五脏六腑，外而肌肤腠理，无所不至地发送的。它与宗气、营气、卫气具有母与子的关系。

"精气"为何物呢？粗阅相关典籍，可知该名词至少具有以下含义：

（1）生殖之精。例如《素问·上古天真论》："二八，肾气盛，天癸至，精气溢泄，阴阳和，故能有子。""此虽有子，男不过尽八八，女不过尽七七，而天地之精气皆竭矣。"皆为此意。

（2）构成生命体和维持生命活动的基本物质与功能体现。例如《素问·五藏别论篇》："所谓五藏者，藏精气而不泻也。"《素问·生气通天论》："阴平阳秘，精神乃治；阴阳离绝，精气乃绝。"

（3）水谷之精微。例如《素问·奇病论》："夫五味入口，藏于胃，脾为之行其精气。"《素问·经脉别论》："饮入于胃，游溢精气，上输于脾。"

（4）五脏之气（功能）。例如《素问·宣明五气篇》："五精所并，精气并于心则喜，并于肺则悲。"

（5）人体精和气的合称。例如《素问·调经论》："人有精气津液，四支九窍，五脏十六部，三百六十五节，乃生百病。"古史书《东周列国志》第一回亦有类此之语："太史奏道：'神人下降，必主帧祥，王何不请其沥而藏之？沥乃龙之精气，藏之必主获福。'"

（6）天地间的自然清气。例如《素问·上古天真论》："黄帝曰：余闻上古有真人者，提挈天地，把握阴阳，呼吸精气，独立守神，肌肉若一，故能寿敝天地，无有终时，此其道生。"

（7）可见光明的日、月、星。例如《素问·五运行大论》："虚者，所以列应天之精气也。"即谓此。

（8）精阳之气。例如《素问·奇病论》载述："其母有所大惊，气上而不下，精气并居，故令子发为颠疾也。"王冰注："精气，谓精阳之气也。"

（9）人身所有的正气。例如《素问·通评虚实论》："邪气盛则实，精气夺则虚。"《素问·调经论》："按摩勿释，出针视之，曰我将深之，适人必革，精气自伏，邪气散乱。"《素问·上古天真论》："精神内守，病安从来。"王冰次注："精气内持，故其气从，邪不能为害。"《素问补识》天雄按曰："王注精神为精气，与邪气为对待，与《史记·扁鹊传》'精神不能止邪气'，精邪对举同。均属该意。"

（10）精神。例如胡天雄先生《素问补识》有云："其实古代精、气、神三字是通用的，精气、精神可以互用。'精神内守'即'精气内守'，'精神乃治'即

'精气乃治'。《难经·三十六难》'谓精神之所舍'即'谓精气之所舍'。《史记·扁鹊传》'精神不能止邪气'即'精气不能止邪气'。"

依前所论可知，精气、元气、原气、真气四词均有泛指人身全部精微之气（包括水谷精气、自然清气、宗气、营气、卫气、肾中精气等）、正气、肾气之意，明·俞嘉言亦继承东垣之说，在其《医门法律·先哲格言》中曰："有内气，人身之元气也。气失其和则为邪气，气得其和则为正气，亦为真气。但真气所在，其义有三：曰上、中、下也。上者所受于天，以通呼吸者也。中者生于水谷，以养营卫者也。下者气化于精，藏于名门，以为三焦之根本者也。……人之所赖，惟此气耳，气聚则生，气散则死。"可知其首先是把"元气"与"正气""真气"等同的，其次是把上、中、下三焦之精气统括而名的。明·张景岳则在《传忠录·命门余义》中说："命门为元气之根，为水火之宅，五脏之阴气非此不能滋，五脏之阳气非此不能发。"强调元气就是肾命之气。此二贤皆为中医"元气论"的柱石，但其出发点却有微妙差异。王清任是继李杲、张景岳、俞嘉言之后的又一位清代"元气论"大家，他旗帜鲜明地提出以大剂量黄芪为主药、活血化瘀等品为辅助，快速高效地救治中风偏瘫等症，创立的诸多方剂均取意于借助该方去填补亏损的那五成元气，而从查阅无论任何版本的《中药学》，展现在我们面前的所谓黄芪"大补元气"，无非皆言其"甘，微温，归脾、肺经"，无一明言其入肾经这些现实，即可知其所谓"元气"就指脾、肺之气，或称之为"宗气"。由此可知，前者是"补肾莫如补脾"，所以倡导元气分在全身三焦；后者是"补脾莫如补肾"，所以倡导元气主在下焦，可是，他们也有共同的落脚点，即：肾为元气之根，肾中元气滋养全身之气。

综合历代经典所述，我们可以看出，"原气"重在强调始发，专注于肾中所藏精气，而"真气""精气"主在强调该气的精纯与重要，"元气"则重在强调该气的始发与施布范围的鸿大，有的大家为了强调该气的特殊功用，甚至启用了"真元之气"之名，然而，后三者终归皆有广涵全身营养之气之义，基本点却共同驻足于肾中精气上，这就与"原气"殊途同归了。于之，我们似乎就可以得出这样一个等式：元气=原气=真气=精气。既然如此，《难经·十四难》中的"人有元气，故知不死"一句，虽非真正的原文，但从根本含义上来说，也就不为错了。

但是，我们也需注意到，中医学理论是直接发源于中国传统自然哲学的，这不仅从精气等核心体系中可以看出，尤其是元气学说的引入更具有代表性。我们也要清楚，自然哲学的"元气论"起始于东汉王充，而中医学的"元气论"却正式发端于金元时期的李杲，此间约有1100余年之时差，二人虽后来生活地点有异，然皆祖籍于燕赵大地，既有相同之祖源，而其实际从哲学界"嫁接"到医学领域，却是历经了漫长的时空，也产生了一定的"变异"。与此同时，信守原初、道经千载的"气功"，作为中医气学大家流派之一，其所日不离口的"真气"，则是涵括三焦之气的，尤其修炼更注重"呼吸精气"，即十分强调对自然清气的吸纳与运用；同时，古今大家对"精气"的解释，也是泛指人身营养之气的，况且这两种观点是能受到《黄帝内经》鼎力支持的，就此而言，这二词便很接近"正气"了，唯因后者包括人身整体的正向功能，而非专指营养物质，故又有别，但深究其共同点，却都在于强调其非独专指肾中原气。面对此种繁杂状态，也有人提出元气、真气的"广义"与"狭义"之说[4]，似乎可以一统前期之分歧，然毕竟难免含糊之嫌，既不利于后学者理解掌握，更不利于中医学术的健康发展，本人认为，只有从元气（原气、真气）的发端与流经之路、存量分布来研讨，才是解决千古疑团的根本出路。

二、人身各部的元气流向与存量

纵观元气学说的内涵与演化，可知其主分为"气化元气论"和"脏腑元气论"，前者指"天人合一"的大局分布与运化，后者指"人身小天地"的个体内分布与运化，在我们按照后者——即肾命元气论主旨思考时，显而易见的是，元气本源于肾，漫布于全身，但究竟是各处均匀分配，还是有主有次、重点分布呢？其主位又居何处呢？就医学目的而言，我们首当着眼于人体，从其至贵至大的本义出发，循经求典来做一探求。

首先，《灵枢·本藏论》曰："五脏者，所以藏精神血气魂魄者也。六腑者，所以化水谷而行津液者也。"《素问·五脏别论》又说："黄帝问曰：余闻方士，或以脑髓为脏，或以肠胃为脏，或以为腑。……所谓五脏者，藏精气而不泻也，故满而不能实。"此处精气，亦即广义元气，言五脏主藏精气，自是挑明元气的居所乃在于五脏，而不只居一处；由此还可知道，古贤在对待脑的脏腑分类上，也是有争论的，其缘首在于脑也主藏精气。金元·李杲《脾胃论·脾胃虚实传变论》还认为："元气之充足，皆由脾胃之气无所伤，而后能滋养元气。"脾胃是元气之本，元气是健康之本，脾胃伤则元气衰，元气衰则百病生。《内外伤辨惑论》"若胃气平常，饮食入胃，其荣气上行，以舒于心肺，以滋养上焦皮肤腠理之元气也"。"胃之一腑病，则十二经元气皆不足也。"说明在元气所居位置上，李杲在肯定《难经》元气系于命门，为肾间动气的基础上，更重视元气一经产生，即在"胃气"（李氏释为"谷气也，营气也，运气也，生气也，清气也，卫气也，阳气也，又天气、人气、地气，乃三焦之气。分而言之则异，其实一也"）的滋养补充下，运行于周身脏腑经络，发挥其生理功能，特别是元气居于十二经的观点，尤注重于充养和发挥后天大气与水谷精气的功用，而不局限或偏重于先天肾中所存的精气，实在又开一派先河。此理犹如国之首都古为长安今则为北京者苟同，总体思想仍是"补肾莫如补脾"的伸展。而明·张景岳在《类经·刺节真邪论》中所说："真气者，元气也……成于未生之初者曰先天之气，成于已生之后者曰后天之气，气在阳分即阳气，在阴分即阴气，在表曰卫气，在里曰营气，在脾曰充气，在胃曰胃气，在上焦曰宗气，在中焦曰中气，在下焦曰元阴元阳之气，皆无非其别名耳。"则又把东垣理论阐发到了极致，当然，此所谓各处分布，并不是说全身之气皆是元气一物，而是重在强调元气在人的全身各处皆有输布，它与后天水谷之气、天空中的自然清气和谐共处，各自同时发挥着不同的营养人体的巨大作用。

但是，元气在人身中的分布储量却是显然有别的，这在诸多经典著作中均有资证。例如：《素问·五脏生成》曰："诸髓者，皆属于脑"，《灵枢·五癃津液别论》亦曰："五谷之津液，和合而为膏者，内渗于骨空，补益脑髓。"类此者尚有《灵枢·邪气脏腑病形》"十二经脉，三百六十五络，其血气皆上注于面而走空窍"，《灵枢·动输》"胃气上注于肺，其悍气上冲头者，循咽上走空窍，循眼系入络脑"，清·程杏轩《医述》引《会心录》"夫六腑清阳之气，五脏精华之血，皆会于头，为至清至高之处，故谓之元首、至尊而不可犯也"。清·王清任并在《医林改错·脑髓说》中指出："精汁之清者，化而为髓，由脊骨上行入脑，名曰脑髓。""督脉者，起于下极之俞，并于脊里，上至风府，入属于脑。"由上述论述可知，大脑是精、气、血、津液、精神的主要汇聚之所，"百会"穴名的来由当出于此。再看唐·师巫《颅囟经》"太乙元真在头曰泥丸""夫颅囟者，谓天地阴阳化感颅囟，故受名也"，明·李梴《医学入门》"脑者，髓之海，诸髓皆属于脑，故上至脑，下至尾骶，皆精髓升降之道路也。"与明·李时珍《本草纲目·辛夷》中"脑为元神之府"、《奇经八脉考》中"任督二脉，人身之子午也，此元气之所由生，真息之所由起"之论，均对大脑的特殊结构和重要功能作了精彩的论述；《云笈七签·元气论》更精辟地指出："人之生也，秉天地之元气，为神为形……脑实则神全，神全则气全，气全则形全，形全则百关调于内，八邪消于外。"结合《素问·刺禁论》"刺头，中脑户，入脑立死"，《医林改错·脑髓说》"脑髓中一时无气，不但无灵机，必死一时，一刻无气，必死一刻"之戒，便可知晓，元气凝则为元精，元精聚则为髓，髓汇于脑则为脑髓，脑髓气化则为脑神；《灵枢·海论》："脑为髓之海，其输上在于其盖，下在风府。……髓海有余，则轻劲多力，自过其度；髓海不足，则脑转耳鸣，胫酸眩冒，目无所见，懈怠安卧。"景岳先生《类经》卷九注曰："凡骨之有髓，惟脑为最巨，故诸髓皆属于脑，而脑为髓之海。"诸如此论，皆是明确肯定大脑为髓之海。但这里还需要弄清的一个问题是：

脑髓是以整块有形的状态在发挥着人体生命的支撑作用，还是先转化为气态再发挥其重要的营养作用？这从《素问》"升降出入，无器不有"即可知晓，它一定是"阳化气"为指导，也就是说，元气虽以肾中原气为其本源之一，然其主要归结汇聚之居所却是在大脑，更具体一点说，先、后天元气通过相应经络汇合于脑壳，凝聚之物即为脑髓（元精），再经特定的升降出入气化，即形成"元神"——"五脏六腑之大主"，它与全身精气始终是一个连续不断的循环往复消长转化过程。

依上所论，人身元气其实是分布于全身各处的，但是其总量有多少？各分部如何计量？这也是我们应该认真继续讨论的重要问题。就此而言，有些旁门著作却往往能给我们很好的启示。例如：在纳兰所著的《魔法师的炼狱·强者的对决》小说中，有一段主人公轩端获与黑泽龙城的这样对话："正元气，十成！"……"什么！你，你竟然已经修炼到真元气了，……只修炼到少元五成就敢挑战正元十成之气，我真是太傻了。……"其意是武功修炼境界中元气的积累，十成方为全功、为最高境界，五成仅为其半。此说虽系虚构，但其立意却甚有妙处。

以十为全，原系我国自古以来就有的数学估量法，有如现今的百分比法。《周礼·医师章》："十全为上，十失一次之……"《难经·十三难》："上工者十全九，中工者十全八，下工者十全六。"虽然都是在讲古代国家考核医生的标准，但其中以十为全的具量思维方式对后世还是影响颇大。《孙子兵法》等典籍中也有类似的思想。

以此题立论堪称精彩者，首推清代大医王清任，他在《医林改错·半身不遂论叙》中如是说："夫元气藏于气管之内，分布周身，左右各得其半。人行坐动转，全仗元气。若元气足，则有力；元气衰，则无力；元气绝，则死矣。若十分元气，亏二成，剩八成，每半身仍有四成，则无病。若亏五成，剩五成，每半身只剩二成半，此时虽未病半身不遂，已有气亏之症，因不疼不痒，人自不觉。若元气一亏，经络自然空虚，有空虚之隙，难免其气向一边归并，如右半身二成半归并于左，则右半身无气；左半身二成半归并于右，则左半身无气，无气则不能动，不能动，名曰半身不遂，……实因气亏得半身不遂，以致跌仆。"或曰：既有元气归并左右而病半身不遂者，是否也会有归并上下而为他症者呢？王氏曰："元气亏五成，下剩五成，周流一身，必见气亏诸态。若忽然归并于上半身，不能行于下，则病两腿瘫痪。"此论不仅精彩、明晰地评估了人体的元气总量与分布，尤其开创了中风病治疗的一片全新天地，为后人提供了一条新颖的学术思路。

不过，作为一代脑病大师，他尽管敏锐地发现和注重了人类"灵机记性不在心在脑"（《医林改错·脑髓说》）、"人左半身经络上头面而右行，右半身经络上头面而左行，有左右交叉之义"（《医林改错·口眼歪斜辨》）的生理病理特点，并在一定条件下有效指导了临床诊疗，但遗憾的是，从中风病实际情况而言，他只看到了大约十分之七的无昏迷患者，以此推断，仅有上肢或下肢单侧瘫痪者，可视为元气失去二分半，仅有失语者可算多少？失语与偏瘫兼有者又应算多少？尤其对于其中约为三成并见不同程度昏迷、更能代表中风病的中脏腑证患者，又应如何计算？从其全盘论述看出，他关于元气的含义与居所认识，主要汲取和弘扬了李杲的元气遍身分布思想，却有与其首重大脑的理论存在脱节之嫌。

基于笔者经年中风病防治思考与前述论证，我们可以将元气在人体中的分布做出以下归纳：（1）人体内的元气总量为十成；（2）鉴于脑主五脏、五脏为人体各部总纲，元气的主要分布应是脑占五成、五脏各占一成（包括肾脏亦占一成）、五脏所属的各腑及其经络组织再逐级划分存量；（3）从临床实用出发，还可借用温病学纵横合辨的思路，对体表组织再进行划区，即：以颈部咽喉位为上下分界，以上的元神之府——大脑占据元气五成（包括颈部，还可按分部再逐一划区细分），以下的胸腹、四肢各占一成，总和为五成。用此分法，既可突出脑主神明的特殊重要地位，同时又顾及其余躯体组织的病变，利于临证通过精准估算加分而确当辨治、稳断预后，尤其是顺理成章地把神志变化作为中风病决生死的重要依据，以助医者较为准确地确定战略思路，并据之随变而变、随证施治，进而大幅提高疗效，不失为对中医学发展的一个较大助推。

综上所述，时至今日，元气学说已经成为中医理论与临床都不可忽视的一个重要课题。通过以上分析，我们可以明白，元气既是一个独特的概念，又与原气、精气、真气等名词有着千丝万缕的联系，或者是基本相同的含义，它既发源于肾，又与宗气、卫气、营气等诸多营养之气一道，借助十二经脉、奇经八脉、十五络脉等，循行、滋养于人体全身的各部组织，共同支配或左右着人体的生命活动，尤其是在人体出生之前营造了脑髓、形成了脑壳，在人体脱胎于母体之后，又连续不断地补济、汇聚于大脑，使大脑得到不断的充养、成长，使无形之气积变为有形之体，进一步生出"神明"，以主宰人身全部的生命运行，如果元气生长运行出现失调或衰败，人的机体组织也就随之出现疾病乃至生命的终结，即《素问·六节藏象论》所谓"主明则下安，主不明则十二官危"。就此而言，与其说是"脑为髓海"，倒不如说是"脑为元气之海"或"精气之海"，因为前者由"髓"的静态给了人以其为有形之体的影像，容易忽略其气化生神的实质；而采用后者，则能使人从其由来而明晰其有形肉体及硬壳之内的真正动态主宰，更好地应用中医学气化为本的理论精髓指导医疗实践，从而推动中医学整体，尤其是中医脑病学的发展。

【参考资料】

[1] 赵斌.杏林探幽·肾命元气论辨析［M］.兰州：甘肃民族出版社，1999：208.

[2] 印会河.中医基础理论［M］.上海：上海科技出版社，1984：57.

[3] 河北医学院.灵枢经校释（下册）［M］.北京：人民卫生出版社，2009：353.

[4] 杨凤珍，烟建华.《黄帝内经》真气、肾气与后世元气浅析［J］.中国中医基础医学杂志，2003，9（6）：61.

第二节　《伤寒论》"胃气学说"探析

《伤寒论》是医圣张仲景以《黄帝内经》《难经》为渊源，集汉代及其以前医学理论与实践之大成，创立的中医辨证论治体系的代表作之一，由于其论理精辟、制方精要，成为后世医学发展的"万水之源"，故而两千多年来，历被后世医家尊奉为经典著作。笔者曾于1979年开启师从陇上伤寒大家刘举俊先生反复细读深思《伤寒论》，多有所悟所感，兹就其中关于"胃气学说"的实质作一探析。

一、生理整体以胃气为本

脏腑学说是中医学的核心理论。《伤寒论》正是围绕这个核心，以整体观念为指导，以阴阳五行学说为理论基础，结合丰富的实践认识来全面讨论脏腑，进而确立"胃气学说"为核心之核心的学术体系的。

《伤寒论·阳明病脉证并治》中曰："阳明居中主土也，万物所归"，即叙述了胃在人体的生理位置和基本功能。像土地位居五行之中，权主长养，万物皆从乎土，而胃腑居于人体中央，人体所有的生命物质和功能都无不与之息息相关，诚如《黄帝内经》所谓"胃气为本""得谷者昌，失谷者亡""五脏六腑皆秉气于胃"之精论。后世脾胃学家李东垣亦曰："胃气者，谷气也、营气也、运气也、生气也、清气也、卫气也、阳气也。"清·程郊倩在《伤寒论》184条后注言："六经虽分阴阳，而宰之者胃，胃为水谷之海，五脏六腑皆朝宗而禀令焉。"都说明胃气的至贵之处在于生化精微，从而营养人体的脏腑内外，推动气化，进行新陈代谢，维持生命活动。气是人体赖以生存的最基本物质，为五脏六腑共同气化所完成，尤其脾主运化、主升、主润，胃主纳谷、主降、主燥，二者关系最为密切。然胃气的盛衰直接关系到水谷能否进入人体，其他脏腑能否得到调节互济的余地，饮食乃至药物要能吸收运化，取得营养和治疗效果，首先必须通过胃纳，假使胃不能纳，那么脾就不能化，饮食自然不能运化成精微，而脏腑百脉也就无所养，药物也不能发挥治疗作用。强调胃气的精义，还在于伤寒以固阳为本，病入三阴则阳气日益亏乏，甚至于衰竭，治以阳复之快慢、多少为愈否的依据；太阴虽同主运化精微，但从六经分证正局来看，胃属阳明，阳明为阳热极盛阶段，清泄即解；脾属太阴，太阴为阳气虚弱阶段，温补方可，故脾与胃两脏腑虽一膜相连，经脉首尾相贯，而其属阴，为虚寒阶段；阳明为多气多血之腑，属阳，其阳旺则病不为虚寒正亏，见于三阳则显示气血阴阳能复，可脱离阳败之险境。祖国医学更强调"正气内存，邪不可干"的预防思想，正气是抗御疾病的根本，而其来源又在于胃，所以人体发病与否、健康状况如何等，均以胃气为根本。

二、六经传变以胃气决断

仲景认为，胃气在人体生理中具有相当重要的地位，同样，它在六经发病、传变中依然起着不可忽视的、决定性的作用。

1.胃气决定三阳病的传变与否

一般地说，外感病邪侵入人体，首及太阳，次传少阳、阳明，邪正俱盛，以寒热抗争为共同表现。但因病人体质的差异、环境的影响和感邪的不同，其发病也有差异，病在太阳可自传一经而解，也可向少阳、阳明传变，还可二三经并病、合病，如《太阳篇》第4条说："伤寒一日，太阳受之，脉若静者为不传；颇欲吐，若躁烦，脉数急者，为传也。"第5条说："伤寒二三日，阳明、少阳症不见者，为不传也"。第8条则直言："太阳病，头痛至七日以上自愈者，以行其经尽故也；若欲作再经者，针足阳明，使经不传则愈。"都是说太阳病传与不传的辨法，同时说明预防传经的方法，都是要固护胃气。体现在制方用药上，仅从正局来看，太阳病的两个主方中，麻黄汤主以发汗解表，治太阳伤寒，却又加甘草用以和中；桂枝汤解肌发汗，调和营卫，治太阳中风证，却益以生姜、大枣和甘草，二者共同说明一个问题：要发汗，汗源必须充足，这个汗源不在别处，就在胃；否则，无源之汗是不可强发的，即程郊倩所言："盖汗生于谷精，阳气所宣发也。"胃气不足，则可见如第196条、第197条所说的"法多汗，反无汗"。少阳病代表方小柴胡汤，以柴、芩疏解少阳，却用了参、夏、姜、枣、草五味治胃的药，是知少阳为正虚邪弱的相持阶段，正之所以虚，其本在胃气，故仲景以数倍之胃药来扶助正气以达少阳之邪，又防邪陷于阳明。为强调这一思想，仲景又于《阳明篇》分出太阳阳明、少阳阳明、正阳阳明三类；由太阳而阳明者，可用麻黄汤、桂枝汤法调和营卫，治其趋向，驱邪从太阳退出；由少阳而阳明者，用小柴胡汤法，使"上焦得通，津液得下，胃气因和，身濈然汗出而解"，即疏通三焦，透邪出表，而解阳明；正阳阳明胃家实者，说明其本身津气亏损，急以白虎、承气等汤法，以通为补，若以阳气虚为主者，则以桂枝人参汤法等，固护胃气，坚守关隘，不使邪再稽留或内传。可见，在仲景这里，胃气就是三阳病势进退的关键。

2.胃气决定病势由阳至阴的传变与否

《少阳篇》第270条曰："伤寒三日，三阳为尽，三阴当受邪，其反能食而不呕，此为三阴不受邪也。"按伤寒一日太阳、二日阳明、三日少阳来推，阳气渐衰之时，当下启三阴，此为阴阳转折之期。但是，三阳为尽，三阴当受邪，今病人反能食而不呕，是胃气尚健，自能祛邪外出，使病体获愈；反之，若胃气虚损，正气不支，则病立转入三阴，而现太阴之腹满而吐、食不下，少阴之欲吐不吐，厥阴之饥不欲食、食即吐蛔等证。随着胃气的衰弱，病即由三阳的表实热证转为里虚寒证，治疗就更加棘手，以至于不可救药。当然，三阳转阴也有热证，如《少阳篇》第265条指出："少阳不可发汗，发汗则谵语，此属胃。胃和则愈，胃不和，烦而悸。"此论少阳病发汗的转归，决定于胃气的和顺与否，如能津复自和，或治疗得当，使胃气和则邪从阳解而不内传；若胃气不和，则病即由阳转阴，出现谵语、烦、悸等温病学家称为"热入心包"的证候。仲景恐人不解，故在《太阳篇》第102条即列出因中气不足，一经感受外邪，未经汗吐下损伤精气，却可出现"伤寒二三日，心中悸而烦者"，治则急当救里，以小建中汤温养中气，调和营卫，俾中健运，营卫充实，则表证自可解除；或为少阳虚寒证，其法亦是在温健中气的基础上，继以小柴胡法外解少阳。如果中气虚甚，病情由阳转阴，更可出现第177条"伤寒，脉结代，心动悸"的少阴阴阳两亏证，于此之时，必立胃气此一堵墙，若不健之，复遇伤寒暴病，又不急于救里，生死之机在于反掌，可现瞬为太阳病，息转真气危亡、阴阳离绝之候。炙甘草汤名曰治之于心，实乃小建中汤强化方，复脉救心之法在救中气之理明矣。

3.胃气决定三阴病的阴阳离合

仲景认为，说病人三阴为胃气被败，或是病在脏，并非是胃气已无价值可提，相反，胃气的存亡和恢复程度如何，仍然对三阴病的变化趋势具有决定作用，它表现在：一方面，病情能否由阴转阳而得以解，如《太阴篇》的"阳微阴涩而长者，为欲愈""虽暴烦下利日十余行，必自止，以脾家实，腐秽当去故也。"《少阴篇》的"手足反温、脉紧反去""时自烦，欲去衣被者""脉阳微阴浮者，为欲愈"。《厥阴篇》则"厥阴病，渴欲饮水者，少少与之愈。"其治遵救里用四逆汤、解外用桂枝汤等，这些欲解之证无一是避开胃气的康复而言的。另一方面，病情能否脱离阴阳离绝之险境，如《少阴篇》的"利不止，厥逆无脉，干呕烦者，白通加猪胆汁汤主之。服汤，脉暴出者死，微续者生"，《厥阴篇》的"凡厥利者，当不能食。今反能食者，恐为除中，食以索饼，不发热者，知胃气尚在，必愈。""当不能食，今反能食，此名除中，必死。"最发人深省的是第361条"下利，手足厥冷，无脉者，灸之，不温，若脉不还，反微喘者死；少阴负趺阳者为顺也。"对于此条，历代注家都有许多阐述，一致认为是强调了先天与后天的关系，三阳以阳明为主，三阴以少阴为主，今少阴脉微细欲绝，是为阴寒所胜真阳欲绝。"少阴负趺阳"为胃气能充，则是先天之阳虽为寒邪所郁伏，而后天之阳尚在，是真阳犹未磨灭。少阴之气在下，得中土的涵养，则阴精生而脉还，阳气复而得温，故可死里逃生；反之，若趺阳脉比少阴脉还小，是胃气亦竭，则死期定矣。此为仲景对《素向·热论》中脏腑俱败、营卫不行而人"后三日乃死"理论的进一步充实和发展。总之一条，胃气存留，病就有阴阳调和而达到痊愈的可能；否则，胃气一败，阴阳离绝之势便难以挽回。

三、六经论治以胃气为首

《伤寒论》不仅深刻地阐明了胃气在六经病理变化中的重要地位，更重要的是把固胃气的思想从头至尾地贯穿于伤寒六经，为全书辨证论治之首要大法。简而约之，可分为三大法：

1.温养胃气

这是贯穿于六经的第一大法，且由于疾病与正气相争而由阳转阴、由实转虚、由热转寒的客观趋势，《伤寒论》还表现出了一个重要规律，即病越是由表入里，温养胃气的思想就贯穿得越透彻、越集中、越明显。如病在太阳，表实证中只注意生姜、甘草的运用，表虚证又加用大枣，以麻黄汤、桂枝汤主之等；病在少阳就不同了，要在太阳养胃药的基础上加入党参等；病至阳明虚寒，便用理中、建中、四逆汤等，具体从温胃散寒、补中泻浊、降逆止呕的吴茱萸汤来看，就分别在《阳明篇》《少阴篇》和《厥阴篇》中反复三次出现，虽未在《太阴篇》中出现，然从阳明与太阴的密切关系、方药的温化特点和仲景的组文结构特点可猜知，吴茱萸汤在《太阴篇》中属省文之故，无名而有实。吴茱萸汤的证和方，重点论述在《阳明篇》，其为阳明本方可知。第196条曰："阳明病，法多汗，反无汗，其身如虫行皮中状者，此以久虚故也。"第197条曰："阳明病，反无汗而小便利，二三日，呕而咳、手足厥者，必苦头痛。"均为阳明津亏，更兼阳虚而失却温化之状，故第243条曰："食谷欲呕，属阳明也，吴茱萸汤主之"。第309条又言："少阴病，吐利，手足逆冷，烦躁欲死者，吴茱萸汤主之。"《厥阴篇》第378条曰"干呕，吐涎沫，头痛者，吴茱萸汤主之。"三病同用一方，以吴茱萸温中散寒、降逆下气，生姜散寒止呕，人参、大枣补虚和中，异病同治，以治胃而愈三病，充分体现了《黄帝内经》"必折其郁气，先资其化源"的治本思想。

2.升降气机

广义地说，《伤寒论》中所有的治方都含有升降气机的内容，但就其专一地升降气机、调理中焦气化的功用来说，生姜泻心汤、半夏泻心汤、甘草泻心汤最具有代表性，此三方均以芩、连、夏、姜直入中焦，寒热并用，辛开苦降，散结消痞；参、草、枣甘缓温升，益气补虚，相合而俾升降回复，胃气自旺。其余如附子泻心汤、黄连汤、旋覆代赭汤、承气汤、柴胡汤、陷胸汤、四逆散、白通加猪胆汁汤等等，皆具有升降中气的作用。《素问·六微旨大论》谓："故非出入，则无以生长壮老已；非升降，则无以生长化收藏。"阳明居中主土，主生化精微，然生化之基，必于中气升降出入处求之，只有保证中气转枢功能正常，俾水谷入胃，才能使糟粕自然降下而精气自然升华，以养全身。时病感传六经，同样有一个过程，仲景称之为一日、二日……十三日等，有的患者由于误治，有的患者素体胃气虚弱，都每每多见中气升降失常，致病体难复。仲景置固胃气于升降中气之法中，是为养胃气之奥妙所在。

3.祛邪保津

前人认为，《伤寒论》的根本思想在于"护胃气，存津液"六字，本人看来，其分则为六，合则为三：固胃气。此可以郑钦安先生之论"更以阴阳凝聚而观之，一团元气而已"（《医法圆通》）而释之。故祛邪保津为《伤寒论》固胃气的第三大法。阴证阳证均可耗伤津液，阴证津伤，仲景以温养添之，已涵于温养胃气法中，此条隐奥不可或缺，如甘草、大枣、茯苓、芍药之类，桂枝汤、真武汤、附子汤等方，即含有此意。阳热亢盛，伤津最为剧烈，亦最为人知。津液为人体阴液之代称，其清而薄者为津液，浊而厚者则为精血，热邪初、缓则伤津液，久、剧则伤精血。津液为人体气化的物质基础、胃气合成之必需，故前人有云："留得一分津液，便有一分生机"，实从经验而来。仲景首于《太阳篇》第6条示人以保存津液的重要性："太阳病，发热而渴，不恶寒者，为温病。若发汗已，身灼热者，名风温。风温为病，脉阴阳俱浮，自汗出，身重，多眠睡，鼻息必鼾，语言难出。若被下者，小便不利，直视失溲；若被火者，微发黄色，剧则如惊痫，时瘛疭；若火熏之，一逆尚引日，再逆促命期。"并提出营气不足、误下里虚、中虚里寒、咽喉干燥、淋家、疮家、衄家、亡血家和汗家，均不可肆意发汗以劫津液。三阳合病，即出白虎汤，以石膏、知母清热生津止渴，甘草、粳米益胃和中，阳中求阴，以达阴阳既济，津生气和。阳明腑证为实邪内滞，阻格气机升降，此时则当攻下通腑，使胃气承顺下行，故泻阳明实所以养胃气之别称也。然当此时，仲景亦是法度严明，先用调胃承气汤之和下，次用小承气汤之轻下，万不得已则当机立断，以大承气汤重下，但均是"若一服谵语止者，更莫复服。""若一服利，则止后服。"倘见阳明腑证闭结不通，出现"目中不了了，津不和""发热汗多者""发汗不解，腹满痛者"阳明三急证，或少阴病出现"口燥咽干者""自利清水，色纯清，心下必痛，口干燥者""腹胀不大便者"竭津三证，皆"急下之，宜大承气汤"，即灵活组方，急下存阴。若阳明气虚津涸而热少便结者，外治以三外导法（蜜煎导、土瓜根、猪胆汁）增液通便，内治以麻子仁丸。其余猪苓汤、黄连阿胶汤等均同为祛邪保津之范例。故叶天士感曰："救阴不在血，而在津与汗"。救阴实在是救胃气啊！

结　语

综上所述，"阳明居中主土，万物所归"，胃气在六经病的传变、转归以及预后中都居于相当重要的地位，仲景以温养胃气、升降气机和祛邪保津为三大治法，把固胃气的思想贯穿于《伤寒论》六经的始终，形成了完整的"胃气学说"，为后世医学的发展和完善奠定了基础。在今后的发展道路上，《伤寒论》依然是照耀人们不断奋进的光辉灯塔！

第三节　《伤寒论》护理学撮要

古人皆云《伤寒论》为"外感热病学专著""方书之祖"，其实，书中不仅记述了丰富的辨证论治方法及方药妙用，尤且大量而最早地提示了中医护理学——即其所言"将息法"。可惜的是，纵览古今研究著述，却少有人就《伤寒论》护理内容深刻而全面地研究总结。笔者多年从事中医病房管理，深悟所谓"外感热病"乃是急症的代名词，《伤寒论》的理法方药，不仅可辨治一般外感病和慢性杂病，尤可用治多种急症，不仅其医疗部分精要，护理部分亦很卓著，尤其对后世急症护理学多有启迪。鉴于后者在治学《伤寒论》之海中难见余滴，兹特专作探述。

一、桂枝汤将息法蕴义析

桂枝汤为《伤寒论》开卷第一方，由桂枝、芍药、甘草、生姜、大枣五味组成，因其组方精妙，深受后世医家赞赏，如清代研究《伤寒论》大家柯琴曰："此为仲景群方之冠，乃滋阴和阳、调和营卫、解肌发汗之总方也。"[1] 今人刘鹤亦指出："桂枝汤的作用为可上可下、可左可右、可前可后、可虚可实，药虽数味，寓意深刻……其服药后啜稀粥，目的在于助胃气，补津液，以及取微汗不要大汗，均具有调节之理。"[2] 正由于桂枝汤地位显赫，为历代《伤寒论》研究家所企重，垂笔之尾，对其方后注文感兴趣者也为数不少，古之柯琴、陈修园，今之刘渡舟、郭子光等前辈都有论及，尤其山东中医学院李克绍教授就曾在其所著《伤寒解惑论》中专设一题——"解剖方剂注意方后注"，确是高明之见。但是，诸贤所注者都在于解方，并不重视处方发挥的护理因素。晚清时章纳川先生曾就服药次数与药量调节发表了一系列高见，其解桂枝汤中曰："旧注桂枝汤分量，系一料而言……因正伤寒必须全料大剂，且必时时服之，其病可不传经而解，杂感每日一剂可也。"[3]麻黄汤所治证虽属表实，然仲景明言其方"不须啜粥，余如桂枝法将息"，故章氏在麻黄汤解中并言："况古者煎药用大锅，若今人之煎大料补药然，煎透后令病者于一个时辰服药一碗，以病止为度。若服一碗而病止，则弃其余，并不限定碗数，亦不限定料数，病止之后，伤寒遂不致传经而自愈。"[4]其所论者，确为桂枝汤将息法中之关键一题，尤有高于前贤者，明确了服药间隔期为"一个时辰"（即今之2小时），解决了以往在时间间隔上的模糊之弊，然终亦不免历代注家粗疏之缺憾，因为：一是桂枝汤服后调护法为"上五味，咐咀三味，以水七升，微火煮取三升，去滓，适寒温，服一升。服已须臾，啜热稀粥一升余，以助药力。温复令一时许，遍身絷絷，微似有汗者益佳，不可令如水流离，病必不除。若一服汗出病差，停后服，不必尽剂。若不汗，更服依前法。又不汗，后服小促其间，半日许令三服尽。若病重者，一日一夜服，周时观之。服一剂尽，病症犹在者，更作服。若不汗出，乃服至二三剂。禁生冷、黏滑、肉面、五辛、酒酪、臭恶等物。"[5]（具体解析另见《中药口服用法解要》）在《伤寒论》中，服饮一次药就叫作"一服"，称取一包药就叫作"一剂"，前者与我们现代民间所称略有出入，后者则古今无异；仲景所言"温复令一时许……若不汗，更服依前法……后服小促其间，半日许令三服尽……"就是明言急症服药间隔时间应该在2小时左右，直服至病解时方止，足以释明急症给药问题上的千古谜案。在桂枝汤将息七法之中，服药量次占其中之三，其余四项均为现代护理学要素，此则为章氏之漏失。例如"周时观之"，就是在病未解期间，必须昼夜24小时全程连续严密仔细地观察其病情变化，具体内容可为寒热程度与时间、汗出与否、疼痛程度、气息、饮食等，只有在护理中才能观察，而在观察中方可实施真正的护理；所谓饮食禁忌，《伤寒论》除正面在多条中提出外，尚有反面诫示者，如第391条"吐利发汗，脉平，小烦者，以新虚不胜谷气故也"，即言虚人早食、过食、强食均可导致前病复发，倘若过食油腻、炙煿、厚味之品，则更加重病情、促使病情恶化，这一点，不仅在祖国医学中得到确定，在现代医学护理中同样十分重视，例如：肾炎水肿即须忌盐，高血压病亦须减食脂肪，感冒后提倡进食稀米粥等。这些常规性内容，为中医者，从原则上讲，不可不知；而从事实上看，历代注《伤寒论》者恰恰严重忽视，殊不知方效的发挥，与这些因素的配合，具有同等重要的地位，医者诊病处方再如何高明，离开了这些附加条件，便是一纸空文。二是桂枝汤为调和营卫、滋阴和阳之总方，其下分支计24方，即使麻黄汤为表实而设，亦遵桂枝汤调护法。仅《伤寒论》明言桂枝汤法及类其法者就达43方（包括明言桂枝汤法者11方，见效止后服者25方，顿服7方），已达总数113方的三分之一强，且此类方中，尚有温阳解表的桂枝加附子汤、解肌发汗生津濡筋的葛根汤、太少合治的柴胡桂枝汤、泄卫利水的大青龙汤、涤痰开胸的大陷胸丸、峻逐悬饮的十枣汤等，即至攻下腑实的大承气汤，虽未提稀粥以助，而要在"得下余勿服"，其共同特点是用速效捷，有将军之气质。另外，还有虽不属见效即止后服之类方，却有桂枝汤善后调理法者，如五苓散嘱"多饮暖水，汗出愈，如法将息"，白虎汤、竹叶石膏汤嘱"煮米熟汤成"，乌梅汤"禁生冷、滑物、臭食等"，理中汤"服汤后，如食顷，饮热粥一升许，微自温，勿发揭衣被"，枳实栀子豉汤"温分再服，覆令微似汗"，麻黄升麻汤"汗出愈"，还有炙甘草汤的"清酒六升和"，理中丸的"蜜和为丸"，猪肤汤的"加白蜜一升，白粉五合，熬香"，黄连阿胶汤的"内鸡子黄，搅令相得"，小建中汤的"内饴"，以及猪胆汁导方的"和少许法醋"、蜜煎导方的"和蜜"，虽为临时用药，却同样含有桂枝汤"啜热稀粥""汗出病瘥""禁生冷、黏滑、肉面、五辛、酒酪、臭恶等物""周时观之"之理，合此16方，则实属桂枝汤法之方者达59方。可见，桂枝汤法不仅仅是桂枝汤一方的调护法，而是贯穿全书的基本法，自然也当是《伤寒论》学术思想中的一个重要组成部分。其所显现的是灵活机动、注重胃气、见好就收的治疗思想，而不是刻板教条、守株待兔的观念，其所持有的可靠依据，就在于所治之证本身变化多端，病人体质有强弱之分，处方调护自须以效而定，随证而变，这在当今中医急症治疗与护理上是颇为适用的。

二、定时全量煎服方的调护特点

进服中药，虽不是中医特色的全部内容，却总属中医特色的最重要部分。中药的煎煮，就工程而言，属于制剂范围，而就《伤寒论》灵活调制要求和病人进剂执行情况来讲，则仍属于护理范围。因为它不像丸、散制剂那样，一次成批生产，而是随病、随方、随时而宜。即使煎药室一次将汤剂送给病人，而病人服用时尚须短时复煎，一则减去寒凉而胃肠易于接受，避免人为的寒邪伤脾（因为中医病因学中的"寒邪"，并非现代生化学所揭示的仅是病原微生物及其毒素，更重要的还包括温度等物理因素，《黄帝内经》中有"形寒饮冷则伤肺"，其意首先指后者，然后才指前者，现代人们饮凉纯净水却还导致腹痛泻泄等症发生即可证实，所服药温如若不当，同样会导致或加重病情，故而药温不可不究）；二则可起到消毒灭菌的作用，何况其具体服入量更需护理人员关照、指导。所以，中药煎服都应是护理学的重要内容。

定时全量煎服，是有别于桂枝汤服法、国人中现行流俗最明确的一种调护原则，究其根底，亦系来自于《伤寒论》。当然，《伤寒论》在大力倡导收功效即停后服的突击疗法时，同样也对定时全量煎服法给予了明确的训示，其第一个特点是一次煎药，分次服药。在煎药水量的把握上，具有明显的差别，如桂枝新加汤"以水一斗二升，煮取三升"，大柴胡汤"以水一斗二升，煮取六升，再煎……温服一升"，桂枝去芍药加蜀漆龙骨牡蛎救逆汤、柴胡桂枝干姜汤、茵陈蒿汤均同于桂枝新加汤，此5方虽未言明用文火或武火，但可知其煎时宜久。据当代学者赵有臣先生考证，仲景所言一斗量，相当于现今度量的2000 mL，一升即是200 mL，[6]那么，一斗二升当是2400 mL，煎至三升，则当是600 mL，即取其量的1/4，意在用其最大浓缩程度。而桂枝加葛根汤，白虎加人参汤，苓桂甘枣汤，朴姜夏草人参汤，半夏、生姜、甘草三泻心汤，旋覆代赭汤，黄芩汤类方，大承气汤，麻黄连轺赤小豆汤，麻黄附子细辛汤，猪肤汤，麻黄升麻汤，竹叶石膏汤等17方，均为"以水一斗，煮取三升"。全书列方用水量在6~9升者为多，而煮取量均在3升，应该说此与其方药吸水量有关。从其中量看，亦当是煎药加水之常量。加水在3升者占15方，如四逆人参汤、通脉四逆汤类、白通汤类方等5方，其特点一是药味少，二是多用于救急，汁液少则煎煮耗时短而快。全书用水量最少者，为大黄黄连泻心汤与附子泻心汤，均系"以麻沸汤二升渍之，须臾绞去滓"，是取其轻捷奇巧，分入气分。而在药用水质的选用上，《伤寒论》尚有严格要求，如苓桂甘枣汤方注明："甘澜水一斗"，麻黄连轺赤小豆汤"以潦水一斗"，枳实栀子豉汤须"以清浆水七升"，意皆取其轻扬除湿之用，倘若细参《金匮要略》，便可全览仲景选用水质学术思想的辉煌成就。但无论加水多少，或为何水质，其总法则是一剂药一次煎成，根据情况分成若干份，此与现今盛行的煎法有很大区别，有关研究资料证明，这样煎法具有药液成分与浓度均等的优点，用之于临床，有药效稳定之长；而今流行的煎一次服一次法，首煎浓度大而全，次煎浓度减而偏，尤其末次煎药成分缺失很多，便难以保证初服的成效。由此当知，医疗护理方面均应注意回归宗法。两煎混匀后分服法，是当今既师宗法，又创新意，增效省材的煎服法，应当推广。当然，在夏天而言，每日1次煎药，如果保存不好，药液有因外界高热而发酵变质的风险，每日2~3次煎药的方法，却可避免这一风险，但在服药剂量上，也就应该相应地采取第一次较少（药物浓度大）、第二次稍增多、第三次再增多（药物浓度已淡）的安排了。

在服药液量的把握上，仲景用方的绝大部分都是"温服一升"（当然，此仅指成年人而言，小儿则当酌减，下同），由此提示，不论补方抑或是泻方，其药液量应该均等，使脾胃适度接受，有效地运化，倘或过量则有损脾胃，造成医源性伤害。当然，还有小于此量者，如甘草干姜汤、芍药甘草汤、芍药甘草附子汤、栀子汤类方，均为"煮取一升五合，去滓，分温再服"，"再服"就是分两次服，即每次服七合半（150 mL）；四逆汤、通脉四逆汤、四逆人参汤及通脉四逆加猪胆汁汤为每次服六合（120 mL）；茯苓四逆汤、抵当汤、小承气汤、茯苓甘草汤、吴茱萸汤、甘草汤为七合（140 mL）；而白通汤、白通加猪胆汁汤、桃核承气汤、桔梗汤等方，为每次服五合（100 mL），桂甘龙牡救逆汤每服八合（160 mL）为中其量，唯黄连汤为煮取六升分五次服，可知每次量达一升二合（240 mL）；从液量进服规律看，也是急重者少量饮，缓而较轻者较大量饮，入心、肺者小量饮，入脾、胃者较大量饮。在药液温度控制上，仲景均强调一个"温"字，当与其所主温阳辨证思想有关；此一渊源流至金元李东垣，方又发展为热服法、凉服法，然其晨服、午后服、早晚服等法的服药时间选择，亦出自仲景提出的特定服法，譬如仲景在桃核承气汤后指出要"先食温服五合"，即须空腹进药，旨在驱其走下焦而祛瘀血；十枣汤服法则又别于"空腹"之旨，即须"平旦服"，一乘肝胆气升发之时而服之，可助清气升发；二乘饮食未进之际，服药可免药液被饮食中和而药效减缓之弊，使饮邪一举逐出；三则于白昼下泻，便于人入圊动作，其后再以糜粥自养，以固胃气。而桂枝汤用治杂病的发热自汗时，仲景则提出要"先其时"，如《伤寒论》第54条曰："病人，脏无他病，时发热、自汗出而不愈者，此卫气不和也，先其时发汗则愈，宜桂枝汤"，甘肃省伤寒学家权依经先生在其所著《中药汤剂煎服法》一书中，对此法评述道："今汗出而病仍不愈者，应在发热之前服药，至热发作时，药力已行，热要外发，药力亦要外行，乘其发热病动，药力占其病所而捣之，则病无所盘踞而排于外，使病根尽而愈。若不如法服药，则药力行时病未动，病动时药力已过，故病不愈。"[7] 是欲使药赶在病动之时，驱其病邪，调其不调，其余时间用之，仅属"锦上添花"，而非"雪里送炭"，价值自然大异。提示在"生物钟"原理指导下适时用药是适宜的。

在一日服药次数的规定上，《伤寒论》有明显的原则性和规律性，譬犹桂枝汤类方不拘次数、时数和剂数，见效为止。但是，尚有大量的方药服法是相对稳定而连续的，其中白虎汤类方，朴姜夏草人参汤，芍药甘草附子汤，半夏、生姜、甘草三泻心汤，理中汤，乌梅丸等45方，即为每日定时3次服，此间大部分尚无明确的时间限定，推断当属在人们正常活动的白昼为主之时，唯桂枝人参汤、黄芩汤、黄芩加半夏生姜汤则明确规定：须"日再夜一服"，即白天服2次，晚上服1次，按现代时间推算，每次服药间隔期当为6～8小时许，而强调夜间者，旨在药力匀当接续，或是赶在病邪作祟势起之前；每日3次服药的范例，为当今民间每日3次服药的常法确定了依据。每日2次服药法，在《伤寒论》中有17方的明确体现，然细析之，仅茯苓四逆汤、甘草汤属明言"日二服"，其余15方均仅提示"分温再服"，其间即有很大的灵活性，因为一剂药分2次服，可以是全天范围，也可以是半天范围，其余时间是否再服药，也有待病情转机，尤其白通汤之类救急方，本为急着，很难依天时而定药，仲景在麻黄连轺赤小豆汤后注中就有"分温三服，半日服尽"之训。可见每日全程服二次药的调理方法较少。此外，《伤寒论》中还可见到别致的服药节律，譬如黄连汤后明言："昼三夜二"，当归四逆加吴茱萸汤注曰："煮取五升，去滓，温分五服"，理中丸后嘱曰："日三、四，夜二服"，猪肤汤则"温分六服"，从总体来说，皆符合桂枝汤"一日一夜服"的原则，所不同在其属于定时必服而非"汗出停后服"之类，此又同中之异。今人但知一日服药可以3次，殊不知在辨证论治的前提下，一日多次服药之法早在仲景这里开了先河，而今乃至专职之医尚且蒙蒙愦愦，古训亦皆拂袖不晓，实为对急症调护效用认识不足之故。

由上可知，医圣张仲景所总结出的将息法，以《伤寒论》记载为代表，《金匮要略》补充之，二者合璧，不仅开创了中医护理学的先河，而且其备至之法规仍堪当今代的典范，可惜千载以来，问津于此者委实属少，唯执"活法"而死用者为众，施之于临床，贻误甚重。笔者于理论与实践中对此求索日久，深有所感，今故不揣浅陋而示之，旨在抛砖引玉而已，恭请智者赐教。

【参考资料】

[1] 柯琴.伤寒来苏集 [M].上海：上海科技出版社，1959：19.

[2] 刘鹤一.《伤寒杂病论》值得认真钻研 [J].新医药学杂志，1978（1）：25.

[3] 章纳川.汤头钱数抉微 [M].太原：山西科技出版社，1991：66.

[4] 章纳川.汤头钱数抉微 [M].太原：山西科技出版社，1991：67.

[5] 中国中医研究院.《伤寒论》语译 [M].北京：人民卫生出版社，1974.

[6] 郭子光.《伤寒论》汤证新编 [M].上海：上海科技出版社，1983.

[7] 权依经.中药汤剂煎服法 [M].兰州：甘肃人民出版社，1983：45.

第四节　"卫气营血辨证"萌生源流考辨

祖国医学从"神农尝百草"产生以来，发展到明清时的一个划时代性成就，就是正式建立起了温病学。从整体而言，它具有与以往学派截然不同的特色，这就是实用而有效的"卫气营血辨证"和"三焦辨证"纲领，以及相应的理法方药体系，它彻底纠正了既往用温燥药辨治温病之弊，大大提高了中医学对感染性、传染性疾病的诊治水平。但是，温病辨证纲领是如何形成的？是清代温病大家奇思异想猛然迸发出的，还是在前贤基础上发展而来的？鉴于"卫气营血辨证"纲领居于温病辨证之首，不论从探讨中医学发展规律，抑或是中医学人才成长规律，弄清其萌生源流都具有明显的代表性和重要意义。兹试考辨如下：

一、《黄帝内经》创立了卫气营血的生理层次概念和温病学雏形

《黄帝内经》为祖国医学理论之宗，它不仅确立了中医学的物质体系，阐明了人体生理与病理原理，并且奠定了一切辨证论治方法的基础，不论后世中医学有什么创新，如何样变革，但若论及本源，均不离其外。例如，在"卫气营血辨证纲领"正式建立的清代，回溯其源，依然是《黄帝内经》为其母本。《黄帝内经》反复强调，卫气营血为人体不可缺少的营养物质。《灵枢·本脏》曰："卫气者，所以温分肉、充皮肤、肥腠理、司开合者也"，卫气为水谷之悍气，慓疾滑利，浮于人体最表层。《素问·痹论》曰："营者，水谷之精气也，和调于五脏，洒陈于六腑。"其主循行于经脉之中，营养一身。《灵枢·决气》曰："上焦开发，宣五谷味，薰肤、充身、泽毛，若雾露之溉，是谓气。"此乃积于胸中之大气，为诸气之宗。《灵枢·邪客》曰："营气者，泌其津液，注之于脉化以为血"。《难经·二十三难》亦曰："血主濡之。"血乃水谷精微所化，质地清纯而滋养全身。而当气化活动失调，病邪干预时，则卫气营血首当其冲，如《素问·气血论》谓："孙络三百六十五会穴，亦以应一岁，以溢奇邪，以通荣卫，荣卫稽留，卫散荣溢，气竭血著，外为发热，内为少气。"卫气营血生理物质概念在这里集中出现（前文中之"荣"即通称之"营"），给后世习诵者一个有益的引示。在治疗认识上，《素问·血气形志》还提出了按照各脏腑血气多少而针刺的理论，王冰注："血气多少，此天之常数，故用针之道，常泻其多也。"[1] 寓有随气血部位与深度而命名、治疗之意。由此可知，《黄帝内经》既强调卫气营血同源异用，也提示可以代表人体四个不同层次。与此同时，《素问·金匮真言论》指出："夫精者，身之本也，故藏于精者，春不病温。"此所谓"精"者，其实即卫气营血之类，为广义之精。《素问·阴阳应象大论》亦云："冬伤于寒，春必病温。"《素问·刺志论》曰："气盛身寒，得之伤寒；气盛身热，得之伤暑。"均言人体卫气营血失调后，外邪乘虚而入，导致发病。《素问·刺志论》有总结者曰："帝曰：余闻五疫之至，皆相染易，无问大小，病状相似，不施救疗，如何可得不相移易者？岐伯曰：不相染者，正气存内，邪不可干。"这就进一步强调了卫气营血在抵御各种外感及传染性疾病中的重要地位，因为在对外防御中，"正气"的具体内涵就是卫气营血，卫气营血和调充盛，外邪就无从袭入。《黄帝内经》这些论断，在当今世界医学中，仍然享有崇高的声誉。

二、《金匮要略》启示了"卫气营血辨证"的病理辨证

关于《伤寒杂病论》的成书，仲景明言乃由"勤求古训，博采众方，撰用《素问》《九卷》《八十一难》《阴阳大论》《胎胪药录》，并平脉辨证"为前提，这就首先说明了《伤寒杂病论》与诸"坟典"的源流关系。再从其内容来说，就"卫气营血"为例，它既沿袭《黄帝内经》的经典体系，又有自己新的发展。《伤寒杂病论》传至宋代，经林亿等人校订整理后，形式上分为《伤寒论》和《金匮要略》二书，前者重外感，后者重杂病，但在温病辨证上，二者可谓相得互补，把卫气营血理论进一步深化。例如，《伤寒论》第6条曰："太阳病，发热而渴，不恶寒者，为温病。若发汗已，身灼热者，名为风温。"如警钟般唤起人们对温病的感知。而第53条又言："病常自汗出，此为荣气和，荣气和者，外不谐，以卫气共荣气和故尔，此营行脉中，卫行脉外，复发其汗，荣卫和则愈，宜桂枝汤。"这就从外感病的角度，提出了人体浅表第一层——卫分的病理特征，又暗示了营分的病理性质：卫行脉外，位近于气；营行脉中，位近于血。此为《金匮要略》辨别病理部位埋下了伏笔。《金匮要略·肺痿肺痈咳嗽上气病脉证治》又以一个崭新的面目展现了卫气营血的意义："寸口脉浮而数……风中于卫，呼气不入；热过于营，吸而不出。风伤皮毛，热伤血脉，风舍于肺，其人则咳"，可知本论肺痈病理，但寸口脉见浮数，即已肯定其病理为风热自皮毛外犯而关于肺，始见发热恶寒、咳嗽、喘满、咽干等症，是为风中于卫，其病尚浅，正气足以祛邪外出而不致深入。若病势继续发展，正气不能胜邪，热邪传里，入脉由营至血，其结果则是"始萌可救，脓成则死"。"中"者，谓邪舍于表浅之位；"过"者，为邪穿越表位而深入于里。可见此处对于卫气营血在热性病的病理分期思想已具规模，同时主要反映卫气营血按顺序相袭内传，正所谓"顺传"。《金匮要略·痉湿暍病脉证治》曰："太阳中暍，发热恶寒，身重而疼痛，其脉弦细芤迟。小便已，洒洒然毛耸，手足逆冷，小有劳，身即热，口开，前板齿燥。"陈修园注云："中暍即中暑，暑亦六淫之一……手足逆冷者，阳内聚而不外达，故有小劳，即气出而身热也。口开前板齿燥，热盛于内而气淫于外也。"暑为阳邪，具有挟湿和易伤津耗气的特点，故《金匮要略》又列出了清热益气生津法："太阳中热者，暍是也。汗出恶寒，身热而渴，白虎加人参汤主之。"另外，对于湿盛者，则视其病位，而分别采用"瓜蒂汤主之"的发越法，和"但微微似欲汗出者"的发汗法，令全身阳气通达，则湿与热邪尽祛。此后，《金匮要略》同样展示了热病的"逆转"和气血合病、卫营合病，这就是《妇人杂病脉证并治》对于"热入血室"的论述。如："妇人中风七八日，续来寒热，发作有时，经水适断，此为热入血室。其血必结，故使如疟状，发作有时，小柴胡汤主之。"妇人患伤风病，此似指病为寒邪所致，为

时已七、八日，寒热已退，又复现寒热，发作定时，如发疟疾，而结合病史，可知此为邪热陷入血室，但不过甚，故可用小柴胡汤清解内陷之热邪，使邪从少阳枢转外出则愈，而后世医家犹多主张在小柴胡基础上加入赤芍、丹皮、桃仁等清营凉血药，内热方能真正透解，实为炉火纯青之得。"妇人中风，发热恶寒，经水适来，得之七、八日，脉迟，身凉和，胸胁满，如结胸状，谵语者，此为热入血室也。"此与前条呼应，提示热入血室并不局限于经水初来时或刚断时，而少阳病证明显者，表证未罢，里证已起，当行和解。而"妇人伤寒发热，经水适来，昼日明了，暮则谵语，如见鬼状者，此为热入血室。治之无犯胃气及上二焦，必自愈。"与"阳明病，下血谵语者，此为热入血室，但头汗出，当刺期门，随其实而泻之，濈然汗出者愈。"乃言表证已罢，单为淤热留于血室，纯属里证。"血室"作为部位，人但以之为子宫，继则推广为冲脉和肝脏。然而，细析仲景原文，"胸胁满，如结胸状"，已见病在于上焦；又见神志不清、谵语等症状，明为热入心包、神明失守之确证。从整体情况分析，也可断定，此"血室"为血分病之代名词，概及全身，因为前条虽有"经水适断""经水适来"，可显示与子宫关系密切；但也有不值经水而见"阳明病，下血谵语"证者，此系由气分转为入血分，病终未离心肝血脏，故刺期门以泻肝清营热，釜底抽薪，心热自去；其未出方药者，也是给后来的温病学者留出了一块发展的开垦地。因此，本篇对人们的启示是：确定了病性（外感热病）、病位（血分主脏为心脏）和治则（清泄肝热、透热于外）。还有《金匮要略·水气病脉证治》言："阴阳相得，其气乃行，大气一转，其气乃散，实则失气，虚则遗溺，名曰气分。""少阳脉卑，少阴脉细，男子则小便不利，妇人则经水不通；经为血，血不利则为水，名曰血分。""大气"即指阳气或宗气，必其能够振奋，水寒凝结之气方能消散。所谓"气分"即水寒凝结之气乘阳气之虚而病气分之义。而"少阴脉细"，在男子为营血运行失调，在女子为经水不通，阻碍水气的运化，于是水液积聚发为水肿，其由血瘀所致，乃名曰"血分"。此二条所论，与以上内容相比，是为阴证、为水肿，似与热病相去甚远。其实不然，本篇对以上内容实为高明的补充，它对于卫气营血的病理分期更加明确化了。人们俗称的"卫气""营气"，只区别了"卫"和"营"这两种物质，但在卫气、营血并论时，孰为卫？孰又为气？弄清本条，便使人能对二者有一个较详细的区别：卫即"温分肉，肥腠理，充皮肤"的慓悍之气，其位表浅；气即搏于胸中，如雾露充身、司人一身气化之宗气，此所病，须正邪搏击已达一定深度，有同唐·王冰所注之"阳明多血多气，刺深六分"，邪再入，已与卫气迥异，故名之曰"气分"；人若同经血分所病，已为至沉，则名"血分"；营与血同行于经脉中，只在质之差异，化赤精纯者方为血，次之者则为营，所以，此处的"气分"

"血分"不单指一种病机，而且是划分了横向的病理层次，这个"分"的确立，对于卫气营血辨证概念的产生，也具有不可否认的功绩。

三、叶天士承前启后的伟大创举

《伤寒论》为中医外感病学的始祖，其论以寒邪所伤为主，以六经辨证为纲，又并论杂病，在此二者之间，又兼发明六气各自为病。到清代中叶，叶天士敏慧地发现了创立外感病新学派的突破点，即重点从温热病邪所致病症的辨证论治入手，以《温热论》为宣言书，宣告了一个新世纪伟大理论的诞生，这就是"大凡看法，卫之后，方言气；营之后，方言血""在卫汗之可也，到气才可清气，入营犹可透热转气，……入血就恐耗血动血，直须凉血散血"，这一成就使无数温病患者免遭夭亡，而获得康复，也使叶天士稳坐中国温病大家之首，因为他使中医外感病学实现了划时代的飞跃，开创了中医学发展的新纪元。

然而，我们冷静地思考后，给叶天士的贡献所应下的结论，却仍然只能是"承前启后"，也就是说，它不是一个人在无任何外来借助的情况下构想出来的，也不是完善的、空前绝后的，而仅仅是一个中介。

从"承前"而言，《伤寒杂病论》由《黄帝内经》奠定了它的理论基础，而它又补充了《黄帝内经》详于经论而失于辨证论治的缺陷，二者结合，则又为后世医学理论的发展奠定了基础。有了这个基础，加之金元及明清时代众多医家的实践、热病流行的外部环境的促进，才使叶天士的"卫气营血辨证"理论成立得以告成。从叶氏的论述中，可以使人最直接地感知的是，他对《伤寒论》的研究与继承，因为其中运用了大量的温病与伤寒鉴别的方法及理论，鉴别的前提是对对照系的全面、准确的学习和掌握。叶氏有言："盖伤寒之邪留恋在表，然后化热入里，温邪则热变最速，未传心包，邪尚在肺"，此系从总纲上标志温病学的独立性；"再妇人病温，与男子同，但多胎前产后，以及经水适来适断……如经水适来适断，邪将陷血室，少阳伤寒言之详熟，不必多赘，但数动与正伤寒不同。仲景立小柴胡汤，提出所陷热邪，参枣扶胃气，以冲脉隶属阳明也，此与虚者为合治。若热邪陷入，与血相结者，当从陶氏小柴胡去参、枣加生地、桃仁、楂肉、丹皮或犀角等。"可知叶天士不仅捧读了仲景之书，且既能宗其法，又出了新意，是继承与发扬的有力见证。

可是，笔者认为，叶天士的"卫气营血辨证"理论最基本的根源，首在于为其创立了脏腑气血经络等一整套基本理论依据的《黄帝内经》，而第二个最直接的取材渊源，则应当是《金匮要略》，《伤寒论》仅是从宏观整体上给予启发，即由"寒"促使其想到"温"，由温阳散寒想到了清热救阴，它对"卫气营血辨证"具体概念的确立并无太大作用。言至于此，可能会有同道反驳，理由是：在清代，

《伤寒杂病论》已经分为两书，叶氏可以精研《伤寒论》，未必也精研《金匮要略》，况且《温热论》中也从未提及《金匮要略》。可是，我们也有理由说明叶氏温病学与《金匮要略》的重要联系：

1.对"热入血室证"，在早期经典著作中实为罕见，《伤寒论》只字未见热入血室之说，其载小柴胡汤，仅用于治疗伤寒少阳半表半里证，唯有《金匮要略》从辨证到治法、方药均有述及，可谓之专利成果，其反复强调的"小柴胡汤主之"，与叶氏之论十分吻合。同时，《伤寒论》既无小柴胡汤治热入血室之训，叶氏却云："如经水适来适断，邪将陷血室，少阳伤寒言之详悉。"难道是妄说？但若细察《金匮要略·妇人杂病脉证并治第二十二》，其中所言热入血室证之句首，均冠以"妇人中风""妇人伤寒""阳明病"之名，皆在说明该症系由外邪所袭，内传而作，而叶氏言之有物，足证其所提的"伤寒"并非单指《伤寒论》，最起码要包括《金匮要略》，或者说，他所看的"仲景之书"，就是原装的《伤寒杂病论》，不论怎么说，都不能排除《金匮要略》对他的巨大影响。

2.《伤寒论》讲六经辨证，重视表里，所言"营卫"仅指表证，毫无里证之意，甚至三阴证中无一字提及营血辨证内容，而《金匮要略》的卫气营血概念，是从表到里，一气贯通，况且"风中于卫""热过于营""热之所过，血为之凝滞……始萌可救，脓成则死"之论，不仅揭示了病传有层次、预后有凶吉的规律，尤其特指热邪所犯，从外到内的病因病理。同时，《金匮要略》关于"气分""血分"的证候命名与法治之论，在《温热论》中成为其纲领的主干，而《伤寒论》却无此痕迹。《金匮要略》所述的"热入血室"，证见"昼日明了，暮则谵语""如结胸状，谵语者""阳明病，下血谵语者"，叶氏有释曰："再有热传营血，其人素有瘀伤宿血在胸膈中，挟热而搏……当挟入散血之品，……瘀血与热为伍，阻遏正气，遂变如狂发狂之证。"可见仲景之论对叶氏营血分证模型的建立，具有重要作用，只是《金匮要略》所提及的这些病症的治法，都是五花八门，不成系统，从而才有叶氏的"辨营卫气血，虽与伤寒同，若论治法，则与伤寒大异也"的精辟之鉴。所以，《金匮要略》对"卫气营血辨证"创立的巨大贡献，是绝对不可忽略的。

叶天士的创举，反映在"启后"方面，大致可分为二：一是他唤醒人们，再不能昏昏庸庸，以狭义"伤寒"之法统治温病，而犯以温救温之弊，也不能盲目崇拜《伤寒论》，视其为世外之物，教条照搬，丝毫不敢灵活应用，而忘记了祖国医学"辨证论治"这个最根本原则，在当时"举世昏迷，莫能觉悟"的情况下，能旗帜鲜明地揭示温病"与伤寒大异"，号召人们摆脱束缚，创新学术，确是可钦可佩。我国清末以来的"寒温对峙"，就是温病学派脱颖而出之初矫枉过正的一个突出表现，而今的"寒温统一论"也可谓叶氏思想的延续。二是他在《温热论》

中所提出的"卫气营血辨证"的框架，作为温病学理论的奠基之作，进一步使人明白，新的学术成就必须有新的理论纲领来统括，纲举才能目张。我们现在所看到的举世公认的"卫气营血辨证纲领"，并非叶天士当时一手著成，而是后人在其思想引导下，加入历代贤达的成就，不断补充修订、日渐完善的，以至今日，众多末学都在根据其纲领去认识温病，论治温病，刷新温病学，无不受启发于叶氏，甚至可以说，吴鞠通的"三焦辨证"也受启于兹，其理不仅在于二人同时业医于吴地，尤其叶氏以年长先达，所述"温邪上受，首先犯肺，逆传心包"之论，就已经提示了温病从上焦向下焦传变的规律，吴氏"三焦辨证"也就包括了这一重要内容，并且发展成为与叶氏"卫气营血辨证"纵横互补，并驾齐驱，代表整整一个时代的卓越成就。第五版全国大专院校统编教材《温病学》在《吴鞠通〈温病条辨〉选》中评述道："作为一门学说来说，叶氏倡之于前，吴氏发明于后，前作后继，相得而益彰"，是为的当之语。这也从学术价值的角度向人们提示：一个观点，一种理论，贵在发其端，贵在互相发扬，乃至前赴后继，历经数代而成，世人们却往往求全责备，严于律人，殊不知有诸多成果被溺害于襁褓之中，教训之沉痛，亟当记取；既得之经验，更当珍惜！

综上所述，"卫气营血辨证"是叶天士汇纳百家之大成，尤其是汲取了《黄帝内经》与《金匮要略》的辉煌成就，参之以自己的丰富实践经验，最后上升至理性认识，进而大胆创新、反复论证而建立起来的创世纪的伟大理论，而其最后的完善，则来自于后世诸家的共同奋斗，它的诞生，雄辩地向世界宣告了一个颠扑不破的真理：承先启后是科学发展的永恒规律，而勇于探索、大胆创新，则是科学飞跃的永恒精神！

【注】
[1]《黄帝内经·素问注》

第五节 《脾胃论》"阴火"实质探析

"阴火论"是李东垣《脾胃论》的主要学术思想之一。然其实质为何？虽已争鸣日久，却尚无定论，笔者经学原著，有所感悟，愿于此置一管见，以抛砖引玉。

一、从《脾胃论》渊源看"阴火"的实质

我国历代凡有卓越成就的中医学家，莫不溯源于《黄帝内经》。李东垣亦不例外，其《脾胃论》中所倡导的"阴火论"，是从三个方面汲取《黄帝内经》精华的结果。例如：从《素问·经脉别论》"食气入胃……饮入于胃……"、《灵枢·营卫生会》"中焦之所出……"等文中，明确了脾胃在人一身中的重要地位和气血生化、输布的原理；从《素问·调经论》"夫邪之生也……其生于阳者，得之风雨寒暑。其生于阴者，得之饮食居处、阴阳喜怒。"和《素问·太阴阳明论》"阳道实，阴道虚"等文中，悟出人体发病，从病因来说，有内、外的不同；从病机而言，有腑病多实、脏病多虚的不同；从《素问·调经论》"阴虚生内热……有所劳倦，形气衰少，谷气不盛，上焦不行，下脘不通，胃气热，热气薰胸中，故生内热。"中寻求到了"阴火"的根本机理。由此，李氏还在《黄帝内经》治则理论的启发下，创制了一套对"阴火"的治法与方药，举例见后。

二、从东垣对火热病机的阐发看"阴火"的实质

《脾胃论》在继引用大量《黄帝内经》经文后，即对内伤火热证机理反复论证，全面阐发"阴火论"。

1. 对阴火证候的总结

《脾胃论》[1]中多处谈到阴火的临证表现特点，诸如："故脾证始得，则气高而喘，身热而烦，其脉洪大而头痛，或渴不止，其皮肤不任风寒而生寒热。"[2]"气短，精神少而生火热，有时而显火上行独燎其面""脉中见浮大而弦，其病或烦躁闷乱，或四肢发热，或口苦、舌干、咽干。"[3]"其始病，遍身壮热，头痛目眩，肢体沉重，四肢不收，怠惰嗜卧"[4]等，这是李东垣在临床上反复总结而归纳为阴火的基本特征。

2. 对阴火病因的阐述

金元时期战乱连绵、民不聊生的社会背景，使当时人们发病的病因具有一定的特点和规律性，即不论大小，皆相近似：一者饮食不节（寒温不适与饥饱无常），损胃害脾，如《脾胃盛衰论》篇曰："若饮食不节，损其胃气，不能克化、散于肝、归于心、溢于肺。"二者劳倦过度，使人体肌肉劳苦，内又不得济养；"今饮食损胃，劳倦伤脾，脾胃虚则火邪乘之，而生火热。"三者心神焦虑，七情失调，"夫阴火之炽盛，由心生凝滞，七情不安故也。"[5]此三因之所受，主在心脾，其中脾胃既为阴火产生之基，又为阴火所害之奴。

3. 对阴火病机的论述

由于内伤病程、病情有所不同，阴火所及之脏略有差异，因而阴火病机亦可分为两型：

（1）心火乘脾

此为阴火论基本病机。《脾胃虚实传变论》篇中曰："故夫饮食失节，寒温不适，脾胃乃伤。此因喜、怒、忧、恐，损耗元气，资助心火。火与元气不两立，火胜则乘其土位，此所以病也。"这就说明，脾胃受伤，元气不足，或加七情生邪，则心虚火炎而反克脾土，形成恶性循环。何谓"元气"？试看下文："脾胃既虚，不能升浮，阴火伤其生发之气，营血大亏，营气伏于地中，阴火炽盛，日益煎熬，血气亏少，且心包与心主血，血减则心无所养，致使心乱而烦"[6]。从《脾胃论》全篇来看，李氏所说的元气实为水谷精气所化之血气津液的代名词，且往往指代着脾胃之脏，而不同于现今一般所指的"肾中精气"。李东垣反复指出，阴火与元气势不两立，其实义即：气血亏则阴火必盛，而气血旺则阴火自除。此为关键所在。

（2）君相代脾

此为阴火的进一步发展。《脾胃盛衰论》一篇最为要论。兹先就其中"所胜"和"所至"论述做一分析：如其云"至而不至者，谓从后来者为虚邪，心与小肠来乘脾胃也"，即若冬寒气候当至而不至，是为肾水不及，心与小肠之火妄行，不但反侮其所不胜的水，而且侵害其所生的土。"所胜妄行，言心火旺能令母实。母者，肝木也，则挟火势，无所畏惧而妄行也。故脾胃先受之"，是言心火旺则引动肝木火炽，复而克脾土。"所生受病者，言肺受土、火、木之邪，而清肃之气伤"，是脾受伤而又挟心、肝之火克犯肺金。"所不胜乘之者，水乘木之妄行，而反来侮土。"此又言水失土制而乘木势上溢。如此四条，皆以五行生克制化原理阐明以脾胃为中心的心、肺、肝、肾五脏病理，又于此显而易见的是，心火妄动始终占主导地位；尤其于水胜克土条下出附、桂、姜、萸等大辛大热之剂，是心脾不治，寒湿下聚，相火亏乏之理明晰。再看下文："脾胃不足，是火不能生土，而反抗拒""心火亢盛，乘于脾胃之位，亦至而不至"，意即在进一步强调心、脾的重要地位。

此后，《饮食劳倦所伤始为热中论》篇中总结道："既脾胃气衰，元气不足，而心火独盛，心火者，阴火也，起于下焦，系于心，心不主令，相火代之；相火，下焦包络之火，元气之贼也……脾胃气虚，则下流于肾，阴火得以乘其土位。"然而，由于此段本来寓意深长，加之文字零乱，于是导致了后世"阴火论"的百家争鸣不休。故此处有必要作一细辨。笔者认为，其文明言"心火者，阴火也"，此随于"元气不足"之后，开宗明义直释阴火，最为重要。关于此之"下焦包络"，清代医家程知指出："以心包络为裹心之外膜，千古愦愦，不可不以经文考证也。"[7] 在古代，"包"与"胞"字常相通用，《素问·奇病论》曰："包络者，系于肾。"程氏故复言："《经》谓之心包络者，以其络属于心也；后人谓之命门者，以其窍通乎肾也。……东垣曰：'包络一名命门。'"可见，包络，或谓胞脉，或谓命门，其在此实均指育含相火的下焦部位，而绝非"下焦肝肾与上焦心包"之谓。弄清这一点，对我们理解原文是有助益的。至于"心不主令，相火代之……元气之贼也"

句之"令"，即政令，指心的统帅全身、温养脾胃以使生化元气的职责；"代"，即交替、轮换之义，这里指游离之相火与心火交相克伐脾胃。我们若在"心不主令"和"相火代之"之间加一"与"字，那么，其旨意就更加明确了；"贼"，偷窃者也，非从正来，凡脏腑阳气失阴之涵，无力生化，反而为害者，即是阴火，皆谓之贼。因此，本句意为：形劳志伤，致心无精气以养，君火妄动而离位，非但不以生土，反而与游离之相火上下合力，轮番侵袭脾胃，伤害中气，是则共为元气之贼。所谓"起于下焦"者，"启下焦"也，乃言阴火之蒂本系于心，盛则向下蔓延，启动下焦相火上越，详解则为：心之虚火妄动而窃居脾位，脾气受败则水谷精气不升而化为湿浊，陷于下焦，复鼓动下焦水火，使其不安而踊，上行与客于中焦的心火相协，反攻脾气，益盛阴火。所以，我们必须清楚，下焦相火之所以能上克脾胃，本为清气下陷，化为湿浊而排挤相火之故，因果切不可混淆。有人作因下焦火旺而引动上焦心火解释，试问：下文紧列的补中益气汤又作何解？岂有下焦相火炽盛而复用升提之理？

当我们弄清以上问题后，便可用图示以归纳之：

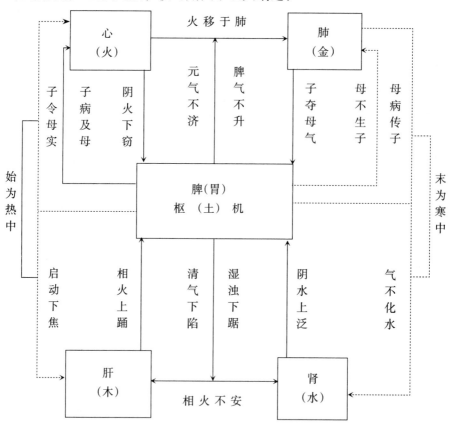

注：——主要病机、直接性　……次要病机、间接性

阴火病机形成示意图

三、从东垣论治看"阴火"的实质

1.泻阴火的制法原则

《脾胃盛衰论》篇曰："今饮食损胃，劳倦伤脾，脾胃虚，则火邪乘之而生大热，当先于心分补脾之源。盖土生于火，兼于脾胃中泻火，主生化之源。"于此可见，东垣先生在深刻认识了人体生理与病理的基础上，对于阴火证的治疗方面凝成了独特的见解。先生制定此法，是与其潜心研讨《黄帝内经》的结果分不开的。为了进一步说明上述原则，他还作了详解："《经》云，'虚则补其母'。当于心与小肠中以补脾胃之根蒂者，甘温之药为之主，以苦寒之药为之使，以酸味为之臣佐……心火旺，则肺金受邪，金虚，则以酸补之，次以甘温及甘寒之剂，于脾胃中泻心火之充盛，是治其本也。"这就是说，治疗阴火的主要着眼点，其标在土，其本在脾。一方面，欲补脾胃升精气，当从甘寒或苦寒泄火养心处求援，裨心主其令而赞助脾胃生化，元气盛而五脏得养，阴火弗害；另一方面，欲泻阴火，还又当于甘温益气育阴中求之，使脾胃得健而升降司职，下陷之精气复其位，以涵心火，浮越之阳归其宅，以安相火。实所谓釜底抽薪、清源彻流之法。

2.泻阴火的方药设计

一部《脾胃论》，列方数首，可供泻阴火者颇多，然最具代表性、论之最精者，惟推补脾胃泻阴火升阳汤与补中益气汤，其余多为权变之方，如清暑益气汤为元气亏虚复感暑邪而设，升阳益胃汤是为秋气肃杀、表虚阳郁而设，朱砂安神丸则以清降心火，还有如前所举的直以温化中下二焦之方等等。兹就二主方作一剖析：

（1）补脾胃泻阴火升阳汤

此方由柴胡、炙草、黄芪、苍术、羌活、升麻、人参、黄芩、黄连、石膏十味组成，可谓之大补、大升、大泻，三法俱全，正是李东垣治阴火基本原则的具体体现：阴火乘脾而生大热，自当先于心分补脾之源，兼于脾胃中泻阴火之源，二者相辅相成，而资生化。"言阳明、厥阴与何经相并而为病，酌中以用药"，此以释明用肝经药的道理，本为"酌中"而用，意在用其升举下陷之清气。"今所立方中，有辛甘温药者，非独用也；复有甘苦大寒之剂，亦非独用也。以火酒二制为之使，引苦甘寒至顶，而复入于肾肝之下（使相火归源安位——笔者注），此所谓升降浮沉之道……泻阴火，以诸风药升发阳气，以滋肝胆之用，是令阳气生，上出于阴分，末用辛甘温药接其升药，使大发散于阳分而令走九窍也。"[8]人多观其方而疑其为升肝气之方，又畏其升散太过，而其中之理惑然，今引李东垣自释，其旨大明，欲使药入而先达上焦，复转下焦者，非主旨在泻肝肾，而实在调整、恢复脏腑气机之道。李氏并教导人们，补脾胃泻阴火升清阳是论治阴火的总纲，亦可加用黄柏、知母等，但必须"酒洗讫，火炒制加之。若分两，则临病斟酌，不可久服"，一恐其伤脾胃，二畏其有损下焦之真阳。

（2）补中益气汤

此方由黄芪、炙草、人参、归身、橘皮、白术、升麻、柴胡八位组成，用量均以分计。东垣先生对不同的病证，在药物的具体用量上是有很大差别的，如类似外感的内伤发热，各药用量可为一般的1/3～1/4；用于升阳举陷，黄芪、白术量则可数倍用之，升麻、柴胡亦可适当增量，妙唯在"温能除大热"。李氏深深懂得阴阳既济的关系，以温药治热者，非以辛苦大热之品驱逐阴邪，而实在于以甘温之药补中气而化阴血，阴血足而能配心阳，从而消除阴火。他深有体会地说："《内经》云：'从下上者，引而去之'。故当加辛温、甘温之剂生阳，阳生则阴长，已有甘温三味之论。或曰：甘温何能生血，又非血药也。曰：仲景之法，血虚以人参补之，阳旺则能生阴血，更加当归和血。"[9] 若知当归补血汤确为补血之方者，补中益气汤在调补营血之理大悟也，而消纤翳泻阴火除大热之效更可信也。

此外，李东垣"阴火论"思想，在《脾胃论》将养调理法中亦得到充分体现，末学已有专论，兹略。

综上所述，一部《脾胃论》，以"内伤学说"为其经纬，以元气与阴火理论充周其间。李东垣先师通过大量的、反复的论证向人们宣明：五脏以脾为枢机，而心居乎上；故凡饮食失节、劳逸过度、七情失和等，皆可损伤脾胃，以致气血乏源，阴火内生，戕贼元气，百病由生。所谓"阴火"者，既非专指心、肾之火，亦非主指肝、肾之相火，其实质为一种以心、脾为中心的五脏之虚火，其主在上而不在下，重君不重相，本缘于气虚不化而阴血不养。治以甘温者，在于阳中求阴，令阴血速生；佐以甘（苦）寒者，直制阴火之妄动，而保气血，共奏补脾胃泻阴火升散清气之效。是为东垣"内伤学说"的精髓所在。

【参考资料】

[1] 湖南省中医药研究所.《脾胃论》注释 [M].北京：人民卫生出版社，1976.

[2]《脾胃论·饮食劳倦所伤始为热中论》

[3]《脾胃论·脾胃盛衰论》

[4]《脾胃论·脾胃虚实传变论》

[5]《脾胃论·安养心神调养脾胃论》

[6]《脾胃论·长夏湿热胃困尤甚用清暑益气汤论》

[7] 任应秋.中医各家学说·脏腑学说 [M].上海：上海科技出版社，1980.

[8]《脾胃论·脾胃盛衰论》

[9]《脾胃论·长夏湿热胃困尤甚用清暑益气汤论》

第六节 《脾胃论》中服药法小议

金元时代，李东垣因大倡"《经》云：安谷则昌，绝谷则亡。胃气一败，百药难施，一有此身，必资谷气，谷入于胃，洒陈于六腑而气至，和调于五脏而血生，而人资之以为生者也，故曰后天之本在脾。"之精论，对后世医学影响深远，而被尊称为"金元四大家"之一，其所著代表作《脾胃论》理法方药完备，堪为我辈取法。今就书中所示的服药法浅谈体会如下：

一、温服与凉服

《黄帝内经》曰："损其脾者，调其饮食，适其寒温。"李东垣根据疾病的性质，处以适当的方药，为更好地使之发挥疗效，还规定了方剂的温服或凉服。如补脾胃泻阴火升阳汤与清暑益气汤后都注以"大温服"，此二方皆为长夏湿热损伤元气而设。湿热外袭，元气损伤，清阳不升，而致自汗出，四肢困倦，骨节酸疼，胸满气促，精神委顿，身热心烦，小便频数，大便溏薄，或下利。故用参、芪培补元气，升、柴升清之外，施以大温服法，助药力上升外浮，清阳四布，四肢百骸皆有所受，诸症自除。书中藿香安胃散"治脾胃虚弱，不进饮食，呕吐不待腐熟"，此为寒湿中阻，脾胃升降失调。所用藿香、丁香、人参、橘红四药，性俱辛温，有化湿和中之功。鉴于呕吐不待腐熟，李东垣于方后云："生姜一片同煎至七分，和渣冷服，食前"，此为寒因寒用，冷服者，反佐以治。用冷服者尚有清胃散，"治因服补胃热药而致上下牙痛不可忍"。此外用冷服，协诸药以清胃火；又因其热而口渴喜饮，冷服可以从其欲。

由上可知，服汤适其寒温，就是顺应脾胃的生理与病理特点，因其好而与之，因其性而取之。欲其助药力升浮者，多取热服或温服；欲其助药力降泄者，多取微温服或冷服。若寒热易其性，则升降易其气，这些都在李东垣书中各方服法下有所体现。

二、服药时间

各种病仅就病位而论，有高下、表里、脏腑经络、四肢百骸之异，若需药达病所，除用引经药以及上述之温服、凉服外，东垣还讲究服药时间。从《脾胃论》中所见，可以归纳为下列五种服药时间：

1.五更服

《黄帝内经》的一日四时节律中，五更当为阴尽阳生、厥热互争之时，其气内应肝胆。李东垣"治休息痢，昼夜无度，腥臭不可近，脐腹撮痛，诸药不效"，拟诃梨勒丸，要求服时须"五更，三日三服效"。此证为清阳下陷，肝气横逆，开阖失司，诃梨勒丸敛肝以收摄，和脾以升清，再应以天时，清阳升发，久病自止。

2.平旦服

《素问·脉要精微论》曰："以平旦，阴气未动，阳气未散，饮食未进，经脉未盛，络脉调匀，气血未乱。"据此，李东垣在调中益气汤下注："带热，宿食消尽服之……盖病在四肢百脉，空腹在旦是也。"此时服药，趁大气斡旋，四旁无所障碍，人参、黄芪、白术、甘草补中，升麻、柴胡升清，橘皮、木香降浊，能尽其药性，四肢百骸五脏六腑俱能受益，则"四肢满闷，肢节烦疼，难以屈伸，身体沉重，烦心不安"诸证可愈。

3.早饭、午饭之间服

升阳益胃汤要求"早饭、午饭之间服之"。此汤治土不生金的证候，欲其药性由中焦而升至上焦。早饭、午饭之间，是一日之中阳气大盛之时，并且早饭已经消磨，午饭未入，由胃满则肠虚过渡到肠满则胃虚，胃浊已降，脾气当升，此时服药，药力正可随阳气由脾胃升发至胸肺。

4.食前、食后服

食前服有丁香茱萸汤、和中丸、异功散等，这些方剂都是治脾胃本身虚弱，饮食不思，或吐或利。食前服者如异功散下云："先用数服，以正其气"。此外，服药后进食，可使水谷之气恋滞药力，充分作用于脾胃。食后服有如蠲饮枳实丸"食后生姜汤下"，以及通气防风汤、羌活胜湿汤等"温服，食后"。这种服法可使药力随水谷之气内除胸膈之水饮痰浊，外除经气之郁滞。

5.食远服

食远之时，呈半空腹状态。凡此食远服诸方如补中益气汤、清暑益气汤、和中丸、安胃汤，或则是脾胃损伤，或则是慓悍之气不收，汗出不止。食远服，可避免谷食与药物同时在胃，加重脾胃负担，妨碍药物的吸收；又可乘慓悍之气稍衰，"从而收之"，使汗出能止。

三、佐使药的运用

《黄帝内经》曰："毒物攻邪，五谷为养，五果为助……气味合而服之，以补精益气。"《伤寒论》桂枝汤发汗，注明服汤后啜热稀粥以助药力。李东垣继承了前人的经验，而又有发展。为了保养胃气，有许多成药掺入谷物制成，或者谷物煎汤送服成药，或者汤药与谷物同煎。如雄黄圣饼子内用白面十两；三棱消积丸是药物研末后，醋打面糊为丸；神保丸是药末合汤浸蒸饼制成；枳术丸由药末用"荷叶裹烧饭为丸"；诃梨勒丸用"陈米饭汤入醋少许送下"；神应丸用"温米饭送下";胃风汤以药之粗散"入粟米数百余粒"同煎。李东垣常用的其他辅佐药还有姜、醋、酒、茶、浆水等。用姜取其健脾散寒，调和营卫；用醋取其调味，减少峻药对胃肠的刺激，并能引药性深入血分，如三棱消积丸、神保丸；用茶可下气消食；用酒善行气散滞；用浆水以调中开胃。如神保丸治肾气痛、胁下痛时用茴香酒下，治宿食不消时用茶酒浆饮任下，雄黄圣饼子"治一切酒食所伤，心腹满不快"，此饼制作中曾用浆水煮，制成后以"茶酒任下食前"等等。

总之，《脾胃论》在服药方法上的设置，为其方药疗效的良好发挥起到了必不可少的支持与保证作用，自然成为李东垣重补脾胃学术思想的一个重要组成部分，同样对后世具有颇大的教益与启迪。

第七节 《齐氏医案》学术思想浅识

《齐氏医案》（以下简称《医案》）乃清代名医齐秉慧先生（生卒年不详）总结一生经验，经33年反复验证编著而成，书见于崇正壬辰年（公元1806年）。全书共分六卷，其以中医内科为主，同时载有妇、儿、外及五官科等诸方面的疾病论治及实践，既有综合性，而又主题突出，除自始至终体现了他的"补本观"及辨证论治的学术思想外，其治学精神亦甚为可贵。

《医案》首提"齐氏医案崇正辨讹"，反映齐氏立著的主要目的，是图"启迪后贤，俾不致有虚虚实实之害"。为此，他除自己亲身体会外，更注重博览群书，曾深研先贤著作24种，掌握各家的学术思想，吸取精华，辨其疑异，融汇诸子百家对中医理论与实践的学识，畅发自己的见解，并附大量正、反两方面的验案进行引证，从而更有力地发挥出辨真识讹的作用。

《医案》中亦反复强调"未有不精研而能分经辨证、见病知源之医者"，倡导"医门十劝"，嘱咐医生要"熟读揣摩今古名医诸书"，淹博明通，讲究方药，不可执死一方一法，审证用药务要留心仔细，不得护短固仍，事后翻书念病，援古证今，讲究医德，"宁可受人谤言，切勿误人性命"的科学态度，对于我们今天解决如何做医的问题，仍有重要的现实意义。

兹就《医案》的内容谈一点肤浅的认识。

一、论郁病五运为纲 主治肝活谈五法

郁之所论，早在《黄帝内经》就有所及，如：《素问·六元正纪大论》曰："五运之气，亦复岁乎？岐伯曰：郁极乃发，待时而作也。"后世从此多有发扬。元·朱丹溪认为，"气血冲和，百病不生，一有怫郁，诸病生焉。"立气血痰火湿食六郁之论，创越鞠法，独树一帜。齐氏认为，"余谓病起多由于郁，《内经》五法为因，五运之气相乘而致"，其内容，即谓内伤外感之作多以郁为因，"时感伤寒者，亦是郁火证，若无其火，则为直中矣。"总论五郁缘由，强调五运生五郁，是从发病学角度论述认识疾病的总概念，与朱氏之论相比，同样重视病与郁的关系，而又重于讨论郁之根由，逍遥治肝以气为本，活症活治。同时，较之《黄帝内经》"邪之所凑，其气必虚"则又别开生面，实可相对照而观之。

诚然，外感之郁有因"阳浮而阴弱"而成的桂枝汤证，有寒邪郁闭卫阳的麻黄汤证，前者属虚郁，后者属实郁；内伤之郁有二阳或三阴归注所成的大承气汤证，有血虚而脾弱肝郁的逍遥散证等等，可见郁有因于虚者，有因于实者，有先郁而后虚者，有先虚而后郁者，从"阴平阳秘，精神乃治"的正常生理出发，一方虚必双方病，虚与实是相对的，一方实，他方必虚，反之亦然，"邪之所凑，其气必虚"，而虚之既存，其气必郁，实与虚的结果都致"郁而不通"。

郁之为病，虚实繁杂，治之之法自当辨证而施，《黄帝内经》曰"木郁达之、火郁发之、土郁夺之、金郁泄之、水郁折之"，为治郁提出了总治则，但对"达、发、夺、泄、折"及"水、火"等意的理解，各家意见尚不一致，齐氏总结前人的认识，而阐述自己的看法认为：

木郁达之：达者，畅茂达生之意，指涌吐，并且包括升发，如怒气逆、肱胀而火上炎者，可用"升发之药加厥阴报使而从之"，还有轻扬、举而散之，用于久风入中的飧泄等，故并非达即吐之一意。

火郁发之：发者，表之、汗之；发之，即用"达之之药发之"，气有余便是火，发散余气则犹如提壶揭盖，郁火自除，如东垣升阳散火汤；汗之，即用通表发汗而除郁热，有辛凉发汗，如《温病条辨》"但热不恶寒而渴者，辛凉平剂银翘散主之"，有辛温发汗，如《伤寒论》"……目瞑，剧者必衄……阳气重故也，麻黄汤主之"，但要注意，"须发之得其术耳"，不可妄用。

土郁夺之：有上夺者，以胃为阳土，凡食物毒物痰饮等壅塞在胃上脘者，俱可用烧盐汤之类探吐之；有下夺者，如中满燥实痞坚而不能缓除者，可用峻下之剂，以大承气汤攻下，而并非单指吐下。

金郁泄之：泄者，解之、利之，肺主气、主肃降通调，一有所郁则肺气胀满、胸臆仰息，属表闭者可以解表发汗；属水阻者，可以宣降肺气以助通调，如麻杏石甘汤、大青龙汤之类。

水郁折之：折者，损也；水意有二，一指水脏，即肾与膀胱，一指水湿之邪，俱关于肺、脾、肾、三焦、膀胱等，因而"折之"内容最广，"凡水不通者，升举肺气，法宜白蔻宣畅胸膈，砂仁、半夏醒脾开胃，肉桂化气，桔梗开提，生姜升散"等，乃因肾为水脏，肺为水之上源，水得阳始运，其反克在脾胃，折之之法，如养气可以化水，治在肺；实土可以制水，治在脾；壮火可以胜水，是治在命门；自强可以帅水，乃治在肾气；分利可以泄水，治在膀胱。折法无穷，有峻有缓，如五苓散与十枣汤，其势殊异，当辨而施之。

当然，五行相因，五脏皆可为郁，但因肝主疏泄，为藏血之脏，阳常有余，阴常不足，是为将军之官，《黄帝内经》曰："木发无时，水随火也"，一旦肝郁，水不涵木，木生心火，木火刑金，横逆克土，五乱齐作，疏泄失职，诸脏难安，故治自当以肝为主，"予以一方治其木郁，而诸郁皆因而愈，一方者，逍遥散是也。"究之，缘由方中柴胡疏利肝胆，升发清阳，当归、白芍养血敛阴以平肝，白术、甘草和中而补土，茯苓胜湿而交通心肾，生姜调中醒脾，薄荷搜肝泄肺，一方而五脏虑全，实为治郁第一方。若木火刑金过甚者，施左金丸以泄肝，继以六味汤加柴芍以滋肾养肝，养肝之体，以和肝用，治郁之法备矣。其余变化者，皆可以此而出入施之。

但是，从实际看来，"火郁发之"之释仍嫌欠缺，火当既指所合的心与小肠，亦应包括六淫中的火邪。"凡外感者，俱作郁看"，内伤脏腑之气血不和为郁，可以理气和血，当借"达"意，一旦郁火内生，不但要发扬升散，更不可忽视清泻，就外感伤寒表实而出现的高热、鼻衄、神昏，亦不可纯辛发散，何况实热证，除灵活寒热润燥权衡运用外，必须虑及有"火"存在，轻者辛凉，重者苦寒、甘寒、咸寒。如此分析"火"与"发"的关系，重"发落""清发"解，"发"除包括发汗、疏解外，还包括清泻，使火邪得以发落，如此似犹对火所指的脏腑更为适当。否则，《经》中提"火"而不见治火法，有失《黄帝内经》本意。

二、重先天不执死法　治诸病不离脾胃

"既分三因，而必以吾身之阴阳为主，或阴虚而挟内外因也，或阳虚而挟内外因也……不治其虚，安问其余？"这是齐氏最根本的观点，他认为，凡人生病，必是正气先亏，不论内伤外感，邪之所犯，只能是乘虚而入，"虚"是本，"余"是标，无虚则无余，治病求本，自当治其虚。五脏六腑各有所主，各有所病，而因各脏腑在人体中的生理功能不同，所居的地位也有异。齐氏的脏腑观点，在大部分《医案》中都有突出体现，如：对皆用祛散风热药反畏明重听、脉大而虚的目赤不明，他认为"此因劳心过度，饮食失节"，以补中益气汤加茯神、远志、枣仁、五味、山药而愈；消渴病"下消至极"，大渴大燥，用加减八味丸料，纳肉桂一两，水煎六七碗，恣意冰冷饮之，熟睡而病如失，理在"命门火衰，不能蒸腐水谷，水谷之气不能上润乎肺……肺亦无所禀，不能四布 水精并行五经，其所饮之水，未经火化直入膀胱，正所谓饮一升溺一升……"；曾治筠邑令进士，途中沐雨栉风，致患反胃之证，其初食宫燕，次进牛乳，数旬无功，以致朝食暮吐，命在垂危，时王母年逾七旬，亦患症同叶，齐曰："乃肾中真水竭，真火衰，非得上上紫油肉桂合八味丸，壮水之主，益火之源，不可活也。"方某因色欲过度，烦热大渴，饮水不绝，小便淋漓，大便秘结，唾痰如涌，面目俱赤，满舌生刺，唇燥身热，足心如火烙，诊脉左三部洪数无伦，"此肾中真阴大虚，阳无依附，而发越于外，《经》曰：大热而盛，寒之不寒，是无水也，亟当峻补其阴，乃当加减六味丸料一斤，内肉桂一两，以水熬六碗，冰冷与饮，"熟睡半刻，晚上又渴饮一碗，诸证悉退；翌日又畏寒四逆，诸证仍至，"是无火也，亟当大补其阳，乃煎八味地黄汤四剂，"诸证全除，继服龟（板）鹿（茸）地（黄）痊。《咳嗽论》中有一案道："有一儒者咳嗽壮热，自汗，口干便赤，予诊其脉虚而洪，先与白虎汤以彻其热，热退，遂用补中益气汤，加山楂、麦冬、五味煎服数剂，兼服八仙长寿丸而愈。"其健脾开胃之法更耐人寻味："下痢滑脱……病略减，不思饮食，因令其家以白饭鲜鱼置其前，食香气入鼻中，胃口顿开，饮食渐进，调理而愈。"案案辨证至精，随病情不同，各有特色，却都共同说明："凡病未有能外太少二阴者。"又因"血之源头在乎肾，气之源头在乎脾"，先天禀阴阳，后天化阴阳，故曰："世谓补肾莫如补脾，余曰补脾莫如补肾。"加之"百病莫不由火离其位也"，就奠定了齐氏成为温补派的学术思想基础。齐氏认为，人有真火真水，火为阳气之根，水为阴气之根，水与火之总根，乃肾间动气，"此五脏六腑之本……又曰守邪之神。"其所以然者，因肾主藏精，受五脏六腑之精而藏之。精，是人体生命活动最根本的物质，为发育万物之母，"两神相搏，合而成形，常先身生，是谓精"，这一部分精主宰生殖、形成下一代；另一部分由父母直接遗传而来，二者具为"先天之精"；还有后天由脏腑（主要是脾胃）而化生，既主充养"先天之精"，更主要的是营养人体后天的一切生命活动，称为"后天之精"，如此种种，皆藏之于肾。同时还因为肾司开阖的作用，如《医门法律·水肿门》说："肾司开阖，肾气从阳则开，肾气从阴则阖。""肾藏精"只是从五脏"藏而不泻"的角度出发，实际上它既然有藏就必有泻，只是与六腑"泻而不藏"的方式及内容不同，五脏六腑之精输注于肾则藏，肾之精营布于五脏六腑则泻，开则泻，阖则藏，阴阳交泰，开阖共济，藏泻守职，全由"肾间动气"主宰，命门之火旺盛则肾精化为无形而日夜潜行不息，自能"守邪"，万病不生。根据命火居下处水中的位置，齐氏假借"龙雷之火"专篇释论："阳气在水之上，龙雷不能安其身而出于上"，说明了下焦真火的特点。肾精不能直接散布，必借命火的温煦、蒸腾而化为肾气，则精之能无可估量，犹如水注釜中，釜底需有薪火，方可为汽，火少则弗能蒸化，或火燎水面，何谈汽成？命火不足，无力上蒸，则精为死精，不能濡养五脏六腑，上焦乏"雾"，中焦不"沤"，则下焦难"渎"，精无所充，阳益乏而无根外浮，阴虚火旺之标立见，故阴虚火旺者，实火旺为标，火衰方为其本，"若肾囊寒冷，龙宫无可安之宅穴，不得已而游行于上，故血亦随火妄行。""若阴中水干而火炎者，则补水配火，血亦自安"，详细阐述了"阴虚火旺"的两种本质，强调阴中之火虚多于阴中之水虚，提出"岂知阴虚之证，大抵上热下寒者多，治不必去火，总以保火为主"。这一整套论述为"火热"证施"引火归源"法提供了依据，又佐证了景岳"善补阴者必于阳中求阴"的名言，值得一思。在用药治疗上，肾中一水一火，熟地黄为首壮水之主，桂、附二味益火之源，此为水火既济之道，余如故纸、肉蔻、五味子等均属此类，惟最忌滥用知、柏之类降灭真火。

　　但是，齐氏在重补肾的同时，并不忽视其他脏腑，尤其脾胃，每病亦均必虑及。他认为脾胃既为气血的化源，凡万物的滋补长养，必赖脾胃运行而始得，欲得补肾，当先行脾，脾健运则肾精充，"胃阳弱而百病生，脾阳足而万邪息。"前人谓"脾为营之本，胃为卫之源"之说，意指脾胃功能发育营卫，营卫调和，气血旺盛，外邪不得入侵，同样具有"守邪"的意义。脾胃之所以为后天之本，贵在主纳运，胃为仓廪之官，脾为胃行其津液，脾为阴土主湿，胃为阳土主燥，脾与胃阴阳相合，升降相宜，燥湿相济，从而得以"中焦如沤"，居中而溉四旁，故有"五脏六腑之大海"之称。无论何经之病都可涉及脾胃，脾胃健则后天之本不虚，有病亦虽困无害；脾胃一败，大祸立至，故曰："有胃气则生，无胃气则死。"在治疗关系上，脾、肾何者为先，按病情而定，"劳心运用太过，更有饥饱劳役失调，以致后天脾亏损者，设以根本为论，徒事补肾则元气反随下陷，化源既绝于上，肾气何由独足于下，纵下实而上更虚也。"俾土强则出纳自如，火旺则转输不息，更因五脏之海，不足者为多，治疗上仍以温补脾阳为主，所用之药，多如黄芪、白术、砂仁、半夏、人参、茯苓之类。反对肆用寒凉、克伐脾阳，以致真阳受困。用方主张灵活变通，着眼于整体，凡一经或虚而病，而凡用或攻或补，重在一经为治者，只可暂而不可久，免妨其他脏腑，以数经变换调理，可以积极调动机体正气，为温补广开了门路。对于极虚极寒的危重患者，"欲挽回其垂绝，药中必兼用阴分之药，服药亦不可少存阴寒之性"，取其阴阳互根之理。凡补者必当有虚，个别名曰不受补者，"非不受补，实乃补之不得法"，必须凭证因时因地因人制宜，不可问病执方，"六脉一部，或大或小之间，有轻此重彼之殊"，必细究察。另外，在《医案》中处处可以看到，除某些病之初不主治脾肾外，一般中后期都是以调理脾肾为主，兼顾他脏而结局，祛邪固本，正气充则邪自不干，等等，可见法方如此灵活神通，不拘死法死方，诚为辨证论治的楷模。他自己总结得好："先天之阳虚补命门，后天之阳虚补胃气，先天之阴虚补肾水，后天之阴虚补心肝，盖心为血之母，肝为血脏，然更重乎足太阴脾。"

三、谈痧胀系统详明　论疗痧三法活治

痧，以发之则身体寒热，头胸腹胁或闷或胀或痛，或神昏喉痛，或上吐下泻，或腰如带束，或指甲青紫，或手足直硬麻木等为主要表现。因郁气壅遏，郁闭胃肠等脏腑，壅阻经络，故名痧胀。齐氏认为，乃风寒暑湿燥火、气血食积痰饮及时疫秽毒之气所袭而成，感邪虽异，而邪之传入总以"闭"为主，其性则为瘟疫，又因夏秋暑湿秽浊较甚而最多见，证之所发，总以病急、势暴、多发、多变和预后难测为特点，确有瞬息杀人之势，故"痧"者，杀也。

关于痧胀，前人少有完整记载，至清·郭志邃搜集前人有关论治经验，总其大纲，撮其要领，著了《痧胀玉衡》一书，载有较系统的脉证治法。齐氏继承郭氏的学术经验，亲自在实践中大胆钻研，补充了自己的见解，在《医案》的第五卷中重点论述痧证，载有痧胀的看征、审脉、述症及痧证的表里、内伤外感辨证和治法，其所论及的35种痧证中，除角弓痧只写"不治"二字外，其他均首论证治，下附治验，眉目了然，说理透彻而灵活，很有启发性。

但是，前人对痧胀的看法亦不尽一致。或曰鱼目混珠，信口乱称痧证。《医门棒喝》道："痧证之名，古方名干霍乱……夫痧证者，杂病中之一证，今名目多于杂证，使人目眩而莫知绪。"齐氏除在多处辨别痧与杂病（如"……但喉鹅之证，喉内肿胀，若痧则有喉鹅之痛，而无其肿胀；又如急喉风，但……痧痛则无一定，且痧有痧筋可验……""痧毒攻心发晕昏闷无知，一似中风、中暑等证者，然人不知觉立时而殂……"等）外，且在《痧症表里辨》中说："痧之初发必从外感；外感肌表，人不自知，则入于半表半里……痧入里故欲吐不吐，欲泻不泻，痧气攻心，则心腹头痛，痧毒攻腹则盘肠吊痛"，以及《痧脉十二经辨》中述道："脉芤而滑者太阴肺痧也……脉沉细而动止不匀者是少阴肾痧也，手阳明大肠之痧关于肺而长……"详细叙述了12痧脉的特点。在《痧胀玉衡要略》曰："况痧又有内证所伤，将临于死者，男子犯此一似蓄血，而血分之治法不同，女子犯此一似倒经，而气分之治法亦异。"治法亦与杂病相比又有特殊，用刮、放、药三法为主，当灵活施治。通过《医案》可以看出，痧有痧之理在。

或曰分症繁杂，令人难懂。"痧者，大证也。"《医案》中又分为35种之多，名称各异，乍然一看确实令人不知所措，但只要稍用心注意一下，就可看出，痧证终属温病（温热、湿温）范畴，乃外感所作，邪犯必由表渐渐及里（亦少有直中者），其过程一般为：表（皮毛）→半表半里（肌肉、腠理）→里（脏腑），或由气及血。其入于表则痧现于皮肤，入于半表半里现于肌肉，入于脏腑则须四诊辨别。其势之轻重判断与痘疹相似，尤以现于外者为善，这是其最基本规律。至

于名称，"耳痛痧""眼目痧""腰痛痧""胁痛痧"等，是以所发部位而命，其内应脏腑如肾开窍于耳、腰为肾之府、肝开窍于目、肝脉络胁等，总不离轻则经络、重则脏腑；而"小儿痘前兼痧""惊风兼痧""倒经痧""小儿夜啼痧""胎前兼痧""产后兼痧""疟痢兼痧"等，又是论妇、儿科病兼痧，提示治痧的复杂性，每治须全面考虑，治痧同时必照顾各科各期的特点。正如《医案》所说："产后用药必须温暖，痧胀用药独喜清凉，斯二证相反也，施治之法，毋执产后，亦毋执痧证，惟调治得宜斯可耳。"余如"扑鹅痧""角弓痧"是形容痧势之恶，再余类推。《医案》如此分证分期，由简到繁，使人读后既了解一般，又懂得特殊，方不致临证束手无策，实是要言不烦、繁而不厌也。

对于痧胀的治法，《医案》说："肌肤痧，用油盐刮之，则痧毒不内攻；血肉痧，看青紫筋刺之，则痧毒有所泄；肠胃脾肾肝三阴经络痧，治之须辨在经络脏腑气分血分，则痧之内攻者，可消可散可推。"其中放痧部位有百会、印堂、太阳、人迎、金津、玉液、"双乳"、商阳、曲池、委中等，都是气、血俱旺之处；刮痧的部位则不定，有脊背、颈上下、胸胁肋两旁、肩臂等处，面积比较广阔，头颅只在刮时敷料及方法略有差异。但仅刮、放还不够，《医案》还指出，当配合药物，"欲绝其根，宜服断痧丸"。其主要收集的30余方用了约120味药，组成了清解、温散、疏利、和导、活瘀、补虚、吐滞等法，重点从气血痰食着眼，故又以散结通络为主。出现在6方以上的药物有枳壳、枳实、陈皮、厚朴、香附、青皮、乌药、槟榔、三棱、莪术、桃仁、红花、元胡、莱菔子、山楂、银花、连翘、薄荷、芥穗等，尤应注意的是细辛一味，出现在13方以上，被视为治痧的要药，前人认为细辛辛温发表散寒，而齐氏更取其芳香而能上能下、能里能外、善于窜透开滞的性能，配防风可疏散风寒，协青皮、川芎能解郁消闷，同荆芥、升麻升阳举陷，配郁金疗痧毒攻心、痧寒搏结，助薄荷清热解痧，与大黄、桃仁疏通气血通窍醒神，依丹皮、莱菔子消积导滞，协牛膝、木通治瘀毒结于膀胱，一味使用亦治痧毒，如此而细辛之用无穷，何止于独入肾经，从群贤屡尝亦各从不同方面给予印证。另外，最后一方"断痧丸"，作者注云："盖用甘草以助胃，姜、乌以充胃，矾以解毒，盐以断痧……但姜、乌性热，故每取只五分，惟能取断痧根焉耳。"一般认为，川乌善祛风寒湿邪，干姜能温中散寒，明矾入脾去风痰，甘草益气和中，寥寥四味药，仔细分辨有两点启示：①胃为五脏六腑之海，"阳明居中主土，万物所归，无所复传"，人以气血为本，气血者，脾胃所生，脾胃健运，精微输布，气血畅旺，痧根乃断；②痧为温病，多兼秽浊，即属湿温者为多，治者常易一味苦寒清泻，热去而寒湿内存，故痧后以寒、湿、痰为主邪，寒性凝滞，湿胜粘腻，痰则以窜动碍塞为专，三者既可同时为患，亦可相继互相影响而发，不纠奈何，总以阻碍阳气为能，随气郁而血瘀、食滞、痰火等诸般来复，犹以血瘀蕴热为常为重，故欲断痧者，当以散寒、除湿、涤痰，中阳四布，经络无阻，痧根则断不续生。

此外，在《痧胀玉衡》中还有"焠针法"，但病人痛苦难忍，故《医案》中未用到，而在药物治疗中又包括了内服与外敷，如"扑鹅痧"有一案："曾治王子男，痰气壅盛，只暴痛极，延余诊视，脉多怪异，曰此三焦命门痧也，阅臂腕手指痧筋刺十二针，腿弯十三针，出紫黑毒血，乃用救苦丹、沉香郁气散清茶冷饮之，外吹冰硼散，继用荆芥金银花汤微冷饮之，二剂而愈。"观此案，亦足以证明齐氏履行"证有所犯，治有所宜"的灵活辨治精神，气分痧则刮，血分痧则放，脏腑经络有痧而其人昏迷不醒者，"急刮放而兼用药疗之"，不拘一法，确是其可贵之处。

随着历史发展，祖国医学宝库与日增辉，但治痧术却越来越被人弃而不用。余曾睹有心绞痛患者发作欲死，寻背心部有血管瘀血而成的青紫色"痧筋"，经刮放后消失，而心绞痛缓解。从这里可拣得一点启示：在中西医结合方针指导下，我们确有必要将治痧术进行"去粗取精，去伪存真"、从方法到理论上全面整理和挖掘提高，深入探明其机理，赋予它新的生命，进而逐渐广泛地运用到一些大病和急症的中医治疗上来。

第八节 补阳还五汤临床应用规律探源

补阳还五汤源出自清代大医王清任所著的《医林改错·瘫痿论》。其自述此方主为半身不遂、口眼歪斜、语言蹇涩、口角流涎等症而设，原理系《灵枢经》"虚邪偏客于身半，其入深者，内居荣卫，荣卫衰则真气去，邪气独留，发为偏枯"，并以其"身半"阐释为"元气归并左右，病半身不遂……"遂以"黄芪四两（生）、归尾二钱、赤芍一钱半、地龙一钱（去土）、川芎一钱、桃仁一钱、红花一钱，水煎服"作为标准方剂[1]。由于该方深合半身不遂以及相关的人身各部系统发病病理，用之临床多有效验，例如今人尹国有等即指出："现在常用本方根据辨证加减治疗中风、中风后遗症、高血压病、坐骨神经痛、面神经麻痹、脑动脉硬化、冠心病、肾病综合征、肝硬化、风湿性心脏病、痛经、糖尿病、雷诺氏病等"[2]，巩昌镇等则在总结古今诸贤应用经验的基础上，更将其真切地概括为内、外、妇、儿、骨、五官、皮肤各科广泛适用[3]，因而受到清末以来至今众多医家的高度评价。

　　然而，辨证论治是中医学的精髓所在。气虚血瘀证可以说是诸病（尤其是中风病）发病过程中（特别是中后期）的一个基本病理，补阳还五汤当然是针对气虚血瘀证而设立的补气活血通络法代表方，这也就是为什么补阳还五汤能够得到广泛重视的主要理由所在。但在同时，气虚血瘀证的发生，其机理又往往比较复杂，伴发虚实寒热应有尽有，这也就决定了该方加减使用的必然性，因此，王氏即曾在其书中给出诸多加减妙诀，但从总体上看，其加减用药只涉及了外风、气虚、阳虚诸证，且属于普通轻症者，显然尚难尽合临床需要。今人所作《〈医林改错〉评注》即从其临床经验出发，补备有诸多兼证的加减用法，并特别强调："临床应用时，应根据病情与患者体质等情况，决定各药主次和剂量，不必拘泥。"[4] 李曰伦亦说道："盖王清任之补阳还五汤，积若干年之经验，始有此不可磨灭之成绩，遇中风证，分清初、中、末之分际，用之恰当，其能起死回生，几十年来，余用此方获效，指不胜屈。至于用之有效有不效者，一为药与患者之脉证不合，一为药物之配伍不当，非方之过也。"故有《补阳还五汤之运用法度》[5] 一作，均是对王氏立方意义的一大推进，然终失之于偏废。据笔者长期临床体会，使用补阳还五汤贵在把握证情、神在加减变通，倘若用之不当，祸即旋踵。兹特推示其系统应用规律如下：

一、根据气虚程度而决定补气药的药味与剂量

　　诚如王氏所说："若十分元气，亏二成剩八成，每半身仍有四成，则无病；若亏五成剩五成，每半身只剩二成半，此时虽未病半身不遂，已有气亏之证，因不疼不痒，人自不觉。若元气一亏，经络自然空虚，有空虚之隙，难免其气向一边归并，如右半身二成半，归并于左，则右半身无气；左半身二成半，归并于右，则左半身无气。无气则不能动，不能动，名曰半身不遂。"（《半身不遂本源》）[6] 此处强调要领，一是必有元气受损而亏，二是必有元气归并于一侧。"五成"是多少？"归并"者又有多少？事实证明，并不是每个人都普通一等，而是有着很大差别的，所以相应的治疗，也就要像针灸取穴一样，必须量身而定，绝不能用现代的米尺去机械地统一丈量，故而此期的加减方法，一方面是对黄芪的使用剂量讲究，成人初以一两用观，继而逐渐加量，直至患者出现轻微不适为止；患者对黄芪的承受程度越高，说明其气虚和瘀滞程度越严重，但临证一定要严密观察，切不可过量，否则适得其反。笔者最大曾用至八两（240 g），效验亦佳，却也有用至三两（90 g）即感不适者，迅即减量并加配行气消积或清热降逆之品则安，此中玄机，不可不深究。要论集古今补阳还五汤运用之大成者，当首推今人巩昌镇、马晓北等所编著的《补阳还五汤》一书，但其所言"中风偏废已成，若再见眩晕头痛、肝风内动之征，可暂隐黄芪，加赭石、龙牡、钩藤、决明之流，以祛肝火，

待火清阴复，则仍秉补阳还五之意，复加黄芪用之"[7]，只可谓临证时对补阳还五汤与其它方的更用之法，却不能算是其加减法，因为一旦主药减去，原方就自然废立了，这是中医方剂学的基本原则。王氏强调用生品而不用蜜炙，旨在取其力猛速达，善走肢节体表，而不用其内守，此又其中奥妙之一。另一方面则是对于"参"类药的应用，对此，王氏曾提出加用党参，实乃一般气虚之治，真从临床而言，应以人参为首，再当选者，无热象时用红人参、高丽参，有口干时选白人参、西洋参，轻者用家种参，须力峻时取野参，关键时刻则又以配合静滴人血白蛋白为佳。另外，黄精、白术、山药、沙参、糖参等，均可根据证情适量加用，若有汗出多而清凉、伴发心悸者，还应选加醋龙骨、醋牡蛎、麻黄根、浮小麦等，如此标本兼顾，确可合奏桴鼓相应之效。

二、根据瘀血多少及阻塞程度轻重而决定祛瘀药的加减

今人所作《〈医林改错〉评注》曾有评价说："从原方用量分析来看，黄芪量特别大，而桃仁、红花、赤芍等仅用一钱，比其它几个逐瘀汤剂量还少，可见王清任用方是以补气为主，活血化瘀为辅。"[8]此评价甚好！憾在王氏尚未就活血化瘀药加减出示心法，《〈医林改错〉评注》遂略做补备："关节疼痛而脉促者，加没药、乳香"[9]，但从临床实用来看，仍显不足，因为半身不遂总以肢体强硬拘急为常见，甚者并伴有身痛诸症，其病机除由痰浊阻络外，瘀血断不能排外，临证用药理应随之多寡而一方面加大原方中活血化瘀药的剂量，即根据王氏黄芪与活血药总量大约呈1.2：1～5：1的原则，等比增加各味活血药剂量，或重点加大某一味、几味活血药剂量；另一方面也要根据证情，相应增加活血化瘀药味，即：轻者加选鸡血藤、三七、姜黄、桂枝、川牛膝等，重者加选水蛭、土元、三棱、莪术、鳖甲之类，但无论如何，其具体剂量，原则上均应不离弃补气药与活血药的基本比例，这样就可使补阳还五汤的本意得到完整保持。

三、根据风、寒、热、痰、气滞诸邪的轻重决定相应药物的加减

王氏在补阳还五汤加减法例中有示曰："初得半身不遂，依本方加防风一钱，服四五剂后去之……如已病三、两个月，前医遵古方用寒凉药过多，加附子四五钱。"[10]其旨在示明兼加风、寒邪时的加法；今人所作《〈医林改错〉评注》则有补备道："有人认为，一般以原方加蜈蚣、全虫、白附子，疗效较好；若心下痞而气不利者，加台乌、青皮；纳少胸闷者，加炒枳壳、陈皮、白芷；心下痞而善太息者，加人参……脉弦数而口苦者，加黄芩；舌苔黄燥或苔厚腻、口渴、眩晕、头痛者，选加生石膏、滑石……肢体寒冷者，可用肉桂、附子"[11]，堪称当代脑病学大全的《中医脑病学》亦出加减法道："……言语不利，加远志10 g、石菖蒲10 g、郁金10 g；心悸、喘息，加桂枝6 g、炙甘草10 g……"[12]确系有本之谈，但从实用而言，尚应进一步扩展，例如：虽曰风中于身之半，亦终有上下主次之别，偏于上者，应加选桑枝、葛根、秦艽、羌活、钩藤等；偏于下者，应加选独活、木瓜、川牛膝、威灵仙等；偏于头面者，应加选白芷、葛根、蔓荆子、藁本、升麻、钩藤、蓖麻子等；漫及半身或全身者，应加选天麻、僵蚕、全蝎、乌蛇、白花蛇、黑蚂蚁、川乌、草乌、马钱子、伸筋草等；偏气分热者，宜选加桑叶、菊花、夏枯草、白蒺藜、黄连、黄芩、黄柏、龙胆草、焦栀子、水牛角（或羚羊角）等；偏血分热者，宜选加生地、丹皮、赤芍、青蒿、地骨皮、青黛等；偏寒盛者，宜选加附片、肉桂、干姜、吴茱萸、鹿角霜等；兼气滞者，宜选加陈皮、枳壳、佛手、香附、青皮、川楝子、木香、枳实、巴豆、莱菔子、焦三仙、桔梗等；兼气逆者，则宜加选代赭石、石决明、龙骨、牡蛎、珍珠母、磁石、旋覆花等；有局部湿邪困滞者，则宜选加木瓜、通草、灯芯、萆薢、豨莶草、香薷等；痰浊壅盛者，则宜选加半夏、苏子、白芥子、胆南星、天竺黄、竹茹等。《全国高等医药院校教材·中医内科学·中风》也有较详细的加减实例，但其所述"如肢体麻木者，加陈皮、半夏、胆南星以理气燥湿而祛风痰；大便秘结者，加火麻仁、郁李仁、肉苁蓉等润肠通便"[13]一段中，前者似属欠妥。以上诸药的用量，终须依据患者体内正邪状况而定，并应参照补阳还五汤扶正与祛邪药的基本比例要求，妙在经验把握。

四、根据五脏阴阳气血的虚衰程度而决定各类补药的加减

半身不遂本源于患者体虚在先、内邪随之，部分则加以外邪乘之，所以，补虚为证治的一大基本要法。对此，王氏确有深得，因而独具匠心地示出了大剂量黄芪用法，一开千古补法之新天地。可是，其只字未提养阴药加减，是一大失，幸有今人所作《〈医林改错〉评注》发挥补充："肢体痿软较重者，加虎骨、熟地……自汗而气短，脉虚缓，或先天不足者，倍黄芪或加人参、鹿茸、熟地等；肌肉萎缩者，可加鹿角胶、阿胶、鱼鳔等。"[14]然细较之，终有眉目不清之嫌，高论其理，实当阴阳气血五脏逐一分治，方为妥帖。其中，补气之法前已有辩，兹不再述，要在心、肝、肾三脏和阴阳与精血之分，具体可为：元气之根在肾，一分而为阴阳，若真有肾阳不足，淫羊藿、巴戟天、仙茅、锁阳、肉苁蓉、杜仲、菟丝子、覆盆子、海马、海龙、鹿角霜、海狗肾、黄狗肉、羊肉等，皆属首选之品；有肾阴（精）不足者，生地、山萸、女贞子、旱莲草等，皆可选加，尤其龟板、龟板胶、鹿茸、鹿角胶、阿胶、鱼鳔、胎盘等血肉有情之品，必在大虚之际果当急投；有阴血不足者，白芍、熟地、制首乌、枸杞、当归等，一般均可堪当；倘若确需迅即大补，借用现代医学输血疗法，当不为所忌，唯应审慎而已！有一般性肾气虚兼加风湿痹阻者，桑寄生、五加皮自当首选。又凡患脑病者，一因脑司神明，脑病则神明必有所扰，二因病多重大或病程较长，力所不及之处繁多，又必令其性急和自卑而因情伤神，故而养神之品必不可少，诸如柏子仁、炒枣仁、元肉、夜交藤、百合、远志、合欢花等，确应时选。笔者通过长期的脑病诊疗实践，乃于1997年正式推出"正虚始中风，治风须扶正"说[15]，之所谓"扶正"，实即此也！深究补阳还五汤的奥秘，归根结底一句话概括，那就是"扶正为主，兼以祛邪"，而"正"必包括五脏阴阳气血，绝非独一。观今诸多治风振瘫之医，只顾补脾、肺之气而忽弃培补心、肝、肾、阴阳、精血者占据多数，不唯疗效难如人意，大害更在于往往严重延误有效救治时机，实当猛醒！

五、根据病情而选取得当方药的适宜用法

细观古今医家对补阳还五汤加减方的应用，讲究优选药味者不乏芸芸良才，至于如何施之于患者，则是异口同声于煎煮取汁后口咽顺下。之所以如此，一在前贤王清任原书中本只列示了"水煎服"一途；二在大多依此方法确实取得了疗效，似乎可以证明该种途径与方法的合理性。其实不然，真要使得该方获取理想疗效，尚需切实留神以下两点：（1）经口直接进服汤剂，必须制定患者每天的总量计划，即：成人24 h一般应该进服符合传统煎煮方法而得的药液600～1000 mL，如果摄入太少，再精当的方剂都会力不从心；同时，还要根据患者的胃气状况，确定每次进服的液量和间隔时间，一般而言，胃气良好、承食量大者，可每次进服120～140 mL，每隔3～5 h 1次；反之，则宜每次进服60 mL左右，间隔时间为2 h左右，至于小儿罹患脑瘫之类脑病时的用药，从药味与剂量乃至服入液量、服药间隔时间，自应根据以上所述原则结合年龄而定，而且考虑就高不就低，只有总量得到保证，药效才能得到正常发挥。（2）覆吸——即将按照辨证论治所处制的方药温液，通过妥帖覆盖在患者口腔上的药纱载体，借用其自主呼吸，经由口鼻通道持续吸入体内，从而达到安全有效的治疗目的，特别是对意识欠佳、配合能力较差者，是为首选之策。[16]除外口服，尚应考虑外用，例如每日以之浴足、鼻吸、敷脐等，最理想者，应是每日以该方药熏蒸全身，使得全身大经小络因热而畅、因药而活。因为脑居巅顶，为奇恒之腑，病因常多复杂，不像一般内脏的小量药物即可轻捷取效，而是非足量者难以撼动，所以，若能里应外合强势进攻，疗效就绝非一般单一治法所能比，可惜古今贤达大多忽略于此，诚为医道之憾事！

综上所述，补阳还五汤虽系久为流传、法当药精之经典名方，但就其现有的应用理法与效应开发而言，却还存在诸多缺如。笔者故此在充分肯定古今贤达应用之巧慧卓功的基础上，进一步阐释自己的管窥之见，旨在使其精粹发扬光大而已！

【参考文献】

[1] 陕西省中医研究所.《医林改错》评注 [M].北京：人民卫生出版社，1976：109.

[2] 尹国有，孟毅.中风病辨证与成方治疗·常用方剂 [M].北京：科学技术文献出版社，2006：354.

[3] 巩昌镇，马晓北.难病奇方系列丛书（第二辑）·补阳还五汤 [M].北京：中国医药科技出版社，2009：1.

[4] 陕西省中医研究所.《医林改错》评注 [M].北京：人民卫生出版社，1976：113.

[5] 单书健，陈子华.古今名医临证金鉴·中风卷 [M].北京：中国中医药出版社，1999：362.

[6] 陕西省中医研究所.《医林改错》评注 [M].北京：人民卫生出版社，1976：98.

[7] 巩昌镇，马晓北.难病奇方系列丛书（第二辑）·补阳还五汤 [M].北京：中国医药科技出版社，2009：16.

[8] 陕西省中医研究所.《医林改错》评注 [M].北京：人民卫生出版社，1976：113.

[9] 陕西省中医研究所.《医林改错》评注 [M].北京：人民卫生出版社，1976：112.

[10] 陕西省中医研究所.《医林改错》评注 [M].北京：人民卫生出版社，1976：109.

[11] 陕西省中医研究所.《医林改错》评注 [M].北京：人民卫生出版社，1976：112.

[12] 王永炎，张伯礼.中医脑病学·中风 [M].北京：人民卫生出版社，2007：143.

[13] 张伯臾.中医内科学 [M].上海：上海科学技术出版社，1985：212.

[14] 陕西省中医研究所.《医林改错》评注 [M].北京：人民卫生出版社，1976：112.

[15] 赵斌.杏林探幽 [M].兰州：甘肃民族出版社，1999：113.

[16] 赵斌.试论"覆吸疗法"[J].中医外治杂志，2006（2）：5.

第九节　整体内外　不和不平
——读《医学衷中参西录·镇肝熄风汤》篇三悟

《素问·生气通天论》曰："阴平阳秘，精神乃治；阴阳离决，精气乃绝。"即是强调人体的生老病死全过程，都包含着阴阳对立统一的运动变化，整体成之于矛盾的有机联系，疾病得之于内外失调，治疗取之于调平和宜。近代大医张锡纯先生与诸辈医家一样，在探索实践中，以其独到的学术思想贯彻了这一精神，著作了价值"著之玉版，藏之金匮"的《医学衷中参西录》[1]，今拜读该书《镇肝熄风汤》篇及相关篇后，颇受教益，引得三悟。

一、内风无外因侵扰不起

内风者，风动于内也，亦名"类中风"，以示与单纯感受外界风邪之差异。内风之机，有虚有实，有热极生风，有痰湿生风，有虚极生风，而肝阳妄动化风者最为多见。古人谓"肝为将军之官"，其性刚直，主疏泄，又为血海，故体阴用阳，其病亦阴常不足，阳常有余，此为动风之肇端。一有阳张无制，则脉见弦长有力，轻者头目眩晕，或脑中时常作痛发热，或目胀耳鸣，心中烦热，或时常噫气，或肢体渐觉不利，甚或口眼渐形歪斜，或面色如醉，眩晕颠仆，昏不知人，移时苏醒，醒后不能复原，精神短少。或肢体痿废，或成偏枯，诸症迭见，皆相形于风之主动、善行数变等特性，病发于肝，故名肝风内动。然而，内风之起，与外因有关乎？《素问·生气通天论》说："阳气者，烦劳则张，精绝，辟积于夏，使人煎厥。"即示人以因果之理。张氏说得好："多先有中风基础，伏藏于内，后因外感而激发。"中风基础，即指人体阴阳气血的偏盛偏衰、脏腑经络的坚敛脆弱。大量临床资料证明，肝阳化风者以中老年人多见，考其自然生活和社会经历，均掺杂多种致病因素于其中，或自然环境的内伤外感，或社会环境的七情失调、饮食劳逸等，这些都在人生的不知不觉中伤了人体的正气，而造成盛衰偏激的体质，根因于外者此其一。有中风基础，并不等于就是中风证的发生，大量的临床事实也证明，中风发作者，每有临界"外因"的诱导，或五志过极（尤其是大怒伤肝），或饮食失调、劳逸不当，更确有外感风热及风寒、风湿者，种种原因，都在于或直接激盛内部亢阳上越，或外迫而内激，广言之，皆无非外因而已，此内风因于外者其二。因此，肝风内动，是病人机体的阴阳气血偏盛偏衰、脏腑经络疏松脆弱、外感各因的侵袭扰乱，三者同时结合所形成的一种病理整体，三者缺一不可。

二、肝阳（气）无他脏失调不乱

内风者，乃身中阳气所化。气属阳，气盛则阳亢，肝藏血，主一身之筋，其脉络巅，肝阳上亢，则气升血涌，阳气弛张，肝气化火，火随气窜，上冲巅顶，横逆络道，直扰神明，此即阳亢风动的全景。此处之理，有不少人或然：阳亢势甚至此，果一经之力耶？关键就在于肝阳气冲势甚大的奥妙究竟在哪里？翻阅多种书籍，少有人深探详释，因而更显得张氏阐述的精绝高妙："此因肝木失和，风自肝起，又加以肺气不降，肾气不摄，冲气胃气又复上逆，于斯，脏腑之气化皆上升太过，而血之上注于脑者，亦因之太过。"我举双手赞成！因为他运用祖国医学的整体思想，科学地阐述了肝阳动风的全部机理。"阳在外，阴之使也；阴在内，阳之守也。"阴阳之间以互相对立、互为根据而维持平衡，以阴阳学说为纲的五行关系亦是以相生相克来控制整体，在这种理论指导下的各脏腑，也是一个既分工又合作的整体。在生理状况下，肺主降气，肾主纳气，中有肝脾之升、胆胃之降、三焦之运行、枢转内外，如此而阴阳相贯，气血周流，如环无端。而一旦任一脏腑发生病变，都会影响整体的生命运动，即"牵一发而动全身"之意；同样，五行是一个反馈机制，有自组织、修复能力，一脏病变，必然受到其他脏腑的反作用，肝阳上亢，化风欲妄，不可能想做齐便，恣意得行，首先要受到肺、胃、胆的降逆，肾与冲气的摄纳。肝风并不时时常见，原因就在于此。但是，随着寿龄的增长，各种因素的侵扰，人体内即已产生"中风的基础"，形成正气减退、邪气易入的招致病邪的"土壤"，体内抗逆的机制减弱；当正邪相争，正却邪胜的境况下，肝阳暴甚，肾先无力固敛，冲脉与肝同为血海，血海亏则冲脉之气反而上冲，与肝气相协为贼，肺胃之降不足以制逆，轻则肝冲之气化为风动，病损较缓，甚则挟肺胃胆气一并上冲脑神，四逆阴阳，"血之与气，并走于上，则为大厥，厥则暴死。气反则生，气不反则死（《素问·调经论》）"可见，中风的发作与否，决定于肝气的逆乱程度，而同时还决定于全身诸脏的功能强健与否，预示肺、胃、胆、肾和冲脉在治疗中风病中应有的地位和坚持整体观念的意义。故证显轻重，同样取决于正邪双方斗争的结果，阳之所以亢，风之所以动，其标为实，而追根溯源，本质在于阴（血）虚，或因内伤，或因外感，致伤肝肾精血，肝肾阴虚遂潜，即成"阴虚之体"。肝肾既亏，母子相盗，肺胃之阴必耗；冲为血海，丽于阳明，肝胃俱亏，冲失所聚，如此种种，如笘薪待备，唯候火种，不论复遇何因，足以引动之因所诱，则燎原之势立见。正所谓"邪之所凑，其气必虚"。

三、肝风非内外和宜不平

考诸内风之证，虚实寒热虽异，然其病位于肝，病理总不离整体"内外"平衡失调，即辩证法独一方不成事物、非联系不能感动之道理，肝阳化风者自不例外。固然，治之之法当据其症结而取，即《素问·阴阳应象大论》之旨："审其阴阳，以别柔刚，阳病治阴，阴病治阳，定其血气，各守其乡。"张氏熟读《黄帝内经》，着眼于病理的整体性质，基于探索内风病机，识其来龙去脉之后，对阳亢风动之证总结一生实践经验，制定镇肝熄风汤，法在"亢则害，承乃制"，阳既亢，风既动，治当育阴潜阳，镇肝熄风，方中以代赭石一两，降胃制冲，镇肝潜阳；大剂量怀牛膝凉血养血，补益肝肾，更具引血下行之妙；二味之用，气血齐施，治标制妄；辅以生龙骨、生牡蛎潜阳熄风，重坠以降，涩以安神，咸能软坚散结，是为法外之意；龟板、生杭芍养阴血以柔肝熄风，养冲脉，和肝用；玄参、天冬滋阴肃肺，肺用复而肺气得降，自能制冲。但因肝性刚直，过于重降，有余之气突受猛镇，疏急转郁，或则郁伏而横毁中土，或则反激暴冲，风势更烈，故而佐之以茵陈、生麦芽、川楝，疏肝胆，清瘀热，以和木性，而安中土，更防药后饮食不入。不用柴胡而用茵陈者，旨意与逍遥散有别，茵陈疏利胆肝，清泻瘀热，能入血分，升降之性全，而柴胡疏利肝胆之中，升发之性有余，降下之力绵弱，于此风动轻证，尚可斟酌，重证是所大忌。甘草入内，调和诸药，和中安正，而为引和，又俱缓肝之妙，至此，一帖良方完备矣，驻之于临证，自见熄风之功。追其本而归纳之，即在于调整了整体的紊乱状态，保证了整体的内外和合，以适气宜，便得肝平阳潜而风自灭。

然而，据余之体会，在张氏的整体理论与实践认识上，也有其不足之处，他对于"君主之官"的主宰全体的作用，尽管药方之功可起到清神正主的疗效，但在这段理论上却是"无心"的，他在另一熄风方"建瓴汤"中列入养心的柏子仁实有远虑，但在此方中未取此意确是一憾事。大量现代中医实践证明，"安心神，正君位"，是治疗中风的一个重要原则。

兹举一例：张××，男，51岁，兰州市阿干镇煤矿工人。半年来常觉心烦易怒，头痛以两侧为甚，睡眠差，眩晕欲仆，或小指尖发麻，口苦喜饮而不多，食而不香，大便干燥，1～2日一次，小便黄，血压持续在180/110 mmHg，屡用中、西药治疗，效果不佳，故于1980年7月28日来邀我诊。望其面红耳赤，舌质红，苔黄腻，闻其气息有力，问其素嗜烟酒物，切其脉弦长而有力，拟为阴虚阳亢，兼挟腑实，乃风动之兆，急处镇肝熄风汤加减：代赭石30 g，怀牛膝15 g，生龙骨30 g，生牡蛎30 g，天冬12 g，元参15 g，白芍20 g，川楝10 g，生麦芽12 g，酒军10 g（泡服），黄芩10 g，地龙10 g，生地15 g，柏子仁15 g，肉桂3 g，甘草10 g。嘱其以凉水煎，每日服3次。服二剂后诸证减退，应患者要求，再进一剂，赭石加至45 g。8月4日再诊，患者自述，前证消失，今大便转稀，量血压为130/88 mmHg，略觉乏力，舌苔润，脉右弦缓，乃继以健脾养心固肾调肝之剂收功。两个月后再见，追问未见复发。

总之，"镇肝熄风汤"的整体病理理论是比较完整而详尽的，处方的阴阳两调、气血并治的整体治疗思想是成熟的，"镇肝熄风汤"的最大价值是为后世开辟了一条中风病病机的认识方法和整体治疗途径。更可贵的一点是，张氏在"镇肝熄风汤"产生的前后过程中，从临床上仔细观察，实践第一，反复探索，从理论上认真研讨，博采百家，充分体现了一个实践医学家的高尚情操，确实值得我们恭虔学习。

【参考资料】

[1] 张锡纯.医学衷中参西录［M］.2版.石家庄:河北人民出版社,1977.

第十节 读"牛黄承气汤治愈瘟黄（暴发性肝功能衰竭）"案有感

南宋朱熹先生以其一生善读博学而成一代大儒,所作《观书有感》诗"半亩方塘一鉴开,天光云影共徘徊。问渠那得清如许?为有源头活水来。"既是其读书兴致与境界的一个真实反映,也是他期望后人多读书勤思考的一番苦心。

面对"中医能否救治急危重症"的难题,我曾夜以继日数十年不懈急地躬耕于临床,也曾废寝忘食尽大半生地仿贤读书,委实颇有所获。靠近期的一个深刻记忆,就是在2003年抗"非典"之后,仔细阅读了全国高等院校教材第七版《温病学》教材,其中节选的"牛黄承气汤治愈瘟黄（暴发性肝功能衰竭）"一案（出自《中国现代名中医医案精华》）,令人茅塞顿开、精神大振。其原案述是:

柴某,男,35岁。1960年3月22日初诊。

1960年3月17日午夜,因意识不清七八小时而急诊入某医大附院治疗,经检查,诊为急性传染性肝炎、暴发性肝功能衰竭。3月22日下午应邀会诊。

诊查:不省人事,知觉全无,目赤睛定,瞳孔缩小,舌短口噤,遍身黄染如金,身热不扬,躁扰不宁,循衣摸床,时时呕呛,呕出鲜红色汁液。已十多日未大便,小溲每日一次,色如啤酒,脉数而实。

辨证:脉证合参,此病属于瘟黄,已热入心包,肝风内动。

治法:急宜开窍清心与釜底抽薪同进。

处方:安宫牛黄丸2丸,另加牛黄1 g,大黄25 g。每次以大黄煎汁送服丸药及牛黄,每4小时服一次,夜间停服。待能大便二三次,则停用大黄。

因病人口噤难开,采用鼻饲;鼻饲失败,又改由肛门注入给药。当夜很平静,无躁动谵语,无呕呛,仍昏迷。次日午夜,突然抽搐,经用葡萄糖酸钙仍不能控制,继续以前方保留灌肠。

3月24日,开始呢喃自语;9时,挣扎坐起小便;10时,能识亲友,但仍时发抽搐、全身颤动。再用前方口服。

3月25日9时,病人意识清楚,但时有幻觉、抽搐、谵语等症,脉象滑实。此时神志虽清,郁热仍盛,肝阴耗损,肝风内动,故抽搐幻视。虽经灌肠导便,因胃肠津液未复,仍有燥粪结滞。拟急下存阴,加用清心疏肝解毒之品。

处方:犀角5 g（用代用品）,生地20 g,白芍10 g,丹皮10 g,川连8 g,生石膏30 g，柴胡10 g，黄芩10 g，栀子10 g，知母10 g，黄柏10 g，茵陈15 g，甘草10 g。

水煎服，1日2次。兼服安宫牛黄丸2丸，每日3次，另加牛黄1 g，大黄25 g，煎汁送服，夜间停服。

3月25日下午，病人重又昏迷，谵语躁扰，左下肢抽搐较剧。3月26日，再次清醒，能正确回答问题，但有阵发性抽搐，其口角与肢体常有不自主动作。继服前方药。

3月27日，病人虽见清醒，但狂躁加剧，骂詈抓胸，舌起芒刺，苔黄腻，脉滑实，仍无大便。急投利胆通便、救阴泻热、急下阳明之剂。

处方：大黄30 g，厚朴10 g，枳实15 g，元明粉15 g。

水煎服，1日2次。嘱服后大便泻下2次即停服。兼服安宫牛黄丸3丸，牛黄1 g，每日6次。

3月29日，病人于前晚大便一次，极干燥臭秽。近2日抽搐较频，每一二小时发作一次，发作时口角歪斜，目珠上吊，意识清楚，精神萎靡，极度倦怠，黄疸日益加深。因郁热已久，引动肝风，拟于25日处方中加羚羊角2.5 g，以清热熄风。

4月3日，病人抽搐已除，但黄疸不退，神志呆钝，倦怠懒言，有时狂躁不安，骂詈谵语。再拟安宫牛黄丸3丸，牛黄1 g，1日6次，连服12次，汤药暂停。

4月6日，病人精神好转，但脉数，全身发斑，紫红如云片，皮肤金黄。此系正邪交争关键时刻，如果脉能逐渐恢复，斑能顺利透发，则病势可趋好转；若正气不能胜邪，脉不能复，斑不得透，则危险难救。应于前方加重剂量，以清热解毒，凉血化斑，维护心包。

处方：安宫牛黄丸4丸，每日6次，每间隔一次加服牛黄1 g。

从4月6日至4月11日，一直以安宫牛黄丸加服牛黄，红斑和黄疸均退。再拟以下汤剂方。

处方：犀角10 g（用代用品），生地20 g，白芍15 g，丹皮15 g，元参15 g，寸冬15 g，黄连10 g，山栀10 g，石膏50 g，知母20 g，柴胡10 g，子芩10 g，黄柏10 g，茵陈15 g，粳米10 g。

水煎服，1日2次。兼服安宫牛黄丸4丸，1日4次。

4月12日，病情好转，言谈清楚，能翻身活动，三餐均可自进。昨夜颈项胸背满起白㾦，胸闷随之减轻，心中稍感清爽，黄疸与红斑均渐消退。在此期间，均以前方药加减调服。

8月18日，实验室检查：总蛋白64.7 g/L，白蛋白36.5 g/L，球蛋白28.2 g/L，高田反应（-），麝香草酚浊度试验3单位，黄疸指数3单位，凡登白试验直接反应与间接反应均（-），胆红素5.99 μmol/L。遂于1960年8月23日痊愈出院。愈后25年中，曾多次随访，患者一直健康工作，无任何自觉症状，肝功能完全正常。

分析：本例瘟黄来势凶险，湿热疫毒化热化火，结聚胃腑，不能清降，邪热深入营血，内陷心包，熏灼肝胆，引动肝风，发展到难治的地步。这种传变，完全符合湿热疫的发病规律，以阳明为变化的枢纽，此乃本病辨证的重点，也是治疗的关键。治疗上，初诊重在抢救昏迷，以开窍息风、清心泻热、急下存阴以阻遏病邪的发展，采用牛黄承气汤（安宫牛黄丸调生大黄末）为有效的措施，另加牛黄助其不及。但热入营血，阴液受其损害，急下存阴系釜底抽薪的急救方法，只能阻止热邪继续伤阴，不能恢复已受损的阴液，所以配合白虎汤清气、黄连解毒汤泻火、犀角地黄汤及增液汤凉血育阴。在较长的治疗过程中，根据病情变化，灵活给药，重点突破，而用药出入却始终未离以上原则，收效显著，使濒死者得生。

在用药方法及给药途径上，吸取西医之长处，酌情采用鼻饲或灌肠等法，使中医传统治疗急诊之法更趋完善。

从上所述，本人深感其精妙之处在于：

1. 主体辨证论治始终谨遵温病卫气营血辨证纲领，坚守清心开窍，兼以通腑导滞、养阴清热，旗帜鲜明，一贯到底。同时又能面对正邪态势转化，不失机宜，灵敏处置，切实做到证变法变、环环相扣、步步为营，非精通中医学精髓者绝不敢为，非大将军气度者亦不敢为。

2. 安宫牛黄丸另加牛黄的超大剂量应用：在该病程中，此药方曾连用19天，其中：3月22日—3月23日16丸（每4小时1次，每次2丸），3月24日—3月26日3天18丸（每日3次，每次2丸），3月27日—4月5日9天进服162丸（每日6次，每次3丸），4月6日—4月11日6天进服96丸（每日4次，每次4丸），合计安宫牛黄丸292丸，另加牛黄45 g，无论从用药还是疗效来说，均为史上罕见。这就深刻提示我们，对危重病的救治，一定要紧抓关键、守法守方、足量持续猛攻，绝不可朝三暮四、朝令夕改，也不能墨守成规、守株待兔，当然，此中的决定性前提即在于医者的信念。

【附注】

安宫牛黄丸方：牛黄、郁金、犀角、黄连、朱砂、山栀、雄黄、黄芩各一两，梅片、麝香各二钱五分，真珠五钱，金箔上为极细末，炼老蜜为丸，每丸一钱，金箔为衣，蜡护。

脉虚者人参汤下，脉实者银花、薄荷汤下，每服一丸。兼治飞尸卒厥，五痫中恶，大人小儿痉厥之因于热者。大人病重体实者日再服，甚至日三服；小儿服半丸，不知再服半丸。

【方论】

本方是芳香化浊、清心利窍的方剂。牛黄开窍豁痰，泻火解毒；犀角入心，清热解毒；真珠镇心通神明，合犀角补水救火；郁金、雄黄、梅片、麝香，具有芳香宣窍、解毒避秽的功效，使闭固的邪热蕴毒一齐从内透出，邪秽一清，则神明自会恢复；黄连泻心火，栀子泻心和三焦之火，黄芩泻胆肺之火，使邪火随诸芳香而散除；朱砂入心安神，合金箔能坠痰而增加镇定的作用，再合真珠、犀角，成为督战的主帅。[1]

3.临证不可忘记注重寻找有效的给药途径与给药方法。在《全国名医验案类编·周小农医案》中暑邪入营痉厥一案中，有"嘱用乌梅揩牙，口开。灌药后，口不开，横林用火刀凿去一齿，药方灌入。一剂而醒，诸症顿失"之说，绝妙之处即在于解决给药途径问题，而本案也加用了灌肠给药之法，是为救急之际的一大环节，因为尽管你的处方药剂有多好，若无适宜途径给患者输入，则一切都是枉然。在现今，药学工作者已将安宫牛黄丸改制为注射液（醒脑静），并有诸多新品剂推出，临床可在辨证前提下精选其宜，通过静脉及时输入，实为中医急救技术的一大进步，后学者当兼取其长而灵活选用。

总之，读此医案，实令人饱受眼福，感悟颇多，故此记示。

【参考资料】

[1] 浙江中医学院.温病条辨白话解［M］.2版.北京：人民卫生出版社，1983.

第十一节　运脾权变至精诚　拯危解疾展高风
——读《王自立医案选》有感

大量的史料充分证明，甘肃自古即为人杰地灵之所，尤其在医学领域，伏羲一画开天地，阴阳两分，医学理论由之奠基；岐伯与黄帝君臣论道，医学理论体系由之而彰显于世；皇甫谧习之而撷取其针灸之要，参益其智，作《针灸甲乙经》，是为中医针灸学鼻祖；《武威汉代医简》《敦煌医学卷子》又与《伤寒杂病论》相媲美，再开临床医学之先河，引来后世医学体系的日渐成熟与丰富，为中华民族屹立于世界文明之林做出了巨大的贡献。之后的数千年里，他们的后裔们从未忘记继承祖上的光荣传统，时不时地总会耀眼于汉河山川，延至现代，甘肃依然是名医辈出，王自立先生就是其中的佼佼者之一。末学有幸师从先生，30余年来，深为其高尚医德和精妙医术所折服，至于2015年幸获其众位高徒在恩师指导下整理编著的《王自立医案选》[1]，几番拜读，不觉间又进入崭新境界，兹愿粗述体会如下：

一、重"后天"自成体系

自宋金元年代以来，我国医学流派百家争鸣之势盛起，使医学门类日臻精细，被称为"易水学派"的集大成者李杲，作为"金元四大家"的代表者之一，首倡"内伤脾胃，百病由生"学说，作《脾胃论》，开启了治病重视脾胃的先河，有力地促进了之后的补益理论与方法的发展，之后其门人罗天益传承，至李中梓则大有发扬。李氏的经典论述是："《经》云：安谷则昌，绝谷则亡。胃气一败，百药难施，一有此身，必资谷气，谷入于胃，洒陈于六腑而气至，和调于五脏而血生，而人资之以为生者也，故曰后天之本在脾。"不仅有此精论出炉，且以枳术丸消补并行而明确示法，功卓于后世，王自立先生实可谓得此大道者。当然，先生之可贵者，非止于看重人身后天的调理，更在其一生坚守临床一线，呵护于患者身旁，实践探索、研究总结不已，大德躬耕而铸就了一整套学术体系。末学不仅曾在早年目睹其与同仁总结整理的《席梁丞医案选编》《窦伯清医案选编》等老前辈经验集，更有幸获得并多次阅读了其与我国脾胃病学大家李乾构教授共同担任主编的、我国第一部中医脾胃病巨著——《中医胃肠病学》（中国医药科技出版社），以及后来为师带徒做的多次讲座和总结资料等，都是为后学者倾施的一份又一份巨宝。

《王自立医案选》总结先生的学术思想，开宗第一段即明示："承庭训，遵仲景，法东垣，博采众长"，阐述其学术源流，首在自幼饱受家父的恩泽，转而继得秦伯未、任应秋、张汉祥、席梁丞等大家的栽培，尤其始终坚持临床诊疗从不懈息，又系一般人所难以做到者，乃出于公认的"正道"，再一次证实了"跟名师、学经典、多临证为大医必经之路"的成才典训。而在学术思想体系介绍中，分为"强调四诊合参，辨证论治为主，结合辨病用药，随症加减""活用经方，善用时方，师其法而不泥其方""健脾先运脾，运脾必调气""治肝必柔肝，柔肝先养肝"等9方面，将先生的独到学术一一陈列在先，使读者通过概览，不仅对先生能有第一眼宏观认识，尤其对全书有提纲挈领之职，便于后学了解和记诵，为之后的传承打下良好基础。在正篇论述中，则按科属、脏腑顺序排列，摘要介绍了先生在各科疾病诊疗中的典型案例，得见先生治病并非只治内科不治别科、只知有脾胃病而不知有其他脏腑病，其中诸多案例又多于平凡之中见高超，真有启蒙发聩之功！

当然，细析其总篇的基本思想，先生于脾胃的关注确是超乎常人，关于这一点，我们先从举案的例数看，脾胃系病31案，加上与之紧密关联、亦系先生临证专长的肝胆系病5案，合为36案，占总篇70案的一半以上；再从各案的具体诊疗思路来看，无不渗透着他对脾胃的特殊关注。例如：对临床十分难治的口疮（复发性口腔溃疡），以"脾虚气陷，阴火上炎"辨证，治从补中益气以消阴火着手，主以补中益气汤加车前草、竹叶、牛膝、桂枝，其中牛膝用量为30 g、桂枝用量为2 g，一引众药上达病所，一引病邪下行排出体外，思路奇特，故而一星期便迅速治愈。除脾胃系病外，我们还可看到其他系统从脾论治的病例，再如：咳嗽（上呼吸道感染）——脾肺气虚证一案，主用了补中益气汤加麦芽、紫菀、枇杷叶，以升阳举陷来调理肺气，实出常人以降肺气来平喘止嗽的惯法之外；劳淋（慢性肾盂肾炎）——气虚下陷证一案，亦用补中益气汤减升麻加茯苓、车前草、猪苓等，使中气得升而肾气恢复开合之职，小便自然出入有度；尿血（慢性肾小球肾炎）——气虚失摄证一案，应用补中益气汤加车前草、白茅根、红藤、虎杖、仙鹤草煎服近20天而愈。如此之类，案案出神入化，发人深省。

但亦须明晓，先生的重脾胃思想，善补只是其一侧面，更集中地体现在"调"脾，或曰"运脾"，理在"以运为健，以运为补"，他自创的代表性经验方为"运脾汤"，该方以四君子汤为基础，重用白术健脾燥湿、枳壳理气宽中，以体现推运中焦的学术思想，另外又加菖蒲醒脾和胃，麦芽消食和胃以运脾；尤为特别之处，一是加用佛手，疏肝理气，既能防止肝郁伤脾，又可借肝气舒畅而达畅脾之功，实为《金匮要略》"见肝之病，知肝传脾，当先实脾"的高明诠释，也体现了先生"肝脾不分家"的思想；二是加用人多不瞩目的仙鹤草，缘于《本草纲目拾遗》谓其能"消宿食，散中满，下气"，《中华药海》还说道："入肺、肝、脾、大肠四经。……收敛止血……补虚止痢"，撺用本品，既可补虚益气，又与佛手一气一血、一行一敛，共辅四君子与枳术达到桴鼓相应之功，尤其是对胃病日久兼有瘀血、渗血者更佳，真可谓慧眼独具！在对整方的灵活应用中，还就病情的轻重，以枳、术的用量分为小运、中运、大运，大者达到常量的8～12倍之多，亦算有史以来古今医家中敢用之最，非大将之才岂可如此！在之后的运用案例中，就有诸如呃逆、胃痞、厌食、呕吐、胃脘痛、嘈杂、泄泻、便秘、鼓胀、胆胀、心动悸、水肿等12种/例之多，异病同治，运脾一法全然解之。

不仅如此，还有多例通过其他调脾和胃药物主治或佐治的示例，都能同样证明先生"百病脾胃为先"的独特学术思想，值得我们仔细琢磨、锲而不舍地学习继承。

二、善辨证奇功屡建

纵观历代大家，均为在整体观念指导下巧妙实施辨证论治，另在自己独到经验基础上有所擅长，特别是金元四大家，虽然其理论著述多为重点突出，主阐一理，因之被后世称其为"主火派""补土派""攻下派""滋阴派"等等，但细阅其医案，总不外精巧辨证、因证而宜，绝非死硬搬套，否则不能成为大家。今观《王自立医案选》，亦深感先生有同样的风姿，即知识全面、思路广阔、观察独到、施治灵活，既有主导风格，又非偏执一端，因而疗效拔萃、活人甚众。仅就其辨证用方而言，粗概其类，约有以下三方面：

（一）异病同方

张仲景《伤寒杂病论》取药87味，却能组出113方，用治百病，竟生奇效。而先生承袭其精髓，选药范围虽略有异，主辅择方却条理明晰，典型者除如前面所引的运脾汤、补中益气汤之外，兹再举例如下：

1.桂枝汤

本方出于东汉·张仲景《伤寒杂病论》，后世经方大家皆谓之"仲景群方之冠"，功能调和营卫，乃和法之代表方。先生自是崇拜有加，并善师其法而巧用其方，在本选列医案中，就有用治头汗、发热、经期感冒、面部潮红等病者，也可谓于平淡中见其秀者。

2.归脾汤

本方出于宋·严用和《济生方》，原为心悸病心脾气血两虚而设，因平和兼顾有仁义之道，故被后世医家颇多推崇。先生借用此方治病，范围尤广，仅本医案所举，就有胃脘痛、不寐、多寐、眩晕、虚劳、月经量少、月经先期等7种，先生认为此虽临床证见各不相同，然论其理却一，故可用一方统治之，略施加减，即效如桴鼓。

3.沙参麦冬饮

本方出于清·吴鞠通《温病条辨》，原为秋燥干咳、口燥而设，是为温病学润燥类代表方之一。先生本于经方颇多玩味，对温病学原有深厚造诣，善于师用此法自在必然，仅从本选列医案中，即可品味其在对胃痞、小儿咳嗽、乳蛾、燥痹等病的治疗中，巧用此方加减而获卓效的案卷，每读必令人茅塞顿开。

4.补阳还五汤

本方出于清·王清任《医林改错》，原为中风病气虚血瘀之偏瘫而设，因其"四两黄芪为主药"立意奇特，验之临床屡立奇功，故而倍受后世喜爱。先生于此方内涵颇多领会，所以常遵其法用治百病。在本医案选录中，就有尿频、眩晕、震颤、隐疹、皮疹、燥痹等6种，全然出于王氏组方初衷，尤其用在尿频和皮肤病治疗上，喜收全功，足见先生灵活用方之功力卓著，绝非常人能效颦者。

属于此类的案例实不在少，兹仅举以上以示其大体。

（二）同病异方

自古以来，医学写作惯用以病带治，理在纲举目张，便于比较大同小异，是属常法。在《王自立医案选》中，以病种顺序列举者，也是其体例之一。于此例中，我们更易看到先生辨证论治的高妙之处。例如：

1.胃痞

同此一病者4例，按西医诊断，皆属慢性胃炎，而据其临证反应，则分为脾虚失运、脾虚饮停、痰瘀阻滞、脾胃阴虚等不同证型，治法就相机使用了运脾汤加减、苓桂术甘汤合六神散汤加减、血府逐瘀汤化裁、沙参麦冬汤加减，然最终各得其宜。

2.胃脘痛

同此一病者7例，按西医诊断，有属十二指肠球部溃疡者，有属慢性胃炎者，而据其临证反应，则分为脾虚气滞、寒湿内阻、肝郁脾虚、脾胃虚寒、胃阴亏虚、脾胃虚弱、心脾两虚等证，先生则随证立法，分别选用了运脾汤加减、良附丸合平陈汤加减、柴胡疏肝散加减、沙参麦冬汤加减、归脾汤化裁，其中尚显微妙者，2例脾胃虚寒证，一为西医诊断之慢性萎缩性胃炎伴糜烂，合并十二指肠球部多发溃疡、慢性胆囊炎，证见胃脘疼痛伴呃逆阵作，故用运脾汤加浙贝母、郁金、木香、细辛、莪术、香附、砂仁等治之；另一例则为西医诊断的普通型胃炎，胃痛特点以脘胀闷痛，得食则减，空腹痛显，故以良附丸合黄芪桂枝五物汤、运脾汤加减治之，此又与前案的寒湿内阻证用良附丸合平陈汤加减相仿，只在细究其病机，一丝之差而已，治虽有所不同，却共收异曲同工之妙。

3.不寐

同此一病者4例，按西医诊断，同属神经衰弱症，但据其临证表现，分为邪热扰心、痰热扰胆、心脾两虚、肝胆郁热，故治法自然分别选用了栀子豉加白术川芎枳壳汤、温胆汤、归脾汤、龙胆泻肝汤加减等方，各取所宜，患者自能同归于眠。

4.眩晕

同此一病者亦有4例，按西医诊断，分别属于高血压病、心神经官能症等病，而据临证表现，则分别为阴虚火旺心肾不交、气虚血瘀、肝郁气滞、心脾两虚证，故治疗用方也分别选择了黄连阿胶汤合酸枣仁汤加减、补阳还五汤加减、逍遥散加减、归脾汤加减等，虽曰分路出击，却能使患者一样定眩。

5.痛经

同此一病者亦有4例，按其临证表现，分别属于气虚血瘀寒凝肝脉、脾虚肝郁、脾虚不运寒湿下注、寒凝肝脉瘀血阻络证，故治之之法分别为四物汤合失笑散加减、丹栀逍遥散加减、当归补血汤合天台乌药散加减、暖肝煎合失笑散加减，四者相差仅距丝毫，而有效无效亦取决于此！

同此者举不胜举，兹不赘述。

（三）药味药量出奇制胜

援引先生医学之路，来自"正统"，所以研经发微，一如前贤之理，但因自己的实践阅历与师从名家的启发点各有特色，加之个人感悟有异，故而除用方别致之外，其在用药与用量上也有诸多独到讲究，例如：

1.在用药味上，首先以平和仁道为主。即大多遣药都非大苦大辛、大热大寒，而是以甘淡温和见著（如桂枝汤、逍遥散等），即使在个别疑难急重病症的救治之际，果断启用了性味偏强之品，但方剂的总体配伍，仍有相当的辅佐之品随从（如治蛔厥选乌梅汤加减，在用乌梅、黄连、花椒、细辛等药时，同用了党参、甘草、炒枳壳、白芍等），究此机理，当系其为人法则宽厚、学术倡重调和脾胃之故。

2.在每方的选用药数上，一般都是7～10味，少则6味（如面部潮红仅用桂枝汤原方外加一味仙鹤草），最多者也不过17味（如治席汉氏综合征用六味地黄汤合五子衍宗丹、二仙汤、四物汤加减），但此实属罕见之例，亦是经方功底的透射。

3.在方药的用量上，常法亦是成人一般剂量，但在部分治疗之时，重点用品之量远远超乎寻常，例如运脾汤中的枳壳，成人小剂量为10～15 g，大者可达60～80 g；白术的用量也是小者15～30 g，重者60～120 g。另从呕吐病（慢性胃炎）——运化失健胃气上逆证救治医案中还可看到，该方用党参30 g、白术45 g、枳壳45 g、石菖蒲15 g，却同时用大黄3 g（后下），推其旨意，当在主以健脾行气，少佐泻下，不使急过，运通为度。类此者，还有治赤带——肝郁脾虚证，选用逍遥散加减，其中小茴香一味量至30 g；而同样治黄带——任脉湿热证，首用山药30 g、芡实45 g、败酱草30 g、仙鹤草30 g；治消渴（2型糖尿病）——气阴两虚证者，选用党参、黄芪、山药各60 g，生地、熟地、山萸、生石膏、益智仁、覆盆子各30 g；止尿血病（慢性肾小球肾炎）——气虚失摄证时，后用补中益气汤方，其中黄芪60 g、党参与仙鹤草各30 g，如此诸例险招，终都收到了斩关夺隘、力挽狂澜之功，此等举轻若重、举重若轻之奇功异术，非精察明审、艺高胆大之人不能为之，我辈于此幸得寡闻，怎能不令后生大开眼界！

总之，在跟随王自立先生共事、侍诊以及聆听他的诸多教诲，学习他的一些前期著作之后，再来阅读《王自立医案选》，一种十分亲切的感觉就会油然而生，真有如明·王世贞所作的《本草纲目原序》中所言"如入金谷之园，种色夺目；

如入龙君之宫，宝藏悉陈"之享！值此饱受眼福之际，我辈确当凝神窥思：如何才能对得起先生无私馈赠给我们的这份丰厚礼物?……

【参考资料】

[1] 王自立.王自立医案选［M］.兰州：甘肃科学技术出版社，2010.

第三章 中医疗法检阅

世所公认，中医理论体系博大精深奥妙无穷，诊疗护理养生方法、用具丰富多彩奇效不尽，这些宝贵财富之所以能够在数千年发展的过程中得到不断积累、日益增多，乃至成为今天的这种盛景，就在于一代代前辈们始终在其竭力实践总结的同时，也在把它及时地上升为理论，并录入了"汗牛充栋"的诸多典籍之中。作为后来者，全面认知并尽可能多地熟练应用（尤其是综合应用和多学科协同应用）既有的系统中医疗法，不仅是使自己能够在临床诊疗中力争立于不败之地的重要途径，更是一项作为炎黄子孙的基本使命与责任。

第一节 繁花似锦的中医外治法概览

中医对临床疾病的治疗，方法实可谓无以穷尽，仅就直接接触的部位分片而言，有内治与外治之分；就治疗的载体而言，有物疗与心疗、自然疗之分；就病变部位的接触距离而言，有直接治疗和间接治疗之分；就治疗的时间而言，有连续治疗和间歇治疗之分；就治疗的工具而言，除应用最多的诸多中草药物外，还有其它自然物、单纯手法、手法施术、借助金属或其它器械共同施治的广义手术、心理资源等等；就施行具体治疗的进入途径而言，有口服、舌下含服、鼻饲、耳疗、滴眼、发根浸润、皮部给药、穴位给药、肛门直肠给药、尿道给药、阴道给药、静脉滴注、肌肉注射等；就治疗载体的形态而言，有有形与无形之分，有形之类下分固态（丸、散、膏、丹、锭等）、液态（汤、露、针剂等），无形之类包括给氧（呼吸清气）、气功、心理引导等。纵观古今中医治疗的最大优势，还是在于药物的应用；而药物的应用，从直接作用部位而言，不外内服和外治，其中官窍因为接纳药量比较有限，故而内服主要是口服途径，至于具体的应用技巧，主要包括在药物的配方计量讲究中，适宜剂型与具体时间的掌控随附其后，实属几千年无穷尽者。但内容繁多且不被当代众人熟知或理解者，要数外治诸法了。因为我们要探讨综合治疗，也就不妨在这里先将贾一江等人主编的《当代中药外治临床大全》[1] 收集的中药外治法介绍如下：

一、急救外治法

雾化吸入法、止血法、催嚏开窍法、擦牙开噤法、噙化法、灌肠点滴法、冰敷法

二、五官九窍外治法

点滴法、点眼法、嗜鼻法、鼻吸入法、鼻嗅法、塞鼻法、坐浴法、坐药法、药布缠渍法、插药法、枯痔法、坐垫法

三、腧穴外治法

敷脐法、熨脐法、鸡罨疗法、耳穴压豆法、药棒疗法、艾灸法、热熨法、穴位注射法、发泡法、药物灸法、化学灸法、药熏蒸气灸法、冷淋法、烟熏法、香佩法、含漱法、刷牙法、耳内吹粉法、滴耳加压疗法、塞耳法、灸法、壮医药线点灸疗法、仫佬医药线直接点灸法、灯火灸法、硫黄灸法、黄蜡灸法、桑枝灸法、桃枝灸法、竹茹灸法、麻叶灸法、药捻灸法、烟草灸法、线香灸法、火柴头灸法、铝灸法、药锭灸法、麝火灸法、磁穴疗法、药蛋滚穴法、握药法、药带法（缠腰法）

四、皮肤外治法

沐浴法、浸洗法、药枕法、酒蜡疗法、白降丹划垫法、药榻和药被法、兜肚法、敷鸽（鸡）法、药衣法、药物鞋垫法、蒸汽疗法

五、病变局部外治法

薄贴法、敷贴法、箍围消散法、药疗法、药捻法、生肌收口法、护创法、熏洗法、湒渍法、淋洗法、热罨法、药筒拔法、竹管疗法、水罐疗、小型负压药酒罐疗法、药线结扎法、药线挂线法、热烘疗法、药包热敷法、药液热敷法、手蘸药液热敷法、姜热敷法、葱热敷法、铁末热敷法、洗伤法、湿敷法、扑粉法、冲洗法、鳝血法、蜂法、涂搽法、摩擦法、擦洗法、麻药法

六、现代外治法

中药肌肉注射法、中药静脉注射法、中药离子透入法、中药电熨法、电热药物温通法、新型熏洗法、磁珠压耳法、磁振按摩法、网敷疗法、超声药物透入法、电热褥熨法。

其实以上所列亦仅系大部分而已，尚未俱全，例如最能代表中医特色的针刺法、20世纪80年代由朱汉章先生发明的小针刀疗法等，亦可归入外治之列，或可独立其外而另作一列。面对如此丰富多彩的治疗方法，只要我们准确把握各种方法的作用机理与临床应用要点，辨证论治，因人因时因地制宜，就一定能发挥出理想的疗效。

【参考资料】

[1] 贾一江.当代中药外治临床大全.北京：中国中医药出版社，1991.

常见中医外治法举例图示

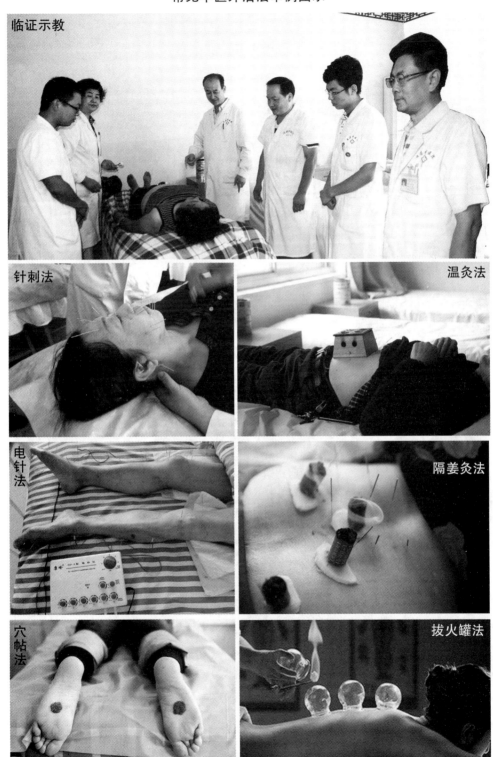

临证示教

针刺法

温灸法

电针法

隔姜灸法

穴帖法

拔火罐法

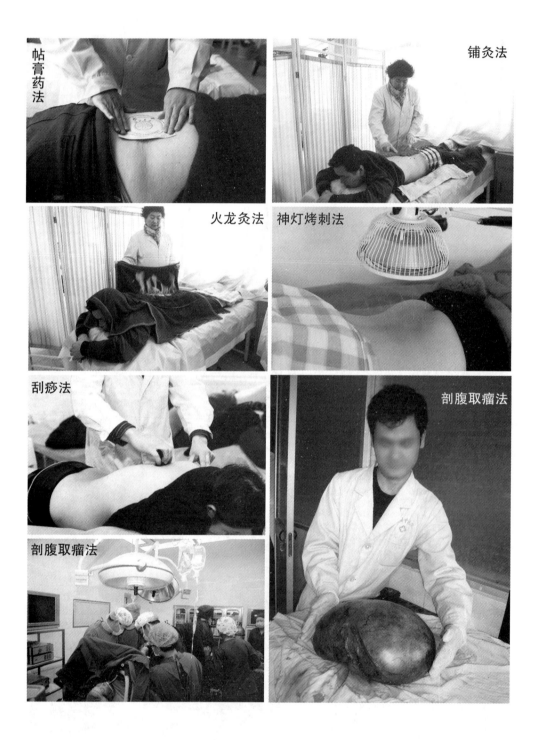

帖膏药法

铺灸法

火龙灸法

神灯烤刺法

刮痧法

剖腹取瘤法

剖腹取瘤法

第二节　中药免煎饮片——千古中药的娇子

人类自诞生以来，出于生存和发展的本能需求，不久便从萌发保健治病思路进化到不断地发现和创造医疗卫生工具及方法，我国先民则凭着其优势的智慧，在这方面表现得更加丰富多彩和络绎不绝，例如针灸、按摩、火疗……在此之中，中药绝对可以称之为最丰富、最艰难、最长期、最重要的一项，之所以如此言，不仅在于其种类多到不可穷尽，而且还在于关于它的制造技术的创立和革新同样是永无止境，此中最为基础的便是中药饮片。

一、传统中药饮片双千年回顾

回顾先民对中药的认识历程，应该是先从发现和了解水、阳光以及原始植物的自然状态起步，继而认知了矿物、动物等，而且是由纯自然物应用逐步发展到部分乃至全部的加工应用。关于中药饮片之名的出处，考之诸多典籍，大多都是称之为"本草"的，后至南宋周密的《武林旧事》一书中首次出现"作坊"出售"熟药圆散，生药饮片"的记载，研究者多视此为"中药饮片"一词的最早出处，新中国成立以来编著的中药学权威性著作——《中华人民共和国药典》则给这一命名赋予了法定地位，其中所作的定义为："饮片是指经过加工炮制的中药材，可直接用于调配或制剂"，其权威性至今基本无人撼动。关于中药的炮制与应用，成于秦汉时期、最具有代表性的中医经典著作《神农本草经·序录》就曾明述："药……有毒无毒，阴干暴（曝）干，采造时月，生熟，土地所出，真伪陈新，并各有法……若有毒宜制，可用相畏相杀，不尔，勿合用也……药性有宜丸者，宜散者，宜水煮者，宜酒渍者，宜膏煎者，亦有一物兼主者，亦有不可入汤、酒者，并随药性，不得违越。……此大略宗兆，其间变动枝叶，各依端绪以取之。"随后并列述了365种中药的基本功用，其中关于药物分类、君臣佐使、七情、四气五味、服药选时、对症选药、相互配伍等的中药基本理论，一方面充分展现了在2000多年前我国中药科学理论已有的成就，另一方面也反映了那个时代药物剂型工艺以及哪些药宜用哪种剂型的实践经验，当然也是我国中药从远古的原始时代向初步科学化、规模化、精细化发展的一个里程碑。延至南朝时代（公元5世纪末）雷敩所著的《雷公炮炙论》，又进一步简明扼要地记述了当时的制药学基本知识以及蒸、煮、炒、焙、炙、炮、煅、浸、飞等十七种药物炮制加工方法、药品性状及其鉴别等，既是南北朝以前药物炮制的经验总结，也是中国最早的炮制学专著和后世炮制学准则。金元时代，张元素创立的中药归经理论，使《黄帝内经》《神农本草经》的中药理论得到进一步升华和完善。明代时期，中药炮制学得到进一步发展，例如陈嘉谟在《本草蒙筌》中曾系统地论述了若干炮制辅料的作用原理，其中有如："凡药制造，贵在适中，不及则功效难求，太过则气味反失……酒制升提，姜制发散，入盐走肾，仍仗软坚，用醋注肝经，且资住痛，童便制除劣性降下，米泔制去燥性和中……"著名医药学家李时珍并集诸家之大成，在其巨著《本草纲目》中专列"修治"一项，广泛收载了各家制法，使得中药饮片炮制方法日臻丰盛。中华人民共和国成立以来，曾多次组织各地有关部门对散在本地区的、具有悠久历史的炮制经验进行了挖掘整理，继而又多次集中筛选整理，并相继出版了一批权威性、集大成性炮制专著，如人民卫生出版社出版的《中药炮制经验集成》，江苏人民出版社出版的《中药炮制学》等，全国大专院校教材《中药学》则使之进一步得到升华。由此可知，中药学在历代都曾得到不断发展，创生了诸多辉煌的成果，然就单味中药而言，终归还是一贯不变地遵守着传统饮片的自然剂型，少有重大的突破，以致大家至今都还在自豪地把中药称之为"天然药物"。

二、中药配方颗粒—— 青出于蓝而胜于蓝

长期实践证明，传统中药饮片在诸多重大疾病防治中无疑是发挥了重大作用的，却也有许多难言之隐，尤其是传统的汤剂共煎存在以下弊端：

1.从实验室角度来看，根据相关资料，可以归纳为如下：

（1）无法解决不同药物所需煎煮时间不同的矛盾。如枸杞子以煎 2 h 为宜，此时其微量元素煎出最多；而炒杏仁浸泡后文火加热 20 min 至沸，再加热 20 min 可达到最高煎出率。

（2）无法克服不同药物间产生的不良反应。如磁石含铁量高（《药典》规定应在 50% 以上），铁与鞣质结合后生成不溶于水的鞣酸铁，与黄酮类生成难溶性络合物，均为非医用杂物。

（3）无法控制水质对药物作用的影响。不同水质煎煮的药物，效果也有不同，例如钩藤用蒸馏水制备的生物碱煎出量最高，常水制备的煎出量则最低。

（4）不易掌握正确的煎煮方法。如丹皮煎 30 min，丹皮酚损失 50%，而大黄牡丹皮汤煎 5 min，丹皮酚含量最高。

（5）复方合煎过程中的反应，大部分是助溶、吸附、沉淀等对中药成分溶出率的影响，而络合、水解、聚合、解离就比较少，氧化还原反应更少，产生新物质的概率也极少，而且产生新物质有着极其严格的条件要求，合煎则难以达到。

（6）还有人研究认为，一些方剂的单煎后混合明显优于合煎（例如银翘解毒汤、黄连汤等）。

2.从现实来看，也可归纳为如下：

（1）受饮片质量、保管方法、煎服方法的影响，煎出液的质量不好控制。

（2）患者自己或家属煎煮汤药不规范、煎药器械及其应用安排不规范、浪费大。

（3）服用、携带、保管不方便，严重影响了中药材应有疗效的正常发挥。

（4）一些自然药物外感粗糙、污秽、恶恐，使一部分患者见状后产生心理抵触和行为拒绝。

（5）由于药农在种植过程中出于促生长、灭虫害、利贮存而过量使用农药和防腐剂，导致部分饮片出现严重的农药、重金属超标，使得饮片出现新的致命隐患。

（6）由于药材种植地环境地理条件不一，所种植药材与"道地"要求悬殊，产出的药材质量差别较大，疗效自然有别。

如上种种，都属于传统饮片在应用传统煎煮方法时人为难以控制的因素，终归都严重影响着传统中药的广泛应用，使社会大众对中医药自觉或不自觉地形成了诸多的鄙视、回避乃至抗拒态度，进而直接妨碍中医药事业的发展，制约中医药走向世界为全球大众健康服务，等等。因此，进一步改善中药饮片的生产、形状与用法，一直以来都是大众共同的迫切渴望，更是广大中医药人和科技工作者图谋攻关的重大目标。

时代的召唤，就是科学技术发展的巨大磁场。历史推进到20世纪后期，公众对中药防治疾病作用的充分肯定与改进需求，终于首先迎来了中药饮片新剂型——中药配方颗粒的诞生。该产品定型之后，曾先后使用过"中药饮片精制颗粒""免煎饮片""无糖型固体汤剂"等名称。1996年，由国家卫生部和中医药管理局对上述名称进行规范和统一，命名为单味中药浓缩颗粒（Single Concentrated Chinese Herbal Tea，SCCHT）。在2001年7月国家药监局下发的《中药配方颗粒管理暂行规定》中又称之为中药配方颗粒。日本在20世纪70年代就研究生产出200多种"汉方颗粒"，我国的台湾地区在20世纪80年代时研究生产出了400多种"科学中药"及300多种"经典方颗粒"，韩国也继于20世纪90年代初期研究生产出了300多种中药浓缩颗粒。与此同时，我国的中药科技工作者也不甘落后，江阴和广东一方制药集团率先在国家中医药管理局的大力支持下开始奋起直追，随后又有培力、华润、红日（康仁堂）、三九等多家制药企业全面开展了中药配方颗粒研发生产。面对这一新的重大技术革命，广大中医工作者积极响应大力支持，使之较快地完成了与传统中医药理论的良好对接，并且由于成功引入电子配方操作技术（系统），而得以在全国各地医疗机构陆续稳步地推广应用，越来越发显著地展示出这一革新成果强大的生命活力。

通过近三十年的探索与总结，人们逐步达成了诸多共识：从概念上看，所谓单味中药配方颗粒，即是用符合国家种植、炮制规范的传统中药饮片作为原料，经现代制药技术提取、浓缩、分离、干燥、制粒、包装等精制而成的纯中药产品系列，它的有效成分、性味、归经、主治、功效与传统中药饮片几乎完全一致，因此，它既保持了原中药饮片能够满足医师进行辨证论治、随证加减、药性强、药效高的全部特征，同时又具有外像美观、不需要煎煮、直接冲服、服用量少、作用迅速、成分完全、疗效确切、安全卫生、便于保管和贮藏、携带保存方便、易于调剂和适合工业化生产、有利于质量控制和国家监管等许多优点。单味中药配方颗粒脱胎于传统中药饮片，又比传统饮片具有更大的优越性，完全可以作为传统中药饮片的替代品而供临床配方使用。所以，中药配方颗粒目前已受到全国多地中医药人员和广大患者的深度青睐。大量的事实证明：中药配方颗粒由于它自身的很多优点和我国研发制造者不懈的努力拼搏，加之国家相关管理部门与中医药人员的大力支持，无论在生产技术水平还是调配应用等方面，均已勇闯多重关隘，特别是在传统中药方剂用量与电子配方自动折算方面已经达到十分相近的程度，可谓稳坐引领世界同行之位。

三、中药破壁饮片——后起勃发更上层楼

作为20世纪后期的重大科技成果之一，单味中药浓缩配方颗粒是将经过优选和初步炮制的中药材通过一系列物理、化学技术加工成分子状态，从而使得其转化为既保持原有特质又富有诸多新型优点的新时代医药，无疑使传统中药实现了第一次质的飞跃。不过，也有人质疑该新型产品曾经过不同设备、流程的处理，难免有部分改变原有品性之嫌，自然难以与经典规范下的中药品性完全画等号。有鉴于此，我国中医药科技工作者历经多年探索，终于在近十多年来又研发出了一种新型中药饮片——中药破壁饮片，首次实现了由中国人掌握发明权的重大专利技术突破。有人把中药饮片划分为三个代，即：传统饮片（第一代）——配方（免煎）颗粒（第二代）——超微（破壁）中药（第三代）。可见中药破壁饮片的先进性更多一些，自然也是近些年来我国一大批优秀科学家和企业家高度关注或全力攻关的焦点，在此之中，广东中智药业集团依托国内多位顶尖学者专家，率先于2003年投入中药破壁饮片的开发，2011年获得广东省食品药品监督管理局批准试点生产，2014年被国家中医药管理局批准牵头建设国家中药破壁饮片技术与应用重点研究室，2018年荣获中华中医药学会科学技术奖一等奖，由赖智填、成金乐主编出版的《中药破壁饮片》一书，可谓这一创新成就的标志之作；湖南春光九汇现代中药有限公司则依托湖南省中医药研究院、湖南中医药大学等的一大批专家学者，积十余年努力研制，同样取得了显著成果，并于2009年荣获国家科技进步二等奖，继被确立为国家发改委中药超微饮片高技术产业化示范化工程；贵州联盛堂药业、云南瑞药金方等也都采用类似的方法，并且取得了一定的成果，故而成为我国中药破壁饮片研制产供的先锋队成员。

所谓中药破壁饮片，就是本着"传承不泥古，创新不离宗"的原则，利用超低温（−50 ℃）超微气流破壁粉碎技术，将中药饮片加工成亚细胞级的粉末，再经过无添加成型技术，将这些容易吸潮、氧化的细微粉末重新黏接成30～100目的颗粒状，然后按照中医药理论与临床需要指导去适量配伍应用。细胞破壁技术是一种超微粉碎加工技术，对中药临床应用而言，确是又一次对传统中药饮片形态的创新、理论与技术的革命。一般人体细胞大小为10～100 μm左右，中药材（植物及动物）的细胞尺度也为10～100 μm，而常用的中药丸剂粉末细度却为150～180 μm，但中药超微粉的颗粒细度则是3～5 μm，该离子团的物理结构随组分中各类成分HLB值（亲水、亲油平均值）、延展性、破碎性、相对密度等不同组合和不同的相互作用而有不同，这种结构有利于人体对中药的吸收和利用，还可以迅速提高人体内的血药浓度，从而达到快速治愈疾病的目的。中药若采用常规方式粉碎，因其粒径大、分布范围广，单个粒子常由数个或数十个细胞所组成，细胞的破壁率极低，况且粉碎设备易形成高温而引起动物药材中部分蛋白质类有效成分变性。有实验报告：传统中药煎煮的有效成分吸收率为10%～30%，破壁饮片则可达到90%以上；另一项来自于中国中医科学院西苑医院王建农教授课题组的临床实验数据表明：将传统中药方剂五苓散取破壁饮片27 g，与原药饮片96 g制成五苓汤相比，不仅二者消耗药材量悬殊，而且五苓散利水消肿作用明显优于五苓汤；同样的数据比较，逍遥散日用量9 g，逍遥汤日用量则为102 g，而逍遥散改善脾虚症患者临床症状的疗效还优于汤剂，究其缘由，是因为煎煮汤剂易造成药材脂溶性、热敏性和挥发性三大类成分丢失，而使用破壁饮片则可完整保留中药饮片中的所有物质组分（包括水溶性成分和脂溶性成分），更有利于其功效发挥。它除与单味中药配方颗粒在应用便利、携带方便、成分稳定、疗效显著、可控度高、监管简明等方面十分相近之外，最重要的是它只是在传统中药饮片的基础上进行低温度、高精度的粉碎加工，改变的仅仅是饮片的物理性状，而不存在任何的化学结构与成分改变，所以更完整地保存着原药的生物活性成分及其功效，而且增进了有效成分的提取率，减少了大量中药材的无益消耗，改善了中药产品的品质质量，显著增加了人体对药物的吸收率与利用度，故被喻之为"开创了中药事业的新纪元"。如今，中药破壁饮片也已逐步在全国多所医疗机构中推广应用。

当然，作为一种新型的成果和产业，它也同样还有很多的未知性，例如有学者指出：中药破壁饮片在其有效成分容易溶出的同时，无用或毒性的成分也可能随之较易溶出，所以其在与传统中医饮片的生物等效性、安全性比较等方面还有待于进一步研究。还有，目前已经研制使用的品种，主要还仅局限于植物药类，至于动物、矿物类药如何继续开发，也还有很长的路要走。另外，由于配方颗粒研发启动早、攻关范围广，从现今来看，其生产技术、品种开发、临床应用、公众认可等各方面都已进入相对成熟的地步，而中药破壁饮片则尚处于相对初期，无论在学术抑或是管理各方面都还需要加倍努力，尤其要以只争朝夕的思想与干劲，大量学习引进配方颗粒的成功经验；以打大战役的战略思维，多处设点，协作攻坚；以利民惠民为基本导向，高效控制成本，随着应用量的逐步推广，最大化地压低药价，让尽可能多的患者都能用得上、用得起，使之尽快地在大众生活中扎根结果。若能如是，中药饮片的新一轮科技革命即可早日取得成功！

作为一名进入医门近50年、几乎一直坚守在疾病防治第一线的医疗卫生工作者，我深感自己就像是始终奋战在硝烟弥漫的前线战士一样，深知武器对自身保护和赢得战争胜利的重要性，故而从未淡化对武器的渴望与追求，从未放弃对于中药饮片纯真、便捷、高效化的渴望与探索，早在1982年，我就曾向甘肃省卫生厅递交了题为"关于中药粉状化意义之我见"的建议书（后被收载入1999年11月由甘肃民族出版社出版的拙著《杏林探幽》中），之后还续有相关论文发表，自中药配方颗粒和中药破壁饮片先后问世以来，我也以一名志愿者的身份，对其不断地进行了诸多的学习、尝试、总结，并有一定的成功体会，所以，我同样对这些课题研究和推广的前景报以丰满的乐观！

【附1】中药现状与"粉状化"意义之我见

经过长期的医疗实践，我国古代医药学家在搜集、发展中草药品种、总结中药学理论方面，积累了许多宝贵的经验，而且在中药加工炮制等方面都有很多独到之处。但是，由于当时生产水平的限制，中药实践的实施全凭手工操作，使用的工具与技术，都保持在农家小生产的水平，这种状态一直延续到今；尽管做了一些改革，但都不能消除其最大缺点，搞出来的东西大部分无非还是单味呈大片、包药用大包、熬药用大锅的"三大"的东西；从医家、药家到病家这个过程，全盘体现出多劳力、长时间、高消耗、低效率的弊病，加工房制得心急，调剂室取得心急，病人等得心急。同时，人们总觉得西药正有与以上相反的特点而喜用西治。这里的症结所在，就是中药没有解决其"大、粗、慢"的难题。20世纪70年代末，在许多城市中药门市部里，往往多见中药配方机，然而不见几用，这就是因为中药状态不同，妨碍了配方机的顺利推广，有人说：这机子不好，可惜了钱，买了一堆废铁！究竟是哪个不好呢？我想还是从双方面去找原因为妥。一方面，配方机是应当继续改进；另一方面，中药的不规则状态应负主要责任，因为其不规则，给配方机运载、称量药物带来了意外的困难。亦听人云："中药治命不治病"，意思是说中药疗效太慢，不能抢救危急病人，因为一剂药从中药房取出要耽误时间，取出到熬好起码还需几十分钟，这样搞，误事者为多。着实，大片的中草药，要使其真正很好地发挥有效成分，从水分渗透到有效成分析出，尤其味厚大补、贵重救急的药物，大都需煎熬二十分钟以上，方见其功，与"急"是背道而驰的。类于此者，不乏其例，都说明一个问题，中药本身不解决其"大、粗、慢"的问题，那么，它在现代化的道路上就迈不开步子，不对它的现状进行普遍性的改造提高，对最大限度地运用现代科学技术，提高中药质量及其实用价值，都是极为不利的。

对于"大、粗、慢"的问题，事实上早在古代就有所认识，因而有除汤剂外的膏、丹、丸、散、锭、片等不同的剂型，近年来还有不少人致力于剂型改革的研究，出现了针、雾、冲剂、胶囊剂等新的剂型，可以有效地克服中药原有的部分弱点而显于实用。然而，与广而富的中草药范围相比，这仅仅是一小部分，况且在做成定比例配量成品时，无形中它已限制了中医辨证施治的灵活性。一张中医处方，实质上就是一个多层次配合、多级互相联系、互相作用的调节系统，随着每一味药物的加减变化，它便对人这个有机体发挥出不同的调节作用，如仲景三承气汤、桂枝汤加减方，甚至同由枳实、大黄、厚朴三物组成，却因剂量的轻重比例不同而有小承气和厚朴三物之名异证别。所以，要解决这一大类问题，并不是用制成品所能代替了的。由于中医治疗的优越性正在于这种群药荟萃、灵活多变性上，因此，目前的重点目标应当放在如何使这一堆草木金石虫类充分发挥其疗效，使其朝着快、便、省、效的方向改进提高。普遍地提高，才能带来巨大的变化。

从中药的实体现状看，是以固体为主，液态很少，气态则罕见。因而，把主要精力花在这些固体药物上就可以了。解决固体药这种"大、粗、慢"的具体途径是什么呢？反其道而用之，向"小、精、快"方面努力，方为合算，具体地说，实行全体中药"粉状化"是一个行之有效的办法，即：通过一定办法，将大块药物统统磨成粉末状，使其体积达到最小颗粒。这样做，从药性上来说，依然保持着"一味中药就是一个小复方"的特点，它不会产生像提纯那样，剩留单纯有效成分，而失去内部相须相杀的依存制约性，实际上仍然完整地保留了中医药的特点。"粉状化"继续保持单味另装，不搞成药式的定比例糅合，故然不妨碍中医处方的灵活性。"粉状化"配伍成的药，在一定程度上，实际上都已成为散剂，经过搅拌后，可以即刻用水冲服、泡服、外用，也便于改制其它剂型，因而有便于服用的特点。随着药物体积的减小，药物与水接触面多倍扩大，药与水的结合方式由渗透结合改为近似于直接结合，这就为疗效快速发挥提供了很大方便，可以大大地缩短熬煎的时间，为急症的高效抢救创造有利的条件。随着药物体积的减小，药物所需占用的容积自然减少，这就首先能使药斗子装进较前更大量的药物，再是药物的运动性能增强，其次是便于称量，故然为中药配方机的直接应用大开了"绿灯"；而配方机的直接应用，对提高中药调剂准确度，解决历来中药房忙、乱、差的疑难问题，解放劳动力，又是一个根本性的措施。从这里我们可以看出，实现中药"粉状化"，是有很大潜力可挖的。

可能有人会问：草、木、金、石、虫等，体质各异，本身作用发挥速度不同，花草之轻扬与金石之重坠，不可能使有效成分的发挥恰到好处。对于这个问题，可以在实行"粉状化"的加工过程中，人为地给形状以差别，轻扬、虚软的药，体积可以相对放大，重坠、质硬的药，可尽量使其达到微细，必要时，我们再继续保持中医传统的先煎、后入等法，上述问题就会迎刃而解了。

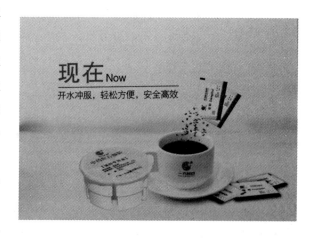

实行"粉状化"的工具是什么呢？这是有待于研究制造的，是以后的事，目前这项工作照样可以开展起来，承担这个任务的工具，我看在钢磨、粉碎机的基础上稍花功夫，进行一番改装，例如，适当地调整钢磨的筛孔，改制能吞入厚朴、黄芪、陈皮等不同"胃口"的粉碎机，就完全可以了。即使今后要在操作规程上、体积上、构造上作新的设计，采用它们的原理，依然是必不可少的。

要保证发挥"粉状化"中药的特长，还必须处理好以下两个关系：①"粉状化"与常规炮制的关系。"粉状化"并不是要排除传统的炮制方法，相反，它必须与传统炮制方法保持最紧密的联系，或者说就是在传统炮制方法中添加最后一道工序；对于熟地、元肉之类，还须加强烘干设备，保证使它也能达到"粉状化"；酒军、焦芥炭之类，则分别达到酒制、火炒的标准后，再采取"粉状化"措施。②"粉状化"与药性挥发的关系。严格地讲，"粉状化"的中药，疗效发挥快，相应地，在保管期间，其挥发性也会增大，为了避免无谓的浪费，要求药房管理人员开动脑筋，尽量用磁坛、铁桶等可能密封的容器储存。实际上不少医院、中药门市部早已采用这种保管方法，我看，在实行"粉状化"后，这种保管方法也应当普及、提高。

总之，医生手中的药，犹如战士手中的枪炮，战略上决定着战役的胜负，临床上牵及患者的存亡，不可不深究！但愿同道们在实践中不断提高、创新完善！

注：本文原系1982年笔者写给甘肃省卫生厅的建议信，后收录于本人所著《杏林探幽》（24万字，1999年11月由甘肃民族出版社出版）293页。

【附2】开发片剂单味中药是中医现代化的重要途径

二十一世纪是生命科学高速发展的时代，作为生命科学范畴的中医学，面临着良好的发展机遇和严峻的考验。而中药现代化的发展又直接左右着中医现代化的进程。笔者对此深有所感，乃就片剂单味中药应用之见，兹就正于诸君。

传统的中药单味品，都是在原药基础上进行去杂、浸泡、晾干、切片或碾碎等简单加工，以达到清洁、美观、易溶解、便于发挥作用的目的，统称为"饮片"。但迄今两千余年，其始终保持了形状接近于原药、药量大、必须煎煮后才能服用的特点，虽说对很多疾病发挥了独特而优良的疗效，却终归有一大批患者因其煎煮麻烦、口味异苦、携带不便、条件限制等弊病，远离中药这一宝贵疗法。正由于此，我们设计了"片剂单味中药"这一课题，将每味中药制成片剂，以片为单位，以利按照中药组方原则，灵活配伍，简便应用。这种剂型的改变，足以使中药克服几千年来的弱点，故而更容易被广大群众接受，更容易发挥其疗效，当然也会使中国传统医药学展现出更加宏伟的功力。

片剂单味中药的应用有诸多好处：片剂单味中药与汤剂相比，不需煎煮，无峻烈的异苦味，携带方便，服用及时。片剂单味中药首重保持"一味中药就是一个复方"的特色，坚持在原来依法炮制的基础上，对传统中药进行进一步深加工，从而达到去粗取精、避害趋利的目的。传统的中草药因来源于植物、动物、矿物等自然资源，表现出体积大、贮藏空间大、调剂费时费力，尤其是部分病人望见其属动物原形之类者，即从心理上产生畏惧和厌恶感。而改制为片剂后，其外观弊病随之而消，体积亦缩小，便于贮存和携带。

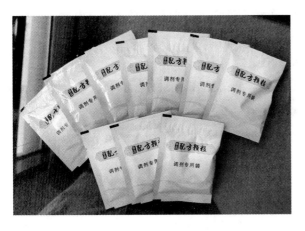

片剂单味中药兼取原药与成药之长，其与汤剂相比，在同样疗效的前提下，用药量却是汤剂的 1/10 或更少，患者为之要付出的经济支出显著减少，医院却可以在保证良好的社会效益的同时，以新颖便捷而赢得更多患者的信赖与向往，最终是医患与社会共同受益。

目前颗粒等剂型的单味中药，确有一定优点，但因其加工难度大、成本高，仍不如片剂加工容易、成本低、度量易掌握，故而更适宜推广。

片剂单味中药在临床上的应用问题，关键是汤剂与成药在临床应用中的相等剂量的互换比例数，迄今诸多专业书中尚未见明训，但从已经普遍应用的事实来看，每一剂药在用煎煮法时，无论其总剂量是 100 g，还是 300 g，习惯用的煎服次数却都是在 2～3 次之间，但若改做散、丸剂时，每次服用量大多都在其 1/10 左右。再从临床疗效来看，10 g 药入汤剂能达到的效果，用 1 g 药任意作散、丸、胶囊剂时照样能达到（提纯剂的量更少）。例如，一张处方 12 味药，合计质量 120 g，分 2 次煎服时，则每次用量约为 60 g，而改作散剂量，用 6 g 即可。传统的水制龙胆泻肝丸、藿香正气丸、香砂养胃丸等方，都是每服 3～6 g，每日 9～18 g。当代大量

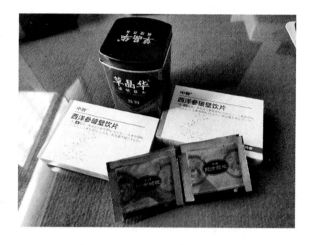

地用原饮片磨粉后装入胶囊，每服 4～6 粒即可显效的事实更为有力资证。那么，由于片剂单味中药实质上与水丸相同，故而在临床使用时，也应依其标准，在根据传统的中医理法方药理论组织好处方之后，把习惯用药量缩小到原来的 1/10，即 10 g 缩为 1 g，15 g 缩为 1.5 g，最后由中药房按处方配置。需要说明的是，从古代典籍所载来看，一剂药的煎服次数多为 2 次，也就是说要把一剂药分作 2 份，因此，我们为了减少在从传统用量向片剂用量转变过程中的适应困难，依然提倡按原方剂量等比例缩小，但还应在处方末尾的调理法处写明"等分 2 份，分次以温开水送下"之类的字样，嘱咐调剂人员一分为二，多剂时依次按比例加倍分包，以保证使患者安全用药，预期康复。当然，《伤寒论》桂枝汤"取三升，温服一升"是指应将一剂药分三次服，照此，片剂亦应相等。如若医生与调剂员能迅速从原来用药习惯中转变过来，多种方式换算应用亦无不可。

片剂单味中药的研制运用，相对于几千年来的饮片主导方式来说，确系中药学的一场深刻革命，故而首先要求全体医生和药剂人员密切合作，积极适应，并

就其中出现的技术问题及时采取妥善的办法予以解决，不断总结经验，保证片剂单味中药的迅速推广应用。

综上所述，中医要顺应时代潮流，中药必须羽翼发展，目前的状况是，对成方的剂改已经基本跟上了现代科技的发展，但这仅仅是中药中的一小部分，占重头的单味中药却依然是两千年不变的模式，这就严重牵制了中药学发展的步伐。如果单味中药不能尽快冲出陈旧古老的饮片圈子，中医要想勇立时代潮头就只是一句空话。因此，笔者提出单味片剂这一方案，相信它会对中医学发展给予一个有力的推动。

本文原发表于《甘肃中医》2001年第14卷第5期71-72页。

第三节　中药注射剂难能可贵任重道远

博阅古今中医学名家的诊疗验案以及相关文化资料，我们可以看出他们为了拯救患者所付出的巨大智慧和大无畏精神，这不仅反映在药物等诊疗工具的研制上，也体现在诸多具体的用法、途径上，例如，为了让神昏口噤的患者得以进药，有时也不得不凿断其一颗门牙，使之有一个入口；口服、含化、穴贴、栓塞、熏洗、沐浴等法就更为多见了，但中药静脉注射或滴注，绝对是中医在20世纪以来的一个重大突破。李可先生是大家公认的当代扶阳派泰斗，从其医案中我们可以看到，他在回阳救逆时，附子用量往往大得惊人，但你若再细看后，还可发现，一是均须久煎，二是只此口服一途，倘若后移到现在，有的医家一边在开附子水煎口服，另一边还在用参附注射液大量静滴，和其总量，或不亚于当年的李可前辈，但疗效却大有可能会更好。毋庸置疑，中药注射剂的诞生，使中医又赢得了一块蓝天。然而，在近些年来中药注射剂喜报频传的同时，我们也不时地听到一些反面声音，乃至看到一些品种活生生地被打压甚至砍杀，作为一名世代享用、信奉中医药，终生以继承发展中医药为己任，而且在四十多年的常见病、多发病、疑难病、特别是急危重症的临床诊疗实践中，络绎不绝地守视于患者床旁，年复一年地探索思考于中医救疗途径中，在饱受煎熬之际，犹如久旱得雨般遇到中药注射剂，继之长期而大量地亲身体验了该种剂型功效的人，我不仅深深为这些优秀成果蒙受冤屈而愤愤不平，而且为一旦众多的中医人失去这一有力救治武器，就会使患者无辜遭罪而倍感担忧，在经历良心与风雨的反复踌躇之后，终于下定决心从中医学的长远发展出发，为中药注射剂仗义执言！

一、中药注射剂的诞生是我国医药科技与文化进步的重要标志

据实而论，人类自从诞生之日起，便有了力求生命保障的多种能力，不同的是其早期以自然天赋为主，随着不断进化，便逐步产生乃至日益增强了主观努力所获，此中之一，就是医药的被发现和精细化应用。关于这个历史，在我国而言，应该说是从"神农尝百草"神话传说时代开起，直到汉代，它的具体表现形式，就是"本草"，即以植物根、茎、叶、花、果为主，辅以动物的各部组织、矿物的各种形质、大自然的水液等，初期是取其自然天成，略加清洗、砸碎、刨片、晾干等简单的物理方法，即为纯正的临床用药；后来逐渐加入了人为加工（学名谓之"炮制"），例如胆南星、神曲、玄明粉等等，就是以天然原料为基质，辅以人为的简单化的物理、化学加工改造而成，《神农本草经》应该是迄今为止最早以文字形式系统记载这些发现与应用经验的中医药经典著作。到了汉代及以后，作为社会文明进步的标志之一，中药从原来的单味药炮制发展到了几种乃至几十种的集合加工，医药学家们把它们分别称之为汤、丸、散、膏、丹、液、锭、片……后来统称之为"中成药"，以广泛地应用到各科各类病种的救治中，中医疗效随之日益提高，成为当时举足轻重的社会财富，并且随着西医药打进中国，中华民族还以创生"中药"这个名词表达了自己饱满的爱国热情与对这一财富的珍重。新中国成立以来、特别是国家全面推行改革开放后的40多年来，我国的一批批中医药学家一如既往地遵循传承与创新并举的宗旨，迎难而上，锐意进取，在中医药理论指导下，把既有的经验方再度经过精心筛选，然后应用现代制剂技术制成注射剂，这种研制方法既出于传统又高于传统，一个个中药注射剂的接踵而出，其结果是疗效大大弥补了西医药的缺陷，甚至在某些方面超越了既有的西医药，当然更有既往中药无法达到的优效。究其科技与文化意义，它与朱汉章先生发明的小针刀、屠呦呦研究员发明了青蒿素一样，绝对是人类文明发展史上的又一个奇迹和重大进步！或有人问曰：近年来我国已出现诸多由注射剂所导致的医源性及社会性危害，是否说明注射剂将像转基因技术一样被严格限制乃至取消？答曰：国家政府当前确实正在针对注射剂接连制定一系列相关政策，尤其在某些方面明确提出要对中药注射剂加强管理，但仔细分析其实质，我们即可知道，他的所指，首先是要对全民滥用抗生素和滥用输液予以限制；其次是鉴于中药注射剂成分多为混合物，我国制药企业的生产经验还不足，一些医务人员及社会公众的认识还有待提高，与国家"以人为本""安全第一"的国策尚存在一定差距，需要在过热之后静下心来，认真分析总结经验、全面汲取教训，然后再来实施高质量发展，至于中药注射剂在临床应用中所表现的零星问题和少数人的错误看法，均是附带问题，这与肯定中药注射剂的重大科学与文化价值毫无相左。

二、评价中药注射剂必须以中国式思维做指导

浏览世界文化与科技发展历史，混沌的整体观是古代所有民族和国度的共同思维模式。到了18世纪，西方人因为大机器的发明与应用，迅速抛弃了既有的古老思维模式，急转为以分析、解剖为主的"还原论"的单一性思维。在这种思维模式的主导下，的确爆发了成效巨大而且旷日持久的工业革命，制造业的异军突起，使整个世界都得到了高速发展，但随着"还原论"为主导的世界观充斥理论界，历史更为悠久的整体观不仅受到了严重压抑，而且失去了它应有的指导地位，即使是属于自然科学类的医学成果，也是无可幸免。反映到对待中医药上，这种意识就严重阻碍了我国中药现代化事业的进程，成为中国药业的切心之痛。大量事实证明，这是一种非常极端的、畸形的、严重违反社会与自然根本规律的怪相。关于这种现象，我认为应该从以下两方面予以澄清：

1.公平而论，中药注射剂无论是来源于单一药物，还是来源于复方中药，它们都具有"成分复杂"的特点，很多人却因此而断定中药注射剂不安全，这是错误的。因为，截至目前已经开发出的这些中药、中药方剂，大多历来就是以复方形式存在并见证于临床，甚至得到了无数次成功的反复验证，它已经为中华民族的生存、健康保障做出了不可磨灭的贡献；即使有的新方，也是众多中医药大家历经大量临床观察应用而总结出来的。虽说静脉注射或肌肉注射对药物制剂的要求偏高，但它与口服、外用等用法毕竟同入于一个身体，具有很多的共同适应性。现代医学的药物检测方法，多看重于实验室内的人为环境设定，某些人面对一些他们不理解或看不顺眼的事情，往往会拿"血管里的血液是最纯净的"之说来据"理"力争，果真如此？殊不知人体本就是由多元素组成、多种体内体外物质交互流通变化的复杂系统，就血管里流动的物质而言，我们现今已知的，就有蛋白质、脂肪、葡萄糖、维生素、无机盐、微量元素……多种类物质，况且其中的每一类还都有很多的分类，全世界不同的民族、地域乃至个人的生活饮食习惯又是差别巨大，无论药物从消化道还是血液循环通道进入人体，它都是一路不停地有多种物质参与，并且每时每刻都在发生着变化，你却拿着"纯净"的"标准"去要求别人必须适应这样的"可控"环境，说不上掩耳盗铃，最起码是刻舟求剑了！

2.再者，从简到繁、从低级走向高级，这是一切科技成果乃至社会形态形成与发展的必然途径，中药注射剂既然是一个新事物，也就不可避免地要走过从简单粗糙到完美精致的漫长道路，这里要强调的是它必须不停地走，而不是等现成、看别人的脸色行事。人体的血管里原本就是数百种物质并存的，中医的理论体系、中药的原始应用原本就是以整体论为指导的，特别是从古至今的治疗用药就是一直以混合药形态贯穿的，何况目前已正式推出的这些中药注射剂，都有足够的临

床试验资料，最多不过就像是清代的粗布与当今的料子相比，有一些技术的差别、需要继续追求精细化而已；再比如说：当下全世界都已经进入网络化，每个人都可以拿上精巧的手机做自己想做的事，但是大家不要忘了，这些都只不过是在埃克特和莫奇利于1946年研制成功的第一台庞然大物式的电子计算机基础上发展起来的，再追根溯源地说，都无不出自于中国老祖先的阴阳学说。世界上的事本来就是只有更好、没有最好，西药注射剂发展到现在，难道是一次就达到高纯度的吗？在未达到所谓高纯度的这些年里，是不是那些药一直在停用着？即使是现在已达到高纯度的西药注射剂，难道其理论与技术就已经都到了顶端而无任何问题了吗？再说，很多西医药的成分都不是单一的，也同样是混合物。有临床资料表明，2005年我国共发生不良反应250万人次，死亡50万人，全球死亡201万人，其中中药注射剂死亡人数是百位数，中药注射剂的不良反应远比西药抗生素少得多。这一统计起码给我们一个有力的启示：药品的不良反应现象，中、西药都有，而绝不能因为是中药，就搞双重标准、冷面对待；任何时候的任何医学体系都必定是复合的复杂系统，单质的、脱离实际凭空设定的人体根本不存在，如果有谁要以中药注射剂是多种成分的混合物为依据，就拿 "不符合现代制药规范" 的 "紧箍咒" 来否定中药注射剂，限制、打压其发展，就绝对是无知的，或者就是别有用心。当然，也有人总认为只有坚持原药饮片才是真正的中医，而使用中药注射剂便是对中医的背叛，殊不知这就像古代文明从口耳相传进化到文字记载、现代通讯的过程，他们既是一种传承，也是一定范围的替代，是社会的前进和必然，若想返回完全的口耳相传，那就是人性的大倒退，绝无出路可言！

　　我之所以这样说，并不是为中药注射剂做庇护、说中药注射剂已经很完善、不需用再提高了，而是要提醒大家从公正立场出发去评价和对待它，给研制这些成果的功臣们一些支持和鼓励，让他们有勇气、有信心、有方法去不断完善提高。

三、坚持问题导向，把中药注射剂的研制与管护应用不断推向新高

　　中药注射剂究竟有没有不良反应？从原则上讲，回答应该是肯定的，但还要加上一句话：与西药注射剂雷同。数十年来，我不仅一直在悉心探索如何应用中医药救治疾病，同样也不时地在学习实践着应用西医药解危助困，自1994年以来，我曾先后多次用过生脉（包括参麦）、参附、刺五加、肾康、黄芪、天麻素、清开灵、醒脑静、双黄连、痰热清、茵栀黄、丹参、丹红、葛根素、脉络宁、参芎、红花、血塞（栓）通、灯盏细辛、疏血通、银杏达莫注射液等二十多种中药注射剂，大多都能得心应手，特别是鱼腥草注射液确为我较早应用的得心应手的清热解毒剂，曾在多个病症治疗中屡显奇功。在运用这些药治病过程中，我所真正遇到的不良反应却并不多，印象较深者，例如在2004年间，有一陈姓男患者因心悸、气短而入院，被一位西医院校毕业的值班医生诊断为冠心病，当即给静滴生脉注射液，意在"强心"，但结果是症状越发加重，巧遇我于当晚8时去查病房，只见患者面色㿠白、端坐呼吸、全身冰凉、大汗淋漓、胃腹胀满、舌淡暗、苔白滑、脉微细，我当即诊断为阳气虚脱证，继而嘱咐当班医护迅速将剩余的生脉注射液撤去，改为参附注射液40 mL继续缓慢静滴，约半小时后，患者即现身手温和、面色微红、呼吸平稳，一场险局只因变换一药而安，原因本在于前医误用西药理论作指导，莽用益气养阴之剂，有似于用收缩剂救治微血管痉挛期休克，这样怎能不出事故？！我在20世纪80年代当住院部主任期间，每天必须面对的一个问题，就是大量的输液反应，即使多次紧盯供应室，并与她们共同反复研究如何清洗输液管、掌握高压消毒时间等等，均无多大起色，再看看北京等多地大医院的报道，与我院不相上下，无奈之际，遂确立了"关于输液反应的辨证论治"科研课题，历时5年，获得了市级"科技进步奖"，终归只能解决西药注射剂输注后的反应问题，直到1991年底我改任副院长后，逐步全面引进了当时正值盛期的一次性输液器，输液反应发生率马上转降为每年只有几十次，这一事实充分说明，大量的不良反应并不是注射剂自身所致，对注射剂之外的相关环节重视必不可少。在中药注射剂引进应用以来，我也曾遇到顿现憎寒、战栗、身痛、呼吸急迫者，一般都会当即指导当班者采用我多年研究总结的输液反应研究成果——首先疾速针刺合谷、内关二穴，大多在10 min左右都能得到解决，极少数经继行口服藿香正气丸、苏合香丸等收功，这是与既往治疗西药注射剂输液反应相同的方法。

根据近年来的相关报道，截至目前各地所遇到的中药注射剂不良反应，大多数无非是与西药不良反应雷同的过敏反应、中毒反应、热源反应等。据相关专家的分析，在此之中，不能科学合理使用者首当其冲。调查显示，中药注射剂的使用者中，有95%以上是由不懂中医药理论的西医，或是虽有中医之名却实际上对中医理论一窍不通者；其次是因多药合用而致化学成分、pH值等发生变化，使注射剂中微粒增加，一部分微粒进入血管后，引起局部组织栓塞性出血、血肿、损伤和坏死，产生微血管炎症反应、抗原反应等；还有报道显示，过敏反应占中药注射剂不良反应的2/3，其源在于中药液中所含有的蛋白质等成分与患者体内原有的特殊蛋白质等物相结合，引发变态反应。全国人大代表、中国工程院院士李大鹏也曾指出：在几起中药注射剂事故中，并非全都是中药的错。如刺五加注射剂事件，是因运输存储不当的原因造成的；而茵栀黄注射剂事件，是医生未按说明书的要求，过量使用所致，属于不合理用药；青海出现的双黄连注射剂不良反应是用药不当所致，医生既不是中专毕业也不是大专毕业，只是在县城里受了三个月的医学训练；乌苏里江的双黄连事件，医生开的处方是多种药品联合使用，有菌必治、地塞米松磷酸钠，而在双黄连注射剂的说明书上明确写明：慎与其它药品联合使用……将这些在生产、流通、使用过程中出现的问题，统统戴在"中药"头上，是有失公允的，更不能简单地以此来全盘否定中药注射剂。青霉素只含有一种有效成分，但是同一个车间、同一批工人，按照一样的标准生产，不同批次的青霉素都需要做皮试，中药注射剂为什么不可以呢？

与此相关的其它原因还有：中药种类繁多，成分复杂，很多中药有效成分不明；中药注射剂的制备工艺复杂，生产过程中的添加剂、增溶剂、着色剂、赋形剂等物质，影响因素多；原料采集地不统一，采摘时间不同，包装材质差，生产工艺不一致、质量控制不到位等，都会导致中药注射剂在运输、临床使用中发生质量变化，影响其安全性。

另外，据我多年临床观察，与中药不良反应发生的相关因素，除以上所述之外，还有一个患者的体质因素，例如有的患者天生对青霉素、四环素等药过敏，有的是在某一方面先天适应能力不足，譬如多人同用痢特灵，却有个别人出现了"手套反应"；有的人甚至对鸡蛋、荞麦、大豆、小麦、大米也会出现过敏反应，所以说在输注鱼腥草、刺五加时，某些人的反应，原本是先天不足所致，就不应该将此归罪于注射剂本身，今后需要思考完善者，应该主要是附加皮试等相关的筛选程序。

因此，多数专家学者共同认为，中药注射剂大多来源于植物，部分来源于动物或矿物质，大部分药物是天然的，因而不良反应较少。中药注射剂在临床方面具有化学药品不可替代的作用，在某些疾病的治疗上，如慢性、全身性疾病方面，中药注射剂的疗效高于部分化学药品，具有不良反应发生率低、危害程度小、作用靶点多、疗效确切等独特优势，相对于化学注射剂，中药注射剂不可替代。今后，加强管理的首要工作，是加强对医护人员合理用药方面的指导，积极开展产品学术研讨会，让医护人员充分了解产品的安全性、有效性及用药禁忌，科学引导医护人员正确用药和安全用药。近年来，由国家中医药管理局医政司、中华中医药学会临床药理专业委员会组织，任德权教授和张伯礼院士牵头，相关专家参与编写的《中药注射剂临床应用指南》，就主要介绍了中药注射剂不良反应的原因、分类及处理办法，中药注射剂合理使用原则和规范，中药注射剂的运输、存放，中药注射剂说明书的内容构成和应用等，并汇集了2009年版《国家基本用药目录》和《国家基本医疗保险目录》中的35个主要中药注射剂的药品说明书及临床安全用药信息，特别是推出了中药注射剂临床使用基本原则，下分7条：

1. 选用中药注射剂应严格掌握适应症，合理选择给药途径。能口服给药的，不选用注射给药；能肌内注射给药的，不选用静脉注射或滴注给药。必须选用静脉注射或滴注给药的应加强监测。

2.辨证施药，严格掌握功能、主治。临床使用应辨证用药，严格按照药品说明书规定的功能、主治使用，禁止超功能、主治用药。

3.严格掌握用法、用量及疗程。按照药品说明书推荐剂量、调配要求、给药速度、疗程使用药品。不超剂量、过快滴注和长期连续用药。

4.严禁混合配伍，谨慎联合用药。中药注射剂应单独使用，禁忌与其它药品混合配伍使用。谨慎联合用药，如确需联合使用其它药品时，应谨慎考虑与中药注射剂的间隔时间以及药物相互作用等问题。

5.用药前应仔细询问过敏史，对过敏体质者应慎用。

6.对老人、儿童、肝肾功能异常患者等特殊人群和初次使用中药注射剂的患者应慎重使用，加强监测。对长期使用的，在每疗程间要有一定的时间间隔。

7.加强用药监护。用药过程中，应密切观察用药反应，特别是开始30 min，发现异常，立即停药，采用积极救治措施，救治患者。

与此同时，国家有关部门还在药源规范、制剂标准、流程管理等方面相继研究和实施更严格、更合理、更有效的管理措施，这些无疑都是必要的、及时的，我们衷心期盼这些举措确保"合理"。

当然，从疗效角度而言，笔者觉得尚应对研制者提出两点建言：一是在重心关注"瘀"的同时，亦应不忽略"痰"，因为在中医理论中，痰饮与瘀血共为百病之源，有学者指出，现代生理学所说的多余的蛋白质、脂肪、葡萄糖、维生素、无机盐等等，均属于痰饮的范围，即使是我们肉眼可见的"血"，其主要成分也分为红细胞和白细胞、血小板等，此中除红细胞应归之为"血"外，白血球则当归属为"痰"，因为其色为白，功用有异，致病自有不同，加上如前所述的蛋白质等，它们共同运行于血管当中、播散于机体各部，致病更广，故而更应引起研制者的足量投入；二是中药注射剂既为中药，理应以中医理论为指导进行研制、观察、评判，最起码不能远离这一基本原则，如果转而全然按照现代医药学理论与方法去贯穿始终，这样做出的结果必然会生出许多问题来，不可不警醒！

总之，中药注射剂是我国医药的重要组成部分，它是在中医药理论指导基础上进行开发的，以中药为原料提取精制而成的针剂，是具有自主知识产权和民族优势的产业，具有重要的医药战略意义。多年的实践证明，它显而易见是利大于弊，功大于过。对待中药注射剂，不可因噎废食，不能由于其存在不良反应和安全性问题，就去全面否定、封杀它，不能"将婴儿和脏水一起倒掉"，而应该以积极的态度、长远的战略眼光去审视它、保护它、发展它，从而为中华民族的振兴、世界人民的健康做出应有的巨大贡献！

【附1】输液反应的辨证论治初探

随着近代及现代医学的发展，给药途径出现了穿刺静脉而直接将药物加入血液大循环、快速发挥作用的重要方式。既往的西医是如此，现在的中医也在大力研制中药大输液制剂，以求快速高效。有人已经研究证明，口服旧安宫牛黄丸与新安宫牛黄丸的镇静及抗痉厥强度相似，但二者均无明显的镇痛及解热作用，而用新安宫牛黄针剂静滴，则有非常明显的解热镇痛及抗痉厥作用。[1]杜氏分析779例高热患者，3天内退热者，口服汤药为35%，肌注中药加口服中药为38.7%，静脉滴注中药加口服中药为52.85%[2]，足资证明，无论中、西药，静脉给药在同样条件下，其疗效发挥具有明显的优势。

然而，在开发静脉给药途径的同时，却也难免一种令人烦恼的因素困扰——输液反应。西医认为，它包括热原反应和过敏反应两大类证候，系变应原（死菌或活菌、细菌毒素、其它有机或无机杂质以及液温太低、滴速过快、药液浓度高等）与人身中相应的抗体结合而发生的变态反应，治疗措施就是利用抗过敏药、解热镇痛药等对症治之，必要时兴奋呼吸、强心、行气管切开术，以阻断这种反应，或削弱反应的强度，来减免生理常态所遭受的破坏，但其疗效尚不尽如人意。从中医方面而言，古代中医由于时代局限，他们也只能提出自然所为的六淫致病认识，而对于输液反应的特殊性（医源性）则根本无法提出见解；及至现代中医的典籍上，也尚未有人补充一篇。笔者因从事中医病房管理，为了认识和解决这一新时代的中医临床问题，发展中医发病学及治疗学理论，通过反复的临床观察和研讨，体会到，输液反应一症，除发生原由特殊外，其病因病机仍可以圆满地用原有的中医学术体系来解释，而在治疗方面，中医尚有更为丰富而卓效的方药亟待开发。现分述如下：

1.病因——湿邪为患

凡罹本病者，都具有脾湿过盛、三焦气机不畅、营卫失调、肌肉受困等重浊、黏腻、阻碍气机、易伤阳气的表现，根据中医病因学理论及其通过机体外在反映，去归属病邪类型的方法，将输液反应的病因（变应原）划分为六淫中的湿邪是可行的。至于兼有的口苦咽干，或口鼻气冷，则系热邪或寒邪乘湿邪为舟，狼狈为奸；治其湿邪，寒热自孤。法虽近于湿温，而起因有异，亦不可不辨；不分而分，方不致失却原委。

2.病机——外湿直中

古代中医在论六淫病机时，常言寒、风邪直中，极少提及湿邪直中，以其黏腻重浊而行速迟缓故也。至于"中湿"，《简明中医辞典》中释曰："病证名。①指湿痹。《金匮要略·痉湿暍病脉证并治》：'关节疼痛而烦，脉沉而细者，此名湿痹。'后人称为中湿。见湿痹条。②泛指由于外感或内伤湿邪引起的一些证候，如皮肤顽麻、喘满、肿胀、腰胯重痛、肢滞不利等（见《古今医鉴·中湿》）"[3] 中者，伤也，邪侵在表在里，皆为所伤，唯有伤之迅烈者，可谓之"直中"，次之者则谓之"感"或"中"。以上两种症状的记载与输液反应确有相似之处，可它毕竟只是建立在自然病因学基础上的，缺乏人为因素的内容。近代大医秦伯未先生亦在总结湿病治法时指出："感受雾露或淋雨等，病在于表者为外湿，属于外感范围。一般所说的湿，多指过啖肥甘以及脾不运化所引起的内生之湿。也有居处潮湿，或常在水边生活不讲卫生，发生下肢浮肿等病，虽然病从外来，但已经浸淫入里，治疗上亦归入内湿范围。"[4] 前贤们虽然揭示了湿邪由伤外转为伤内的发病条件和病机传变方式及其治则，但均未认识到把输液作为导致湿邪侵入的一条重要途径，而且这一因素由于人为性（人制造和使用了针具以及管道、药液，使得变应原霎时穿过皮肤而直接进入大静脉）的大量介入，导致了湿邪虽不经由口腔径直而入，而却与之有相同、甚至更为迅捷的传入效应（直入于营卫之间，并能疾速传入阳明、三阴），以至长则2～3 h，短则15 min左右，即致人牙关强急，铺盖数层寒战犹不得解，同时体温骤升达39～40 ℃余，皮肤扪之灼手，肢体拘急，头痛欲裂，泛泛欲呕，脉浮而促等表湿证，个别人则猝然心中大动，喘息不续，大汗淋漓，无发热症状，乃患者心肾阳虚，复受邪中而内闭外脱之故。亦有少数人的反应症状发生于外出遇风之后，乃湿借风力而作。如此种种，当以各种方法治疗而寒热迅速退除后，遗留下的必然是一派程度不同的内湿证候。故而称输液反应的病机为"直中"并非偏激。

3.论治——祛湿为本，兼及寒热虚实

输液反应本属外邪致病，以实为主，包括表湿与里湿的不同病理过程。但因受到患者体质的阴阳偏胜偏衰的支配，其治疗也就必须考虑到标本缓急、表里先后、寒热轻重和虚实主次。具体分型为：

（1）湿邪郁表

证见寒战、发热、头身酸痛等，病机为湿邪郁阻太阳，营卫不和。治疗以解表除湿、消散寒热为主，首选疗效最捷之合谷、中冲等穴针刺或放血法，多可在5 min左右达到满意效果。方药如银翘解毒片、九味羌活丸、荆防败毒散加减类，用量依病势轻重而定，亦可外搽风油精而解。

（2）湿闭胸阳

证见胸中痞满、气喘、心悸、面唇紫绀、四肢发凉、脉沉，或口吐浊沫、昏狂谵语等，是属心肺之阳被湿阻闭，一身之阴阳不得顺接。急当以苏合香丸（或解表化痰丸等）化汁灌服，驱阴霾于顷刻，必要时也可配用西地兰、洛贝林等，唯有速解，方能免于夭亡。

（3）湿阻三焦

证见胸闷、头昏为主者，治以芳香化湿，方用杏苏散类宣导上焦；呕恶脘痞、腹满肢重为主者，治以苦燥除湿，方用平胃散、达原饮辈疏畅中焦；小腹胀满、二便不利者，治以淡渗利湿，方用五苓散、三仁汤辈分利下焦。兼有口苦或黏腻、低热尿赤、舌苔黄、脉数者，是属湿从热化，湿热合邪，自当用寒凉配辛温药清热以化湿，如王氏连朴饮、甘露消毒丹辈。

至于兼有畏寒喜温、面色淡白、舌质黯淡者，是属湿从寒化，脾肾阳虚，便当以温热药助阳以燥湿，如理中汤、四逆汤辈。胃阴素亏而复遇反应，表现有口咽干燥，时欲漱水而不多饮者，还应选用养阴药与化湿药相伍，如沙参麦冬饮与猪苓汤辈。

如果因输液反应而致阴阳衰微，由闭转脱时，则当遵照仲景之法，"先救其里，乃攻其表"，参附汤、生脉饮确系要药，艾灸关元、气海等穴，吸氧，注射或静滴兴奋呼吸与循环中枢诸药，亦属必备。

4.护理——清淡流爽

凡系输液反应的患者，都有程度不同的胃气减弱症——食欲减退、厌油腻，或恶心、呕吐，肌体壅滞症——肢体呆钝，以致"身重如带五千钱"。患者往往对此不可名状而倍感痛苦，这便是辨证护理而配合治疗的重点所在。对于前者，主要是适调饮食：无论何物，性味须清淡，食温可根据证性寒热而"正治"，特殊情况下亦需"反治"，以患者能接受为度；饮食量要根据胃气损伤程度而定，轻者多食，重者少食，但完全禁食并非合理，只有药食相辅，见效方捷。对于后者，主要是协调身体动静和居室环境：湿性重浊，着人则懒惰，惰则湿愈聚，如此循环则疾不易祛；而鼓励患者勤挪体位，适当活动，确有驱湿之用，古名言"流水不腐"一语于此有双关之妙。居室既禁强风冽冽，更忌湿潮氤氲，外湿过甚，无助祛邪，反增病情，唯以空气流畅，环境清爽，实能悦心轻体。此外，针刺、全身保健按摩，于病于症都有标本同治、用广效高之优。

综上所述，输液反应是一种医源性湿邪为患、来势迅猛、表里并病的急症，治则宜祛湿为主，兼顾体质及原发病的寒热虚实。从中医学的角度弄清这一问题，不仅可以更好地运用中医药解决现代临床问题，而尤为重要的是，强调现代生产水平下的新发病途径的出现，以弥补祖国医学既往的六淫致病模式中重自然性、轻人为性，缺乏新时代特色的缺陷，从而充实其体系，使之更具有新时代的生命力。

【参考资料】

[1] 黄星垣.中医急症大成.北京：中医古籍出版社，1987：397.

[2] 黄星垣.中医急症大成.北京：中医古籍出版社，1987：397.

[3]《中医辞典》编委会.简明中医辞典.北京：人民卫生出版社，138.

[4] 秦伯未.谦斋医学讲稿.上海：上海科技出版社，1978：43.

【附2】针刺疗法为主治疗输液反应53例报告

输液反应是现代中西医临床上都不可回避的一个重要问题。笔者曾于1986—1992年间，在认真观察、反复探索该症发病的机理基础上，又对随机遇到的53例患者，主要应用针刺及中药进行临床观察，取得了理想疗效，现报告如下：

一、一般资料

本组患者共53例，其中男34人，女19人，11～29岁者7人，30～49岁者23人，50～71岁者23人，平均年龄为40.2岁。

二、方法

本组53例患者中，纯用针刺者40人，纯用中成药者6人，针刺加用中成药者4人，西药针剂配合中药煎剂者2人，针刺配合西药针剂及中成药者1人。

1. 针刺组

主穴：中冲、合谷。

配穴：发热甚者，加少商、商阳；头额痛甚者，配刺印堂；头项痛甚者，配刺列缺；头颞侧痛甚者，加太阳；胸闷气憋、恶心欲吐者加内关、足三里。

手法：先用5分毫针直刺中冲，轻者留针2～5 min，重者针挑放血1～2滴。同时用2寸毫针直刺合谷，用平补平泻手法强刺激，留针2～10 min。刺以上2穴，症状未全除者，再起用备穴，原则同上。

2. 中成药组

取苏合香丸速溶于温开水中代汤剂口服，或以藿香正气水直接口服。

3. 针刺加中成药组

取穴及针法同上；中成药为苏合香丸类芳香化浊剂，以开水溶化为液体，即时频服。

4. 西药、针刺配合中药煎剂组

急发期用解热、抗过敏、强心、兴奋呼吸类西药针剂肌注，遗留症状用传统方藿香正气散、蒿芩清胆汤等方，藿香、紫苏、苍术、厚朴、陈皮、半夏、茯苓、大腹皮、白芷、生姜、茵陈、黄芩、枳实、竹茹、滑石、甘草等药物水煎频服，主要用于缓解期诸证。

5. 针刺配合中成药、西药针剂组

即按前方药三者先后连续应用。

三、判定标准

痊愈：急性期诸症在 30 min 内全部消失；或缓解期后遗症状在 1～2 日内完全消除。

好转：急性期诸症在 30 min 内明显减轻，但未彻底消除。

无效：急性期诸症在短期内无明显改善。

四、结果

本组 53 例患者，经以中医疗法为主治疗，总有效率达 90.56%（其中痊愈率 83%，好转率 7.56%），无效率 9.44%（无效者即时改用表中它法而获痊愈）。在各类治法分类中，纯用针刺治疗者 40 例，占总治疗例数的 75.47%，另有针刺参与治疗者 5 例，合计为 45 例，占总比例的 84.9%。纯用针刺法获愈者 34 例，达各类治法痊愈率的 77.27%；用中成药苏合香剂类治愈 5 例，达各类治法痊愈率的 11.36%；针刺加中药组治愈 3 例，达各类治法痊愈率的 6.81%；西药加中药组 2 例，占痊愈率的 4.56%；合计总痊愈率为 83%。纯用针刺组内分类，痊愈率为 85%，好转率为 5%，无效率为 10%。

五、举例

屈××，男，31 岁，农民，1988 年 12 月 12 日晚 10 时 30 分，以 "头颅骨骨折" 收住院，即时施行缝合手术，后给静滴抗生素、甘露醇等至 13 日 3 时。间隔 7 小时后，重行静滴抗生素，至滴注 25 min 时，患者渐觉全身不适、寒战、恶心、头痛如劈、颈项不利、语言失真，体温 39.5 ℃，脉细而促，即予诊断为输液反应，急给减慢滴速，先针刺中冲、合谷，续刺商阳、列缺，另备甘露醇等以防恶变。逾 5 min 后，西药全然未用，诸症竟全消失，20 min 后，体温亦复至正常。

六、讨论

输液反应为临床急症之一，处理不及时或不当，往往可致病人死亡，天津市二院王凤文先生所著的《输液反应的常见原因及其防治》（见《中国农村医学》1990（5）：15）一文所举类例发人深省。由于既往中医没有输液给药，即使新中国成立数十年，而当代中医也对此未能注意，这与将该症纳入中医辨证论治系统，与现代中医临床发挥多途径、多功能给药的要求是不相适应的。笔者目睹此状，悉心探求，认为根据输液反应发病转化阶段的不同，分别属于中医的发热、喘证、厥证、湿阻等范畴，概其病机，具有湿邪直中、随体质及原发病的寒热虚实而变作的特点，遂从 "急症急治" 的原则出发，选定中冲与合谷为主穴治之。中冲为手厥阴心包经之井穴，清热、化痰、解闭开窍为其主功，针之则有透达邪气、解闭止痛之效，以驱阴分之邪；合谷为手阳明大肠经之原穴，基本功用与中冲相同，又擅于解表疏风，以驱阳分之邪。两穴配用，表里同治，阴阳并调，故能用治输液反应诸症；至于备用配穴，亦在取其疏通阴阳、协助主穴，以迅速消除兼症力求最佳疗效。倘或针刺不理想者，亦可及时配用各类药物，其中又以中药为首选，因情施治。结果表明，中医疗法对其有肯定疗效，其中针刺显效最为迅速，且与西医疗法对比，确有疗效高而快、操作简单、副作用少、耗价低廉等优点；中成药除疗效优良外，尤在注射不便或西药无明显作用的情况下，更具简便之长；中药汤剂因煎时所限，故而在急性期很少采用，但却对缓解期遗有不可名状的痛苦者，有它法不备之优。临床若能辨证应用，不仅能补充中医在输液反应治疗上的空白，而且往往在多方面胜于西医疗法，值得进一步开发和应用。

本项实验因受认识阶段性所限，也有不能尽合本原之处，例如：①初期只重视针刺疗法而对4例针刺无效者唯恐恶变，便直接改用了西药，而未试用中成药，自然难以说明中药究竟对其有无疗效，但从后来2例愈者事实可见，无效4例对于所有中医疗法来说，其存在是不大可能的，本文中的无效统计只做暂时标记而已。②本人所遇有后遗症（胸闷、心中懊憹、纳呆、四肢重滞、头昏或轻微胀痛等）者，均属输液反应严重，经用西药注射后而遗留，每以中药汤液施治，唯因难以追访，确切疗效未能收载，故此另表2例，亦作暂时标记，并说明中医药可达到系统治疗，而非只行一着。③本期病例中，有行针刺无显效，改用西药获愈者，原属病情严重而曾行强心、兴奋呼吸剂急救之故；亦有6例为先用西药针剂无显效，改用针刺或服丸药而获痊愈者，也有2例针刺无效，改加丸药收功者，说明中医疗效是肯定的。

【附3】芳香开窍法治疗重度输液反应

为了有效探索中医急救方法，笔者曾从"急症急治"的原则出发，试用针刺方法治疗输液反应，大部分获得良效，另有2例因反应程度严重，证情复杂，而针刺无显效者，改用芳香开窍、解郁化浊之中成药收功。现报告如下。

例1：刘×，男，12岁，学生。1986年7月10日因患急性胃肠炎，值班医生给5%葡萄糖生理盐水、庆大霉素、维生素C及维生素B6等混合静滴。待输至200 mL时，患者突然寒战不已，即给肌注异丙嗪、安痛定。10 min后，查其体温为40.2℃，前症不减，并见烦躁不安，遂改地塞米松、氯丙嗪肌注，配合酒精全身擦浴。过30 min，体温降至39℃，寒战消失，而症状又现双目怒睁，惊狂躁扰，昏不识人，时而站立，谵言妄语，向外猛冲。笔者接班后见此状，即呼其父母配合，迅速针刺人中、神门、合谷、太冲等穴，效果尚可。然逾20 min，前症再作，复予针刺，已毫无效果，按摩更无济于事。细细诊察，发现患者面色㿠白，口多浊唾，脉象弦滑，猛悟此系痰湿内壅、上扰心神之证，遂取小儿苏合丸（冰片、乳香、没药、白芍、甘草、白附子、薄荷、桔梗、紫苏、茯苓、荆芥、前胡、大茴香、木香、陈皮、干姜、黄芩、厚朴、川芎、柴胡、朱砂等）1丸，先试将半丸用开水化为20 mL药液，强行徐徐灌服。药液入胃约10 min，患者渐趋安定，乃续予剩余半丸，旋即坦然入睡，次晨按时上学，未留任何不适，泻泄亦止。

例2：张××，男，64岁，农民。因咳喘心悸、面唇紫绀、下肢浮肿反复发作15年，加重3天，而于1989年9月23日急诊入院。西医诊断属慢性肺心病急性发作，心衰Ⅲ°。经同道给温阳化瘀利水类中药，及抗感染、强心类西药治疗4天，诸症大减。为巩固疗效，次日续给静滴10%葡萄糖和丹参注射液。不料滴至400 mL时，患者出现恶寒无热、全身战慄、牙关强急，乃至胸憋心悸，呼吸喘粗，面唇紫绀加重，四肢厥冷，脉伏而结。笔者即拔除其输液管，针刺中冲、合谷、内关、

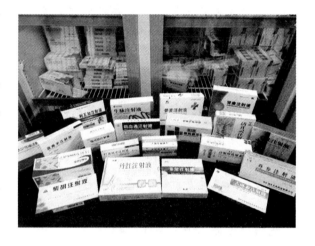

膻中、足三里等穴，平补平泻2 min，诸症不减，又加刺三阴交、神门、列缺3 min，症情同前。恐失病机，便改予苏合香丸（白术、青木香、犀角、炒香附、煨诃子、檀香、安息香、沉香、麝香、丁香、荜拨、薰陆香、苏合香油等）1丸，以温开水化汁60 mL，小匙频频喂服。药尽后逾15 min，喘悸基本平息，寒战消除；病机已转，再静待25 min，反应诸症全部消失，安静入眠。

输液反应是临床常见病症之一，也是现代中医临床面临的一个新课题。笔者通过反复研讨，总结其病机为："湿邪直中，随体质及原发病的虚实寒热而变作"，便拟定使用芳香开窍类中成药治之。苏合香丸源出于《太平惠民和剂局方》，其方药重力宏，疗效可靠，对于痰湿闭阻之重症尤为适宜。小儿苏合丸又名解表化痰丸，系河南省中州制药厂验方，功同苏合香丸，唯药力稍弱，但对输液反应的治疗，效果却同样令人满意，而且价钱低廉。两药同属于芳香化浊、解闭开窍之竣剂，尤其其气香烈，在化汁徐服时，凭借口鼻相通之道，既有汤剂入胃，又兼雾剂入肺，宣化通利，双管齐下，因而药效能够迅速得以显现。

第四节　中药口服用法解要

随着国际中西医研究的形势发展和我国"健康中国"战略的大幅推进，中医药的整体思维领先理念和简便廉验应用优势及在诸多常见病、多发病、疑难杂病和急危重症救治中的独特作用，不仅在过去已经得以浓烈显现，而且在当代日益具有生命力，其源即在于无数中医人不懈的精诚研用与喋血集结，此中，中药的作用当居首功。

不夸张地说，中药的发现与精妙应用，本就是十足的科学发明与创造，当然，这里的主体无疑是中医人。俗言道："用药如用兵"，医生手里的药，即是战士手中的武器，引申而言，它更是一种不可穷尽的人类生存保障工具。

就现有所知而言，中药的来源，涉及植物、动物、矿物、金属、水液乃至空气；它既是绝对的自然物当家，却也必须经过或简单或复杂的炮制甚至是深加工；从剂型而言，它有汤、散、丸、膏、丹、酊、雾、注射剂等很多种类；从使用方法而言，有口服、穴灸、贴敷、洗浴、鼻塞、含服、搽洗、灌肠、膀胱冲洗、肌肉注射、静脉注射等内服外治之别，其中尚有许多精细深奥的具体技巧。在这诸种方法中，口服汤剂实为应用最广、效用最好、临床首选的方法，但与此同时，由于多方面的误解和误导，口服汤剂也不可避免地成为临床应用最为混乱的灾区之一。

截至目前，无论在患者群中，还是在中医生当中，大家普遍都认为中药汤剂一天只能、也必须服尽一剂，在一段时间里，甚至有某省级医疗机构还公开张贴宣传其"创新成果"——服用中药"三三制"，即：每剂药煎煮3次，每次煎煮30 min，每日口服3次。更多的医生则是不分大小轻重药剂，一律嘱咐患者"每剂药煎煮3次，每日服用3次"，其依据何在？答曰：习惯使然，或者是"不清楚"。面对此状，究竟如何对待才算正确呢？

笔者数十年坚守门诊与病房实践思考不殆，直至1994年才恍然大悟：要准确解答中药汤剂口服的关键问题，实须求证于中医经典著作。假以时日，也终于找到了权威性依据：

首先是《伤寒论·辨太阳病脉证并治·上》篇的桂枝汤方后嘱，这一段经文给我们明示了很多服药的重要方法与关键要求。

其中最精彩的是：

1."服已须臾，啜稀粥一升余，以助药力"，即：要注意服药后配合食疗，帮助药力。

2. "温覆令一时许,遍身漐漐微似有汗者益佳,不可令如水流离",即:让患者服药后盖上暖被子卧床休息大约一个时辰(2 h)的时间,等待全身有轻微的汗出,病邪即可随之而泻,但此时切忌大汗。

3. "一服汗出病瘥,停后服,不必尽剂",即:服第一次后就有汗出、主症也随之解除了,后面剩下的药就不要再进服了。

4. 如果汗还未出、主症未解,就可按照前面所说的方法再服用,这两次之间的间隔期是"一时许",也就是一个时辰,即现今的 2 h。

5. "又不汗,后服小促其间,半日许,令三服尽",即:如果预期的好转现象还未出现,就应再稍稍地缩短两次服药的时间间隔,直到在上午半天时间(5~6小时)内把一剂药都喝完。

6. "一日一夜服,周时观之",即:12时辰(24小时)昼夜连续服药(而不是只能在白天服药、夜间停服),严密观察,多到可以一天内进服12次左右,或是更多次。

7. "若汗不出,乃服至二三剂",即:每天可服到两剂或三剂,而不是每天只能进服1剂药。

8. "禁生冷、黏滑、肉面、五辛、酒酪、臭恶等物",即:要注意在服药期间配合清淡饮食,切忌大进腥荤。

《伤寒论》这段经文就明确揭示了中医服药法的真谛,也第一次完整地推出了中医护理学——首次公开地昭示了中药不仅可以一日一剂定时煎服,而且可以服一次中病即止,或一日二、三剂昼夜连服;同时还要注意服药后的主要指标变化,从而确定是否继续服原方药,以及饮食宜忌。《伤寒论》共出113方,其中以桂枝为名的类方就有27方,而这些方后大多都是"余如桂枝法将息及禁忌",可见桂枝汤煎服及禁忌法具有普遍代表性;鉴于桂枝汤为"仲景群方之冠"、《伤寒论》之魂,本段经文所示的"桂枝法"在中医学中的崇高地位与临床指导价值即可不言而喻。古今精学并高笔注译《伤寒论》者不计其数,有重大发挥与成就者亦不下400余家,然因其止于书房或仅限于普通门诊,所重在以文解经,少于系统的急重症救治实践,故而往往只在乎玩味桂枝汤正文,却对其方后嘱多有忽略,以致精粹遗失于股掌之间,不可不谓遗憾之至!

我们再看《伤寒论·辨阳明病脉证并治》第208条大承气汤方后嘱,这里的精彩点在于:

1. "分温再服",即:一剂药仅需煎煮1次,再分作2份,酌情乘温服下。

2. "得下",即:胃肠中的宿食及痰瘀积滞得以随着大便的通利而迅速泻下,腑气从而复得通利。

3.“余勿服”，即：剩余的药液就不要再继续服用了（以防药过病所或过伐伤正）。

也即是说，服药的间隔时间、次数与剂量，不是以所煎药液的多少而定，而是以大便是否顺畅泻下为根本指标和依据的，也许一次就行，也许要服到二、三次不等。这一服用法与上条原则雷同，只在于前者是以汗出为指标的不同。

也许有人会对两次服药间隔期为一时辰的解释持反对态度，我们不妨再找一个印证。众所皆知，清代吴鞠通先生为我国近代中医界人所共崇的温病学大家，他曾在温热病学经典著作《温病条辨·凡例》中曾明言“是书仿仲景《伤寒论》作法”，故而他的学术观点不仅可以反映有清以来温热病救治的奥妙，更足以帮助后世学者学习理解《伤寒论》。

例如，《温病条辨·中焦篇·减味竹叶石膏汤方》方后嘱曰：“水八杯，煮取三杯，一时服一杯，约三时令尽。”这里的“一时服一杯”，既在叮嘱进服汤药的时间，更在于明确提示两次服药的间隔时间为一个时辰，即每隔两小时服一次药。

《温病条辨》在论述增液汤时，方后嘱尚有“煮取三杯，先服一杯”。这里的精彩点是：

1.“约二时许，得利，止后服”。即：首次服药后的观效期限，或者说前后两次服药的间隔期是两个时辰，服药见效的标志是有小便通利尿出，如此则一次即够，不用再服余药。

2.“不知，再服一杯；再不知，再服。”即：不拘时限次数，直到见尿为度。此意与桂枝汤应用有近同处。

《温病条辨·中焦篇》：“服增液汤已，周十二时观之，若大便不下者，合调胃承气汤微和之。增液汤方（咸寒苦甘法）：元参一两，麦冬八钱，连心细生地八钱，水八杯，煮取三杯，口干则与饮，令尽。不便，再作服。”此段提出了不拘次数而以临床指征（小便尿出）为准的服药法，近似大承气汤，但其药量远超出于外。而新提出“周十二时观之”，不仅强化了昼夜严密观察的重要性，更在于加入“十二”二字后，对仲景“周时观之”作了十分精辟的注解，使后世便于深刻理解。

此两部经典同论，足以从根本上推翻现今社会上流行的所谓“一天只能、也必须是服一剂（3次）药”的教条主义怪论，使中医人真正步入“辨证论治”的轨道。尚需补注的是，“经方”以药味少、功用主治专一为特点，所以无论是进服还是停服，一般都是全方药同进退，而“时方”则以药味相对偏多、功用主治主次症兼顾为特点，因而在进服还是停服问题上，往往会先后续停有不同，譬如说，在含有大黄、芒硝时，医生多会叮嘱药房将其另行包装，叮嘱患者在与其它药一同进服该二药，至出现大便通畅乃至轻度泄泻时，即可中止加服该二药，继服其余方药，这既是对患者的负责，更是对经方"中病即止"思想的良好体现。

那么，古代圣贤是否没有一日服一剂、三次的训示呢？也非尽然。

例如，《金匮要略·痉湿暍病脉证第二》甘草附子汤方后嘱有：

"上四味，以水六升，煮取三升，去滓，温服一升，日三服，初服得微汗则解。"此段经文即正式提出了"日三服"，即一日三次的服法，"能食，汗出复烦者，服五合。恐一升多者，宜服六、七合为妙。"则又提醒我们，每次服药量尚需根据患者的体质情况而定，若是体弱者，尚可减少每次的进服量，不能千篇一律，强求患者。

《金匮要略·疟病脉证并治第四》柴胡去半夏加栝蒌汤方后嘱有"上七味，以水一斗二升，煮取六升，去滓，再煎取三升，温服一升，日二服。"——此段正式提出了"日二服"，即中药汤剂还可一日二次的服法。

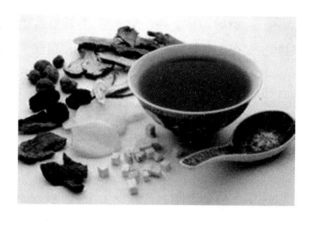

唐代大医孙思邈以其医德高尚、医术精湛，自身又善于养生，而被后世尊称为"药王"。他在处方治病上，除精究方药外，也很重视服药次数的推敲。例如，他在《千金方·诸风第二·续命煮散》的方后有曰："上十五味，粗筛下，以五方寸匕，内小绢袋子中，以水四升，和生姜三两，煮取二升半；分三服，日日勿绝。慎风冷，大良。吾尝中风，言语謇涩，四肢痠曳，处此方日服四服，十日十夜服之不绝，得愈。"

这段解释语的要点是：

1. 把既定的处方研磨成散剂，装入布袋中，当需要使用时，可将此散剂按一定量取出，加上生姜，一起煎煮（学界称之为"煮散"）。

2. 该汤剂一般来说，是每日进服3次。

3. 他本人患中风病后，则将该汤剂按照每日4次进服，"十日十夜服之不绝"，推知当为白天3次、夜间1次。

纵观当代临床治疗，足量的中草药必须用较大容积的器皿盛放，煎煮时间也必须以水分将药液全部浸透为前提（一般在30 min左右），而在患者急危时刻，这种传统方法误事者恒多，甚至对于不便于大量进服者而言，也有诸多不便。笔者因多夜守于危重患者榻旁，辗转于农家里外，忽有一日猛然醒悟，甘肃陇南自古以来就有一种看似简单其实妙趣无穷的"倒罐罐茶"法，有的人以此法在罐中添加香油、肉片、核桃、茶叶等物而完成了丰富的早餐，有的人则以此法通过在罐中加荆芥、紫苏、薄荷、杏仁等物，自治了很多常见病、疑难病，其特点是每次仅服1～2口，2～3 min即可熬成，速制速饮，积少成多，大有滴水穿石之功。我经长期反复观察思考，采用罐罐茶的原理，在中医基本理论指导下按常规辨证处方，但在所用药物的剂量选取上，多用常规标准的三分之一左右，在药品加工上强调短时武火煎取，在服用频率上讲究少量、快速、连续地通过口腔途径及时足量给药，从而获取理想的救治疗效，遂名之为"小剂量速治法"，其创新来源却是中医经典著作《伤寒论·麻黄桂枝各半汤》。综其优点，一在便于找寻应用煎煮容

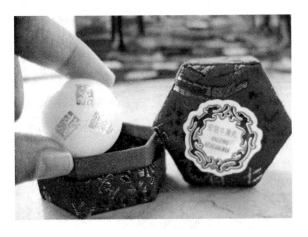

器；二在缩短浸泡煎煮时间；三在小量及时浸出、足以应急；四在便于随病处方、随证改方、随地施治。有此便于争分夺秒地实施人性化的治疗，即可揽收"轻可去实""举重若轻"之功。即使因病情变化须随时丢弃前方药，也能既少浪费药物资源，又减少患者为之所付的经济支出。综述其功用，首在于急重症救治，其次也可广泛施之于多种因昏迷、给药路径不便、年幼或精神不正常而配合不佳等，不适合大剂量快速进药的患者。实践证明，本法具有常规剂量或其它任何疗法无法替代的实际价值，值得我们大力推广应用，并不断总结提高。

　　长期的中医经典著作学习和大量的临床实践还使我深刻认识到，药物能否及时持续给入患者体内，往往是救治成败的关键。在患者神志不清时，使用平时最具给入优势的大量口服法一般很难奏效，此时如果改用筷子头、食匙尖连续蘸滴中药，反倒能成功救治病危患者，我故于20世纪末期再度创立了由医者在对患者进行四诊合参诊断的基础上，根据辨证论治的原则拟订中药方剂（包括中成药、注射剂），继而将其如法煎煮（溶解），然后另取经严格消毒的覆吸罩（本人创新发明专利成果），浸泡于以上任一种方剂做成的药液中，适时取出，捏至湿潮而不成线状下滴为度，继用双镊将药纱拉扯平正，按患者口形覆盖其上，让患者在自然呼吸之际，将预定的中药液自变为适宜蒸汽，通过鼻咽道和咽、喉及口腔诸器

官经络吸入体内，从而实现了小量、持续、安全、足量的给药目标，乃对其命名为"覆吸疗法"，用以救治：①神志迷蒙或昏愦，不能直接服用、吞咽药液者；②呼吸道不畅，呼吸功能衰惫，对药液直接进入、吸收有困难者；③消化道障碍，进食、吞咽食水有困难者；④智力发育不全或受损，不能良好配合常规给药治疗者；⑤口、鼻腔及咽喉病患者。本法为有效应用中医药救治急难重危患者和老幼弱者开辟了新的安全给药途径，也可为中医走出困境实现跨越发展发挥鼎足之力。

　　当然，古代大贤不仅对煎煮中药的用水，有普通井水、甘澜水、地窖水等的讲究，还对中药汤剂的服用温度有热服、温服、凉服等的不同，皆是依据病情和《黄帝内经》"热者寒之，寒者热之，虚者补之，实者泻之"的治则而选定的，鉴于篇幅所限，兹不赘述。

　　通过再度温习经典文句，结合临床实践反复验证可知，中医用药治病除讲究药味配伍外，也毫不忽视每次用药剂量和服用次数及其间隔期的重要意义，围绕药中病的、适度即可的宗旨，必须灵活掌握一次降病即停服该方或继而改处新方、一次未能降病则继用该方直至尽剂、一剂还未降病且病症仍未变化者，则可减缩间隔为一日服原方至二三剂、病变药随之即变、药随病行紧追不舍等基本原则，根据临床实际，还可引申为不论病症与处方是否变化，都要紧扣病情随机适量、

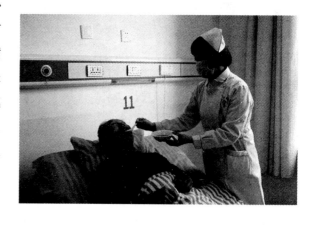

足量用药，也就是说，服用中药以解除病症为主，绝不死定其量与次，特别对于重危疑难之病，要做到"一日一夜服，周时观之"，恰是数百年来中医学人最惨痛地遗失的精要所在，直至现今，诸多同道仍在迷茫无端地抱守"一日一剂，一日三次或两次"的教条理念，殊不知一名医生即使你的理法方药全然无误，但若不晓服药量次奥妙，便难免因不济或过量而使诸多患者受害，同时也随着疗效的丧失，使中医学陷于被动甚至面临毁灭的境地，操医司命者实在不可不深究！

第五节　论"小剂量速治法"

　　中医学在经过中华民族世代不断地实践与总结之后的今天，概之谓"博大精

深"毫不为过，"独秀于世界科技之林"也是无可争议的事实。但无论从中医学术自身需要不断提高，还是从天下众生的诊疗需求与世界科技发展竞争的热度不断提升的形势来说，它都是应该刻不容缓地对自己进行辨证扬弃的。有鉴于此，笔者通过长期研习和医疗实践体会，认为确有必要提出"小剂量速治法"学说，从而有效地充实和发展中医学术体系。

一、"小剂量速治法"的衍生由来

自古以来，人们出于自身治病保健的需要，不仅崇拜医生，更迷恋于方药，"秘方"尤甚。所谓"秘方"，一般指具有特殊疗效、秘而不宣的方剂。其实，不论是否秘传方，仅在传播范围之异，实质均藏于药味与药量之中，即此而言，先贤就有重味与重量之争，前者如叶天士《临证指南医案》等书载方，只出药不示量，后者代表如《伤寒杂病论》等书，出药更示量。而古训"圣人不传之秘在量上"更是一矢中的，道破天机。

关于方量之究，上可朔及《黄帝内经》，下逮于今。例如，《素问·至真要大论》中有曰："气有多少，病有盛衰，治有缓急，方有大小……是故平气之道，近而奇偶，制小其服也；远而奇偶，制大其服也。"其本意为病大或主在下焦者处大方，病小或主在上焦者处小方，而大、小方之意，既指方中君臣佐使配置多少，同时也当视为有剂量多少之意。《素问·五常政大论》中还有："病有久新，方有大小，有毒无毒，固宜常制矣。"虽主言药方攻伐力之缓急，而"方有大小"总不排除剂量之别。至汉代，张仲景大开中医证治之先河，其甚可称尊者，不仅在于辨证论治出法之严谨耐寻，更在于后世研经者大都忽略了的方味与药量的巧设上，特别是在小而得力的宝贵学术精华体现上，突出了两个特点——一是药味少；二是用量大小灵活权变。例如，桂枝汤为：桂枝三两，芍药三两，甘草二两，生姜三两，大枣十二枚，旨在调和营卫、疏风解表，须力宏方可达之；而桂枝麻黄各半汤为：桂枝一两十六铢，芍药一两，生姜一两，甘草一两，麻黄一两，大枣四枚，杏仁二十四枚，方量减至桂枝汤和麻黄汤的1/2或1/3，以其所至之邪微，只需轻轻透解即可。据专家考证，东汉时计量单位的一两，即今之1/10量（1钱，折合公制3.125 g），足见此乃小剂量用药法中之一式。但贯穿于全书的桂枝汤证护理法更有精义，其可贵奥妙，即在于示人必须紧随正邪交争之火候精当用药，既不能过激，又不能应对不力；可是其在对危重证候的处治上，虽然坚持了药味纯少的特点，却在用量上始终凸现了重拳出击的不变原则，从实而言，对单一证者绝佳，而对于复杂性危候来说，就不能不说有失允当了。"金元四大家"之一的李东垣先生，在为"气高而喘，身热而烦，其脉洪大而头痛，或渴不止，皮肤不任风寒而生寒热"者创制补中益气汤时，方中除黄芪、甘草各五分（即今之1.6 g）外，其余五味药均为三分（约今之0.95 g）剂量，方后并有嘱曰"如伤之重者，二服而愈，量轻重治之"（《内外伤辨》），可谓首次揭示了小剂量治大病的真谛。明代大医龚延贤乃世医出身，以救治急重症称著，其经验代表作《万病回春》即以急救经验记录为主，所用方的最大特点即是小剂量，例如用治关格的枳缩二陈汤为：枳实一钱，砂仁、白茯苓、贝母、陈皮、苏子、瓜蒌仁、厚朴、香附各七分，川芎八分，木香、沉香各五分，甘草三分，"上锉一剂，生姜三片，水煎，入竹沥磨沉、木香服"（明时计量实质与今时大致相等），显然是取其简便易行之意，憾在其未能合以仲景桂枝汤煎服法精旨，便难免有辨证论治欠周之嫌，然终归彰显了中医急救之道，尤其是小剂量应用的突破。至清代，章纳川先生再悟药物剂量与药效的密切关系，其著《汤头钱数抉微》，除在各汤头歌诀中均郑重将剂量编入外，更在之前发表阔论，有谓："体质强弱，受病各异，钱数合病治病，非合体制治体质也。"（《南北体质不同钱数划一论》），"故钱数之配合得宜，能使药各全其性，亦能使药各失其性，操纵之法有大权焉，此钱数之妙也。"（《钱数与药离合论》），有力地针砭了著书出方不论剂量的时弊，甚为精当，但却又因不知药物归经之妙而误出小量入上焦、大量入下焦的教条枉诞谬论，实为美中之憾！

由此可见，虽曰中医古典汗牛充栋，中医学术博大精深，然在小剂量用法上总归时隐时现、理论不精，尤其尚无点破主题者，后之学者更少有问津，无意间抛弃了这一有效应急之策，造成了自闭门路、自毁形象的悲剧，应当说既有古之学者认识方法的缺陷，也有中医学术发展的时代限制。正因如此，笔者深思于不可选择地面对的现代科技挑战，尤其是急危症救治挑战，感伤于至今仍在"公认"和盛行着的急危症、难治病须投大剂量治疗观念对患者及中医学所造成的严重伤害，设题于中药的"速取"和"高效"，感恩于小剂量用药每每在我临证治疗中的有力资助，遂在经年认真思考总结的基础上，再度系统倡明"小剂量速治法"，以期充实当代中医学术体系。

二、"小剂量速治法"的概念及功用

"小剂量速治法"的概念逻辑起点是：以中医治疗方法为基点，以所用药物剂量的相对小数度衡为前提（内服为主），以药物疗效较快地显示于患者的速度为判定标准，三者之中有缺一者，归类定义即有悖于本旨。或问：以小剂量药物施行外用，或以针灸、按摩等疗法对患者施行小面积、少穴位、浅轻巧的刺激量治疗，使其也达到速效的目的，可否谓之"小剂量速治法"？本人认为，若仅改换治疗工具和承载部位，施治方法的定性和定量合乎前述之原则，且能达到速效者，亦应归之于内。例如，笔者近年总结创新的"覆吸疗法"，就是将中药化液后，以湿性药纱的形式置于患者口鼻上，使之在自然呼吸之间少量连续吸收，从而达到速效

的目的。就本法的功用而言，首在于急危症救治，其次也可广泛施之于多种因昏迷、给药路径不便、年幼或精神不正常而配合不佳等，不适合大剂量快速进药的患者。

在"小剂量速治法"定义原则之外，尚有一个十分重要的补充说明，即：定单次剂量而不限其施行频率，量病施治，中病即止。也就是说，"小"的含义只指一次处方的药物剂量，绝不与总治疗量的"少"同义或并行，相反，确定"小"的目的，正在于为施治频率的多量次铺路架桥。因为中医的主要传统治疗工具——药物，是以原药饮片为主，既具有易辨识、易采集使用之便，又因有体积大、不便于携带和对煎煮器容量要求高等弊病，剂量大则有需要容器大、水药浸和时间长、煎煮费时等缺点，对于慢性病人来说是无关紧要，且因其效佳而一俊遮百丑，但对急重患者而言，则难免有因慢而"杀"人之嫌，世人轻视或讥讽中医为"慢郎中"，其缘不无此源。鉴于此弊，中医曾进行过大量探索，以图自新，如丸、散、膏、丹等诸种中成药的问世与应用，既开拓了中药的治疗范围，更主要在大大缓解了"慢"所造成的悲哀。然而，中药汤剂自有其独特优势，所以，中医再如何发展，终不会断绝煎剂口服一途，故而，"慢"的矛盾也就很难彻底消除。值此，笔者提出"小剂量"，一在便于找寻应用煎煮容器；二在缩短浸泡煎煮时间；三在小量及时浸出、足以应急；四在便于随病处方、随证改方、随地施治，即使随时丢弃前方药，也能既少浪费药物资源，又减少患者为之所付的经济支出；若一剂中病即可停方或易方，病不除而证未变者，再续方守治亦无妨。而就患者的承受度而言，小剂量药物易于接纳，有纳入则疗效可言，大剂量用药都往往失之于此。可是，应当清醒地看到，小剂量用药也有力弱不及之弊，犹如欲搬动上吨量之物，仅靠一两人之力，显系无望，必须借众人之智与力方可；要对病机复杂、病势猛烈之病实施及时有力的应对，没有足够的药力也是万万不能的，而弥补小剂量之弊的重要办法就是少量多次、积少成多、蓄势猛攻、尽挫敌锐，所以，尽管一次除病者不乏其例，从总量言之，小剂量速治的重要内涵还在于连续多次、把握总量、足量施治。

"小剂量"是与常规剂量、大剂量以及患者年龄相对而言。中医学讲究"因人制宜"，其"人"的含义，既指患者的体质与个性，更指患者的年龄特点。在治疗用药上，16岁以上者，一般处以成人量——《药典》及历代名家经验所示的常规剂量，之下则可按成人量进行折算，以黄芪为例，成人常规用量为每剂10～15 g，而对6岁小儿来说，则处以5～9 g即为常规剂量；但在治疗气虚血瘀型偏瘫时，成人却可用至120～240 g（本人经验），小儿也可用至20～60 g，即为大剂量用药，目的也在取其速效，可是，如此用法一般只对单味或少数药而言，对于一张处方来说，其总平均量依然以常规量为绝大多数。笔者所说的"小剂量"，则是处方总平均量在与年龄相应量的1/2～1/3左右，总体积要求在20～100 mL之间，取意于农村老人烧"罐罐茶"，小巧玲珑，且煮且饮，终达茶足饭饱的目的，具体却不能确定必须是一个死量，若是那样，则又违背了辨证论治原则。

"小剂量"还寓有一方中药味品种之限。"经方"的出现，不仅在于为后世推出了中医方剂学配伍法则，同时还树立了味少药专的用药规范。但由于疾病的复杂性，加上后之医者辨证不精、药性不熟，以及患者心理苛求等原因，处方中每味药的剂量如常，药味品种却无限膨胀，大演"药海战术"，每每误人颇甚。"小剂量"的真正内涵，应当是既指单味药剂量宜少乎常规，同时又指一方中的总和计量必须少于常规，言下之意，尚须将一方中的药味品种和体积相对缩至最少，否则，即使单味少量，若数十味加起来，便难免仍为"牛头包子"，速煎速取就全然无望，速治的理想自然无从说起了。

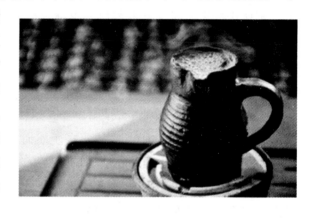

中成药或其它中、西医疗法的应用，也有"小剂量"问题。中医先哲们为了力求准确、有力、快速地诊治疾病，早就进行了大量除汤剂口服以外的其它剂型药和疗法的多方面、多途径应用，并随之总结出了相应的单元剂量及其辨证应用规律。笔者此所谓"单元剂量"，就是指一般成年人一次或一天里可以安全而有效地承受的最大适宜剂量；而所谓"辨证应用规律"，一定程度上讲，则是指可以相对连日有效而安全地应用，大多数在本时段内可以痊愈或显效的阶段性应用方法，简称之为"疗程"。无独有偶，西医学在临床治疗中，也同样关注并总结出了大量西成药的单元剂量和常规疗程应用规律，其"血药浓度"的概念与中医学"归经"理论有着十分贴近的关系，而西地兰一次应用量和饱和量用药方法，更具有启迪性。然而，在诸多场合中，中成药、西成药以及其它中医疗法的临床应用上，照样有着小剂量应用的问题，只不过其一般不存在像中药汤剂那样体积大、难制剂、耗时长的问题，故而试图以小剂量求速效的迫切性就不是很强，更多的是出于以下两方面的目的：①以药探情试病，追求安全，摸清适宜性，再随之以重剂量猛攻，或改用它法再治，青霉素类药先之以皮试就很具有代表性；②顾及弱体质的适应性和痼疾消除的持久性，采用小剂量缓图根治，例如，减少"胆石通"的一次性用量，以使服之大泻者转为轻泻，既利于排石，又不对患者造成过多痛苦。

三、小剂量速治法应用举例

患者袁某，女，74岁，城郊农民。素患"风心病""高血压"等病，于2001年9月21日早晨复遭外感，证见恶寒发热、身痛目眩、胸闷气短、纳呆恶心、四肢不温等，即延医在家中给静滴降压、抗感染、营养类西药，不料至下午5时后，渐变为四肢厥冷、神志昏迷、呼吸微弱。至晚6时半，急电话邀我乘车前往，察其面色晦暗、双目微闭、牙关强急、口鼻气冷、静卧于床、舌淡苔腻，左脉微细，右脉细滑，体温测不出，心律60次/分，呼吸16次/分，血压140/100 mmHg，乃辨为少阴兼厥阴寒化证。即取估备分包的炮附片、红人参、干姜、桂枝、吴芋、砂仁、白术、枳实、陈皮、白芍、炙甘草各3 g、煅龙骨6 g，亲执小煨茶缸乘便火急煎。3 min时浸出首次药液10 mL许，嘱病家以小勺连续滴灌，继而连煎连灌，2小时间进饮约100 mL，即见患者面部透出红色，呼吸渐形有力，目睁神醒，四肢转温，且能顺床自由伸缩，后又索食，喂之有馨乐表示，足见危证挽回。我便再嘱病家守方换药，频频煎饮，精心护理，力求全功，方才撤回。次日，病家欣喜来告，患者已几为常人！故改处善后方，复定成人常量，嘱凉水浸煎，每次口服液量增至100 mL，进饮频率减为每日3次，3剂而收功。

在长期的急症临床医疗实践中，笔者还曾屡屡应用小剂量药口服、覆吸、滴灌、外用等，有效救治众多急危和不便大量速饮、且经中西药物静滴肌注均无显效者，兹不赘述。

总之，"小剂量速治法"既孕育于常规剂量治疗法，却又具有明显的独到之处，尤其在急危症及大剂量饮药配合困难者的临床救治中，具有常规剂量或其它任何疗法无法替代的实际价值，值得我们大力推广应用，并不断总结提高。

第六节　试论"覆吸疗法"

从我们的祖先茹毛饮血的远古时代开始，人们借草涂疮的中医药外治法即已发端；到了春秋战国秦汉时期，以《黄帝内经》《伤寒杂病论》等为代表的经典著作诞生，同时把中医外治法推进了一个新时代；继至清代中叶，《急救广生集》《理瀹骈文》二书的问世，使得前期所有外治法的理论趋于完善，从而正式以一大学术体系的姿态出现于杏林；然数理论之备至、经验之丰硕、应用之最广者，当推20世纪90年代之后，不能不视作新时期"振兴中医"的辉煌战果。但是，据笔者四十余年的实践体会，仅止于目前的成就（包括内治法在内），显然还不能满足中医急救和特殊治疗的需要，更不能保证中医学在世界科学飞速发展的时代能得到有效保存而免除灭亡的厄运，唯一高效的措施就是"与时俱进"——在遵循中医学基本原理的前提下不断创新，从而使中医学焕发出新的旺盛的生命力。基于此，笔者沉浸于实践中不断探索，认真总结，终于悟出了又一特色中医药疗法——"覆吸疗法"，经临床检验，确有其独到效用，愿就此公之于世，悉听同仁指教。

一、"覆吸疗法"的基本概念和施行要点

所谓"覆吸疗法"，就是由医者在对患者进行四诊合参的基础上，根据辨证论治的原则拟订中药方剂，继而将其如法煎煮，适时浸出汁液；或将所拟的中成药剂用一定比例量的温开水溶解为汁液，亦可将中药注射剂（或西药注射剂）倒于小杯中，再按比例掺入一定的温开水，振荡和匀。不论选定以上何种药剂，均以清液而不黏 1 mm 以上药渣为原则。然后另取经严格消毒的纱布数块，浸泡于以上任一种方剂做成的药液中，适时取出，捏至湿潮而不成线状下滴为度，继用双镊将药纱拉扯平整，按患者口形覆盖其上，让患者在自然呼吸之际，将预定的中药液自变为适宜蒸汽，通过鼻咽道和咽、喉三种途经及口腔诸器官经络吸入体内，从而达到安全、快捷的治疗目的。

本法的施行要领有三：

①辨证论治为根本。病本有寒、热、虚、实之异，方自当有温、清、补、泻之别，临证必须辨证选方遣药，如若死执一方，定然谬误。

②药纱施布当适调。在覆置药纱时，除要求将药纱消毒干净外，还必须根据病人的呼吸状况而选定其药纱的厚薄大小。厚者（5层～8层）利于饱蘸药液，吸用时长，但有碍于呼吸通畅，故需留出三分之一的口径作为呼吸通道；薄者（3层～5层）便于通气，无妨碍呼吸之弊，但蘸药液量少，疗效维持时短，临床当因情而择之；至于药纱面积的大小，以稍大于病人的口唇外围，口稍张时不内陷、不空缺为度，通常用外科既定的敷料块即可。

③勤换勿脱慎护理。药纱上的汁液易随病人的吸用和阳热温化而变干，此时，其疗效已然大减，护理者应当注意观察，及时更换药纱，始终保持药力厚重，做到强力攻势，充分发挥扶正祛邪的预定作用。另一种情况是，病人频繁的头面或全身不自主活动，易致药纱滑脱于下颏或面部，使药纱不在最有效吸收之位，导致治疗乏力；或由口前上移至鼻，阻塞鼻孔出气，难免有引发窒息之虑。所以，医护人员必须一次将药纱对位放妥，以不轻易脱落为度，同时精心护理观察，万万不可麻痹大意，必要时可给药纱左右缝制固定系带，拉至头枕部打活结，或挂在耳上，避免躁动病人的不自主性对抗，以求理想疗效。另外，尚须强调的是，本法所适用的病人，多系病情危重缠绵，非一时一刻所能克，所以，覆吸必须保

持连续性，一般都应在数小时，切忌时用时停，甚至因轻视其功效而当作摆设，人为地丢失救治时机。

二、"覆吸疗法"的作用机理和适用范围

"覆吸疗法"就是借助一定的载体——药纱和水液，将中、西药物以微粒的形式，通过口鼻官窍输入体内，从而发挥预定的治疗作用。其要点，一是直接作用部位在口，间接作用部位在舌、咽、喉、鼻及口腔诸器官经络；二是作用形式主要为吸入，间有饮入；三是药物由此径而入的所谓"体内"，首指心、肺和"元神之府"——大脑，次指脾、胃、肠、肝、胆，后及肾、膀胱、三焦。之所以如此而言，依据有二：一是官窍通道之便，利于药物"因势利导"，如脾开窍于口，心开窍于舌，肺开窍于鼻，三焦之道为咽，药物作用于兹，即可使其脏腑直接经受治疗；二是经络运行之便，如心主神明，统十二经，舌既为心之苗，受五脏六腑之精气而成，又散通于十二经络。舌既受药，亦必渐滋于十二经络，对五脏六腑起调治作用，其他脏腑之理亦与此同，正如吴师机《理瀹骈文》所谓"外治之理，即是内治之理"。

既然如此，我们便可明晓"覆吸疗法"的主要治疗作用有：

①醒神开窍，安神定志；②豁痰顺气，化瘀通脉；③调理阴阳，升清降浊；④益气养阴，扶正固脱；⑤补济水谷，调摄脾胃；⑥保护口腔。

主要治疗适用范围有：①神识迷蒙或昏聩，不能直接服用、吞咽药液者；②呼吸道不畅，呼吸功能衰惫，对药液直接进入、吸收有困难者；③消化道障碍，进食、吞咽食水有困难者；④智力发育不全或受损，不能良好配合常规给药治疗者；⑤口、鼻腔及咽喉病患者。

三、"覆吸疗法"与其它疗法的优劣比较

从古至今，中医疗法可谓如数家珍，美不胜收，然细较而言，终归各有其一定的适用范围和应用优势，各有其长短，若超出其外，便有奏效乏力之弊，"覆吸疗法"亦不出此列，因而大有必要与其它疗法作一鉴别，以备临床精当选用。

1.与丸、散、膏、丹、片、胶囊、冲剂等多剂型药口服法相比

口服者入口急，进胃肠后缓，味偏厚重，主要溶解于腹内，后"水精四布，五经并行"，通达于全身，尤以治中、下二焦内病见长；"覆吸疗法"则入口势急，却又气态清轻，多入口鼻，熏蒸于上，有"食气入胃，浊气归心，淫精于脉，脉气流经，经气归于肺，肺朝百脉……""清阳出上窍……清阳发腠理"之用，虽亦有下沉于肾而调下焦之功，却总以上达为先为重。不足之处是在一定情况下用药量稍少于内服法。

2.与药物穴位贴敷、皮肤熏蒸、洗浴及按摩之类外治法相比

诸法作用部位重穴位皮表，治疗多遇皮、肌、骨等组织缓冲和抵消，药力和药速多有旁绕缓慢之虞，总不如"覆吸疗法"顺道而下直走窍道之径捷，自然有显效迟速之大异。熏蒸疗法亦是从全身皮肤和鼻口以气态给药，但必须营造一个相对密封的空间，条件制约大，给药量有限，且时间不可过长，长则易致人外脱，又妨碍其它救治法的应用。但"覆吸疗法"直接作用的范围相对局限，对外皮表病和下体病有"心有余而力不足"之憾。

3.与口腔含药法相比

二者均要直接作用于心、脾、肺之官窍，但后法需在患者神清气顺、吞咽无阻的情况下施行，否则极易导致药物变作异物而误入气道，阻闭呼吸的人为险象出现；"覆吸疗法"则多无此弊，更适于神志不清者。但含服法可在人行走或兼做它事时并施，"覆吸疗法"则一般仅适用于静态卧位时，否则易脱落失用。

4.与药液或食物鼻饲法相比

后法可在患者神昏时较大量给予药、食，便于中药疗效发挥，但在患者口中痰涎壅盛、呼吸困难的情况下，极易因塑料管占据咽喉空间而加重呼吸道阻塞，"覆吸疗法"基本无此一弊，尤显安全简便，易于施行，只是失在输药量嫌少之一端。

5.与雾化吸入和氧疗法相比

后法属于当代创新疗法，具有高科技特点——工艺精密，电力驱动，系统化操作，因为从口腔用人工蒸汽形式施疗，在一定程度上有"覆吸疗法"无法比拟的优点。但是，其另一方面却是要求药物必须是小分子或离子状态，非专用药剂即难以普及，而且其熏蒸冲击波定向连续进攻，患者在吸气时自感吸收舒适，却在呼气时难免受到冲击波的撞击，形成对自主呼吸的干扰，而出现人为的窒息感；况且它以电为唯一的动力源，设备和电的绝对配套便成为该法无法回避的必备条件，缺一不可。氧疗法操作机制虽较雾化吸入简单，但其吸入成分又失之于单调，故而难以达到多方面治疗的目的。"覆吸疗法"则以药纱为唯一硬件，基本不受过多客观条件的制约，更重要的是以患者自身的气力热能为动力，使患者的呼吸出入而有节奏、有微量和中量地交替调节吸收药物蒸汽，故而不对患者造成额外的呼吸干扰，并且可在任何场所简便施治。

6.与肌肉注射、静脉注射法相比

后法用药量大小和品种多少控制方便，可直接使药物进入血液循环或肌肉组织代谢，反应速度快，并便于观察用药反应，以利及时调整，但其所用药物必须是经过高科技加工制作而成，尤其是对环境和运载器具的无菌要求程度高，更看重操作程序和技术熟练度，掌握难度大，特别是在对由多种原因造成静脉管形隐

匿、肌肉柔韧度降低、合作程度不佳时，施行便受到很大限制；而"覆吸疗法"简便易行，稍经培训即可任职，对环境要求不高，同样可以随时调整用药处方和剂量，并有口腔滋养和保护作用，可收标本同治之功。尤其应当说明的是，大量事实证明，中药汤剂多系复方配伍煎煮而成，其疗效确有注射剂无法比拟之优，且随证调药，简便灵活，随手可行，此为注射法可望而不可即者，而"覆吸疗法"却可轻易实现，只是弊在其施疗反应相对缓慢，在临证观察病体反馈、以利医者准确调治方面实有不及之处。同时，覆吸药物剂量终归有限，加之发现时间不长，深入研究总结尚乏力度，故而在一定情况下尚未能像后者那样充当救治主力。

7.与针刺疗法相比

后法的简便速效、面广之长为世所公认，但其施疗实质仅限于体内阴阳调节，于实证为宜，于大虚而确需外来物质资助，或虽为实、却亦需外来物质调节之证，则有无能为力之嫌；"覆吸疗法"则可大大发挥其借助外来物质调节机体阴阳之用，而且同样具有简便速效之长，不足之处在于功偏于上而范围较小。

8.与鼻腔点滴法、塞鼻法、烟熏法、鼻嗅法、含漱法相比

后者诸法亦系从鼻或口腔通道给药，有简、廉、便、验之长，但均失之于给药量少、治疗时间不能过长也不便过长，故而对于需要连续治疗的患者，就显得鞭长莫及；而"覆吸疗法"既简便，又可长期使用，优势尤显突出。

覆吸疗法流程图

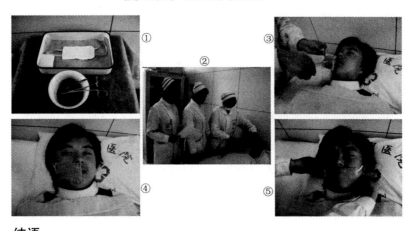

四、结语

综上所述，"覆吸疗法"确有简、便、廉、验之优，特别是经口腔覆吸而迅及诸窍与脏腑，施之于急难重危患者和老幼弱者更显其长，其给药途径与方法之特殊，实属古往今来未见载者。笔者基于长期从事中医急症救治研究，终于1994年悟及该法，并经反复临床观察和思考，使之日益切近医理，且在方法上不断完善和精当，逐年推广，使验其功力之医者日增，获其挽救之患者日多，目睹口中痰

浊壅盛而气急神昏者施之则迅即痰消气顺、心肌梗死神志谵妄者施之则速见神清语伦、高热津枯舌蹇口燥者施之则顿显舌润语清神宁，类此者比比皆是。事实证明，该法确系当代中医急症救治必不可少的重要方法，它的形成，当属新世纪中医学发展的一项重要成果，但因时间较短，尚有大量深层研究工作有待逐步进行，切盼众同仁一道努力！

创新专利介绍（一）
一种持续给药的覆吸罩

　　现代医学由于借助近现代工业设备与技术的支持，其所凸显的直感、便利、快速的优势令中医望尘莫及，同时又因为其药物的专事提纯和完全受医药学家认识水平决定的弱点，引发了诸多的毒副作用和治疗盲区；即使其所善用的雾化器治疗，确有经口腔雾化给药而简便治疗之优，但终归摆脱不了化学药弊病的烦扰，特别是雾化器对其所使用的药物颗粒有非常高的要求，一般药物无法满足其条件。而从众多典籍与大量事实可知，中医药在整体观念、辨证论治思想指导下，充分应用自然药物与疗法，不仅对于疑难杂症、尤其是急危重症的救治具有肯定疗效，其显著优势正好可以弥补现代医学的缺陷。但是，传统的仅仅依赖患者直接口服吸收的给药方法，却严重限制了在诸如因多种缘由所致的神志不清或昏聩，不能直接服用、吞咽药液者，及因呼吸道不畅或呼吸功能衰惫，对药物直接进入有困难等情况下患者的救治，进而使整个中医因此陷入尴尬的境地。为了改变这种状况，中医界曾于20世纪90年代以来先后研制出了一系列中药注射剂，并取得了比较理想的效果，但又因静脉注射剂存在成分提纯条件要求高、成分含量处理尚不够稳定成熟、输液反应困惑等缺陷，又成为中医工作者面临的新的危机。

　　鉴于上述，本人立足于长期以来的中医学习与实践经验，特别是近30年来的急危重症救治研究，反复思考、摸索，进而发明创造了一项设计简单、应用方便、能够形成人为物质空间以资足量吸附药液的新型载体，旨在通过提供一种能够将药液暂时吸附贮存的医疗器械，创建一个符合医者既定治疗思路的特定储药空间，使得医者可以借此载体与患者的紧密接触，将既定处方药液从患者的口、咽、鼻通道安全持续地输入，并经自身呼吸与口温将该药液即时雾化，从而达到有效救治的目的。

　　与现有的多种中西医技术相比，本实用新型的有益效果在于：结构小巧，材质环保，使用方便灵活，它可以使医务人员借助这一载体，人为形成能够足量吸附药液的物质空间，并通过这一载体与患者的持续直接接触，使药液经由患者的口、鼻、咽喉等口腔诸器官经络源源不断地吸入体内，再利用患者的自然呼吸与口腔体温，将预定的药液迅速转变为适宜的雾化蒸汽之后，从而达到安全、便捷、持续、足量的治疗，巧妙地解决因意识模糊、口腔不便、吞咽困难等原因而不能口服中药的难题，可使传统中药液口服途径有效避免尴尬、获得新生，进而为中医科学振兴发挥巨大作用。

持续观察表明，这一方法可使诸多因患原发性脑病（如中风、癫痫等）、继发性脑病（如肺性脑病、肝性脑病、肾性脑病、子痫等）、感染性脑病、脑外伤等多种疾病而出现的神志昏迷、抽搐惊厥、高热等症状者，或因患上消化道疾病及口咽部癌症而不能经口服用药物者，或因智力障碍及年幼无知而不能配合服药等急难重症患者，大多都得到成功救治，充分证明这一方法对提升药物（特别是中药）的临床救治应用率，提高疗效、降低病死率具有重要意义。

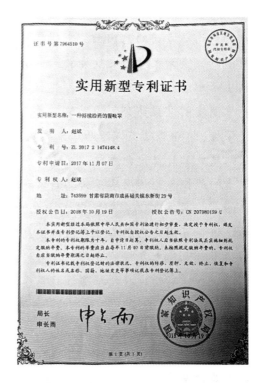

创新专利介绍（二）
一种持续给药的握药套

中风病之所以自古以来一直被列为"内科四大病之首"，是缘于其形成与多种因素有关，证候十分复杂，特别是在当今，发病率连年都呈上升趋势，死亡率和致残率均很高，是危害中老年人健康的主要疾病之一，严重影响人民群众的生命健康和家庭生活质量。尽管全世界中西医都已经对中风病给予了高度关注，并积累了丰富经验，但从治疗途径而言，主要是以内服药物、静脉输液、针灸、功能锻炼为主，手术仅为权宜之计，即使有药物的外用治疗，也不过膏贴、洗浴等，都很难

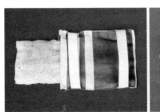
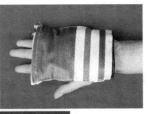
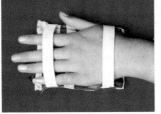

避开患者因长期服药、输液或针刺之痛而苦不堪言、应用不便等额外的负担，当然也就难以得到进一步的理想治疗。

有鉴于此，本人在研究创立一系列诊疗理论与方药的基础上，又从康复治疗着眼，查阅大量的文献资料，分析民间生活中的种种可借鉴方法，最后终于确立了发明"握药套"的思路，并且反复试验、不断改进充实，历十余年之久，使此项成果日益走向成熟，功能上可按医者的辨证与论治思路，将药物实施最佳组方，再加工为散剂，装入小袋内，通过该装置固定在患体外表区，使药物持续不断地集中发挥治疗作用，最终达到进一步提高临床疗效，降低病死率和致残率的目的；包装上达到了结构小巧，材料环保，使用、携带方便，并可灵活更换，无服药之苦，更无针刺刀拨之痛；从资源保护来说，大大减少药物浪费，节约了患者经济开支。

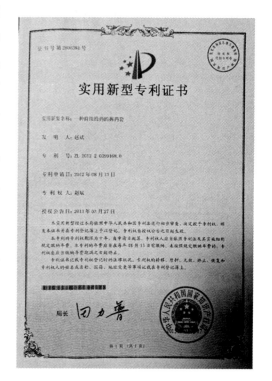

第七节　小议"中医灌肠突击疗法"

经过数千年的实践与总结，中华民族不仅创生并且不断充实完善了异彩纷呈的中医理论和药物，以及与之相匹配的超群技术，而在如此文字、技术、工具合而为一的"合金钢"中，肛门直肠给药即是其中的奇葩之一。但在近两千年来，面对日益多发的急难重病，我们的前辈、同道虽曰殚精竭虑思谋良方，而在给药途径上却是死守口服法者为多，难免时有捉襟见肘之虞。笔者从二十世纪八十年代初起偶遇此题，继于实践探索中络绎思索，复于思求精旨中深悟仲圣"蜜煎导方"贵在取道肛门给药之奥妙，乃于临证之际时时仿效勤试巧用，并积极汲取现代医学相关成就中的精粹，参合多种机要，不时地用于急难重症救治，往往多获良效，为志其特殊功能，故特名之为"中医灌肠突击疗法"。

一、源流沿革

就现今既有的文献而言，肛门直肠给药应该是最早发端于《黄帝内经》。首先，《素问·六节藏象论》中的"气和而有形，因变以正名"、《素问·宝命全形论》中的"天地合气，命之曰人"，共同揭示了人类是作为大自然世界的一个特殊、高级物种横空出世的；之后，通过《素问·五脏别论》的"魄门亦为五藏使……所谓五脏者，藏精气而不泻也，故满而不能实。六腑者，传化物而不藏，故实而不能满也"，我们可以惊奇地得知人类所展现出的组织构成与系统功能更是奥妙无穷，其中的"魄门"，即今之"肛门"，乃因其为人体大肠之下端，而肺与大肠相表里，大肠气的升降出入主赖于肺气虚实，经文于此广明其特殊功能，是启示读者当知其启闭绝非特立独行，确是在依赖心神主宰、肝气调节、脾气提升、肺气宣降、肾气固摄之下，方能不失其常；同时，其开闭也还受着传化之腑传导的重要影响。但是反过来说，魄门的正常启闭、糟粕的传导又关系到五脏气机的升降，影响五脏的功能状态。据此可知，此一"门"实在是人体生命攸关之大关！

继之，到了《伤寒论》时代，该书第233条有曰："阳明病，自汗出，若发汗，小便自利者，此为津液内竭，虽硬不可攻之，当须自欲大便，宜蜜煎导而通之。若土瓜根及大猪胆汁皆可为导。……以内谷道中……以灌谷道内，如一食倾，当大便出宿食恶物，甚效。"这就将原先既定的肛门直肠只用作主管气体与糟粕排出的功能，一跃而扩展成为借助人工由体外向体内输入药物的重要通道，使得肛门直肠的生理功能再次得到扩展，医家的救治愿望也借此得以进一步支实。唐代以后，历代医家沿用和发展了这一给药方法，但主要目的仍局限于润肠通便，例如《证治准绳》《医宗金鉴》《世医得效方》都有类似的记述。至晚清时代，唐容川在其著作《血证论·便血》中又提到："必先治肠，后治各脏。"说明治肠与调理内脏疾病的关系之切。然而，在此之前的所有医论境界，都没有超出仲圣的划区。直到20世纪40年代以来，才偶见用中药灌肠治疗大便不通、肠道寄生虫病、溃疡病、肛门局部病症等的治法报道，说明通过肛门直肠途径给用中药方法的应用范围在进一步扩大，但其仅仅是模仿了现代医学的借助硬胶管给药的灌肠疗法，疗效当然十分有限。2007年10月间，由王廷珠、尧俊芳编译的《灌肠排毒治大病》一书，比较全面地介绍了美国医生夏洛特·格森在1926—1996年间，主用他所创立的灌肠排毒疗法成功治愈多例传染病、内分泌失调、多脏器癌变等60余种疾病的报告，可谓成绩十分感人，但遗憾在他是全部以咖啡作为唯一灌肠治疗用药的，究竟推广价值有多大，尚不得知，而且在方法上也还比较粗糙，难以成为现代中药灌肠疗法的标杆或是先驱。

二、理论探讨

（一）基本概念

把在中医辨证论治原则指导下拟定的中药汤剂，通过患者的肛门直肠通道可控性送入体内，使之充分吸收，从而发挥预定救治疗效的一种给药方法，即谓之"中医灌肠突击疗法"。

本法与西医灌肠疗法十分相似，但主要区别在于：①完全以中医理论为指导；②所用的治疗药物为中药，其用药量可根据临床需要而决定多少，进液量也可多至1000 mL，输入时间可用数小时；③软导管插入深度多显著大于普通的灌肠疗法，进入肠道的药液呈缓慢匀速流入，并可长期保存。

本法亦与西医直肠滴注疗法十分相似，但主要区别在于所用的治疗药物为中药，且须以中医理论为指导，主要用于临床攻坚性治疗，可一次性应用，也可多次性应用，而非仅供通便。或可称之为"中医直肠滴注疗法"。

（二）操作要领

1.将经辨证论治法则指导下调剂的中药饮片（或中成药）煎成（或稀释成）适量汤剂。

2.按照医嘱将药液温度调理适中，并取其足量，过滤去粗渣后，灌进输液瓶或其它适当的器皿中。

3.选取适当的药液输送管道（一般为导尿管，也可选用类似的其它管道，其上可接续静脉输液管），先行测验其通畅度，并要求进入直肠端必须达到光滑，且软硬度适中。

4.嘱咐患者行侧卧位，缓慢将药液输送管道插入其肛门直肠，进入深度：成年人一般以16～25 cm为度，小儿以年龄与身高为参照，结合成人比例而定。

5.在先行进出试验确感药液输送管道无折叠阻塞，并试行推挤药液亦觉通畅无阻时，疗法的前期主要程序即告完成。

6.根据医嘱要求严格调控进液速度，直至药液全部输入患者体内，再缓慢抽出药液输送管道，同时叮嘱患者尽可能长时间地保持侧身安卧勿动，以利药液最大量地吸收。个别重病患者可考虑长期保留药液输送管道，以利随时给药，此时就需等一次药液输送结束时，及时将输注管道下端打回折，再用胶布固定，保持干净、密闭，以便下次重新启用。

（三）注意事项

1.随时检查肛门与管道中的流出物或分泌物，以防操作失误造成意外损伤。如若首次药液输入时间达不到预定计划而提前排出，则应考虑及时补输，确保预定疗效。

2.施术前应仔细检查患者的肛门口，如有严重的痔疮或其它肿物堵塞，须谨慎操作，特别是遇到直肠通道阻塞时，应考虑终止施术。

3.患者如因任何原由导致精神障碍而不配合时，应先采用其它疗法使之安定，继而按照程序施术；否则，即应终止施术。

三、临证验案举隅

【例1】王×，女，46岁。1988年3月11日下午4时入院。主诉腹部胀大3个月。患者因家境贫寒，素患疾病多不治疗而自"愈"，唯该年1月以来，初觉不思饮食，身困乏力，继而右胁胀痛，腹中胀满，腹围日有所增，及至呼吸困难，不能平卧，大便质稀而量少，每日或间日一行，小便每日1至2次，量少而黄，近1个月来，在某院做肝功能化验报告：SGPT 80 U/m（Reitman法）、TFT（++）、TTT 12 U、ZnTT 18 U、II 24 U；予中西医结合治疗，疗效不佳，故转入我院。检查可见身体瘦小，腹部胀大，脐头高凸，青筋暴起，腹围103 cm，身躯活动受限，上肢微肿，下肢肿甚，步履艰难，面色黧黑，目眶深陷，白睛黄染，瞳神反射欠敏，口唇干皲发紫，舌质黯红，苔白微腻，脉濡缓。辨病为鼓胀，证属气滞血瘀、水饮内停，西医诊断为肝硬化腹水。主班医生当即给肌注速尿20 mg，连夜利尿2000 mL余，胀满速减，夜间安枕。次日给静滴能量合剂，中药与服柴胡疏肝散加二丑粉等，二便虽通而量少，腹胀又有反跳。至15日下午，患者出现发热、汗出、咯脓血痰，夜间时有谵语，西医诊断属II°肝昏迷，即以5%葡萄糖500 mL与谷氨酸钠40 mL静滴，安定5 mg肌注，次日再合神犀丹1丸，嘱家属化汁与服。哪知二便全无，阴道时时渗血，到下午时，狂躁谵语加重，目不识人，拒绝饮食，家属只好强制压住其四肢，以等待液体滴完。笔者接班后，细察其舌，质红绛而乏津，苔薄白，脉细数，并见子宫III°脱垂，少量漏血。辨为热入营血之证，遂取牛黄至宝丸3丸，以200 mL温水溶化，令4位实习生固定病人体位，先予还纳子宫，继施中药灌肠突击治疗。1小时后，病人神清安卧，尿出茶色小便约1400 mL，自诉腹中饥饿难忍，索食2两，喝水20 mL，子宫出血亦止，彻夜安然无恙，次日病情良好。后因经济困难而要求提前出院。

【按】鼓胀之病，其因有水、饮、痰、瘀之杂，其证有寒、热、虚、实之偏，而至神昏谵语出现，则证不离热入营血，治不离解毒开窍。但汤剂口服，以神志尚清而能配合治疗者为佳，重度昏迷者可改从鼻饲而入，独以昏狂谵妄者，中西诸途均难施治时，唯以大肠深部中药灌入为主显佳。本例患者系肝昏迷II°，并兼子宫脱垂III°，血自渗出而二便不通，西药静滴未见起色，欲饲中药未能实现，遇此棘手之时，强行中药灌肠突击治疗，滴速缓慢而吸收药物充足，使营血之热速解，三焦之气化得行，下窍不利而自通，出血不涩而自止，短时间内神清食进，实乃意外之效、两全之法。

【例2】朱×，女，25岁，结婚半年。1989年1月14日，虽屋生木炭火、床铺电褥，却感恶心、头痛不已，全身酸楚，初以为身孕兼感冒，求余诊治，随处藿香正气散加减煎服，并无效验。至18日上午10时，公婆隔窗呼之不应，急忙破门而入，发现屋中煤气逼人，儿媳口泛浊痰，昏迷不醒，呼吸微弱，乃知煤气中毒，就近延医给肌注洛贝林1支，逾半小时，尚无效应，转而以车拉送来我院，输能量合剂40 min依然无效，细察其两瞳缩小，四肢厥逆，牙关强急，舌淡腻，口中奇臭，脉伏细，辨为煤气中毒痰浊闭窍型，即处苏合香丸1丸，温水溶为400 mL灌肠突击治疗，15 min后，呼吸增强，继而时时呻吟，双目反复开闭；20 min时，神志转清，叫唤头枕部、臀部及足后跟部疼痛。检查方知均系电热褥烫伤溃烂所致，而初诊为"感冒"，实为轻度煤气中毒之症，遂处香砂六君子汤合导痰汤加减液煎服，每日1剂，配合换药及静滴抗感染剂。第3日，煤气中毒诸症全部消除，而烫伤则经治1个月出院。

【按】煤气一邪，当属古贤所谓"山岚瘴气"之列，有伤人迅速、易于蒙蔽神明的特点，极易导致呼吸衰竭，轻则扰乱气机，损害胃气。有如本例患者，甚易与感冒和早孕相混淆，加之木炭烟气外观无色，至察知时中毒已深。在用中西诸法施治中，唯以中医"三宝"之一——苏合香丸液突击灌肠治疗，有量大力宏、作用迅速而持久安全之优，再配合它法，故能斩关夺隘，刻间取胜，医者于临证时比较，自能得知其妙。笔者尤多用治小儿急惊风，往往得心应手。

【例3】姚×，女，2岁。1990年7月14日清晨腹泻2次，11时许泻痢停止，继现高热嗜睡，饮食不进，曾就近诊治而无效，于下午4时40分急诊入院。察其面唇晦暗，神志昏迷，双目怒睁，时时上视，双瞳轻度缩小，牙关强急，口泛浊涎，鼻流清涕，点头呼吸，气息喘促，颈项不利，双肺呼吸音粗糙，40次/分；心音低钝，律较齐，160次/分；腹部胀满，皮肤灼热无汗，体温39.8 ℃，四肢拘挛，四末发凉，指纹青紫。辨病为疫毒痢，证属内闭外脱型，西医诊断属急性中毒性菌痢。急以毫针刺人中、内关、十宣（放血），不料突然鼻息几无，点头消失。遂转而速取牛黄至宝丹1丸，捏碎，温水溶化50 mL，行肛肠缓慢推注，配合给氧、酒精擦浴皮肤。逾10 min，患儿出现呻吟。证情回转，续推药汁20 mL以穷追邪毒，目睛复能左右摆动而不审视（居中），呼吸基本平稳，体温降为38.9 ℃。险情已挽，化验血象报告：HB 105 g/L，WBC 14×10⁹/L，N 0.86，L 0.10，E 0.04，镜检大便为黏液便，间有中毒颗粒。乃嘱频频滴饮牛黄至宝丸液，配合静滴补液、抗感染类西药，以巩固疗效。至16日，始易芍药汤加减方与之煎服；18日时，化验诸项正常，精神及饮食良好，带前方3剂出院。

【按】暑天庚气盛行，疫毒痢颇多染易，小儿脏气清灵，尤善感伤而成败于顷刻间。面对内闭外脱之候，从分毫咽门中饲药，常常难免有呛气或窒息之厄，药难以大进；西药静脉滴注势优，而中药之长却往往为其所不备。欲能"随拨随应"，从肛肠灌注法中入手，求功较易。

由上可知，中医灌肠突击疗法具有无创伤、无痛苦、不为患者神志是否清醒所左右，而且用量视患者病情需要而定，既有利于将复方中药液及时送入患者体内发挥预定救治作用，又不存在有如静脉用药那样的严格制剂要求，确具简廉便验优点。关于此法的应用经验，笔者早年曾以"中医药救治急症举隅"（见《甘肃省中医学校校刊》1988（9）：33）、"中医灌肠突击疗法救治急重症验案举隅"（见1997年《甘肃省中医药学

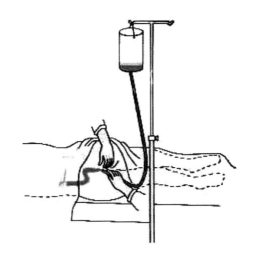

会学术交流会论文汇编》·21）为题公开发表，随后几十年里，又不断得到完善提高，事实证明，临证根据"急症急治"的原则，巧妙选用该法对急危重症和疑难病实施灵活机动的突击救治，而不是守株待兔、灌肠于始终，则会大幅提高中医药临床疗效，大量的患者也会随之而获得高质量的新生，当然也会显著提高中医药的社会地位，真正滋长中医药科学的生命力。

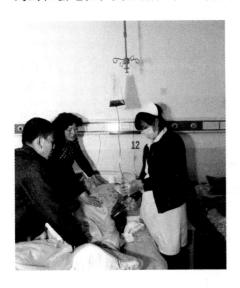

运用该法的临床意义是：既能保持中医汤剂组方灵活、见效迅速的优势，又具足量持续给入、剂量控制简便、施行安全可靠等多重优点，不仅可用作常规治疗，尤其在面对急危症及大剂量饮药配合困难者的临床救治时、在当今滥用静脉输液导致诸多弊病发生之际，不仅多能取得类同或胜于常规口服方法的效果，而且常显奇功。相对于20世纪90年代之前的中医状况而言，显然使中医因增加了一条新的重要用药途径而大幅提升了救治水平，使患者多出了一条生命保障线。

第四章 中医综合疗法钩玄

　　面对常见病、多发病、疑难杂症如何进一步提高临床疗效？面对急危重病如何实现重大突破以彰显中医学术能力？面对中医事业的颓废局面，如何才能抓住关键，快速实现振废起萎，使中医学再展雄风？这是每个有责任心的中医人必须思考、担当的重要命题和重大任务。解决这一系列问题的出路和方法可能会有很多，但是，仅从中医学为何在历经几千年发展之后还会久陷深度尴尬之中的现状即可知道，要找到其中任何的一条都是相当艰难的，这也犹如从《黄帝内经》——《伤寒杂病论》——金元四大家——《温病学》——中西医结合的艰难循进一样，"不经历风雨哪能见彩虹"？！然而，毕竟"路是人走出来的"，历经数十年风雨坎坷，我们已经找到了解答当代中医发展难题的金钥匙之一——"中医综合治疗"！

第一节 "中医综合疗法"理论体系述要

一、"中医综合疗法"溯源

　　中医学原本富有琳琅满目而且疗效卓著的诊疗技法，故能保佑先民数千年生存繁衍而经久不衰。

　　丰富多彩的传统中医治疗方法，可以说自从华夏祖先诞生伊始就已随之而现，只是文明出现初期尚无一定系统规律记述而已，衍行至周代后期，才可谓逐渐显形，最早、最有价值的可考之代表作首推《神农本草经》《黄帝内经》《难经》和《伤寒杂病论》，其后尚有诸多大家的实践和理论创新，不可不谓承前启后功莫大焉，下传至清代，《温病学》的出现，则使中医临床治疗体系进一步得到提高与完善。打开历经洗礼存精去杂的中医疗法宝库，我们一眼就能看到它的纷杂多样特点，而且每种疗法都各有其长短之处；仔细品味古代著名医家的诸多妙手回春案例，我们在情不自禁地拍手叫好的同时，更能感悟到他们最优化地选用诸种疗法，高效防治病症的绝佳思维和精巧技艺，"未尝不慨然叹其才秀也"！

（主要经典载述另见《千古研经略失的再三反思》）

　　然而，再换个角度来看古今医学发展史，我们就可以发现，在对以中药应用为主、其它多种自然疗法互补的临床救治方法体系认识上，总的形式实可谓"虎头蛇尾"，即东汉张仲景一花独放（更何况医圣也只是作为一种普通的应急方法，并无列为主流规程之意），之后虽在临床上也许绝不少见，但从现有存书来看，大都是一一单列，至于以同时杂合相间特征直接叙示者实不多见，更难闻见以杂合相间著称之大师，如此之状，从学术理论具备成熟角度而言，终是一大不足。

　　延至现代，由于诸多外在环境的影响，加之年龄、素质的内在原因，不仅疑难病、急危症大量增多，即使很多常见病也常常是数种加于一身，"复杂"基本成为现代患者的共同病理特点；而另一方面，则是随着社会经济加速发展，人们的时间观念日益强化，审美观、满意度不断更新，特别是随着现代医学理念与方法的广泛普及，"速愈"无疑就是时下人们共同的治疗要求。可是，当下中医临床的普遍情状，却依然是大多都在墨守单一的、简便的疗法，主流规程往往都显得比较单一，即使有所配合，也多是被动、机械的拼凑，缺乏积极、有机的整体部署和严密安排实施，如此执一而终的治疗，有半数以上者往往力不从心，甚至事与愿违，因而客观上在面对急重症和疑难病的救治时，常常显示出治疗力量的相对不足，一定程度上也就泯灭了中医学的绝对优势，特别是在与当今强大的西医学相比之下，很难让患者感到有如多组输液或多法结合治疗那种连续不断、眼见心领的踏实感；还有一些人从"疗效"出发，在病房救治中掺杂了大量的西医药和技术，虽曰委实提高了救治成功率，但却由于此中明显舍弃了中医理论指导、排挤了中医药与技术的正当应用，演变成了名存实亡的中医诊疗，不仅无形中直接淡化了公众对中医的信任度，而且无意中把中医学再度推向崩溃的边缘，故被某国医大师痛批为"盖浇饭"。于此内因之上，外加一些名出多端的歧视、排斥甚至打压，就使中医学这一辉煌灿烂数千年的医学瑰宝日渐失色，乃至陷入持续尴尬的被动境地。哀乎！痛哉！

　　笔者从自幼受庭训跟师、就学步入中医之门，继而幸遇国家1978年开始力倡"振兴中医"、中华中医药学会1985年发出"向急症进军"号召、多位杏林大家屡屡启迪，心性得以早定，同时又"感往昔之沦丧，伤横夭之莫救"，遂谨记祖辈"明知山有虎，偏向虎山行"之训，身负使命，怀揣梦想，始终坚持临床一线，认真践行仲圣"勤求古训，博采众方"的教导，锲而不舍地在实践中探索思考、潜心体研，乃于1987年确立中风病"综合治疗"思想，继而且以医院管理为大助，在二者亦步亦趋融会贯通23年后，再度深刻认识到：只有将多种疗法最简约、最优秀地综合应用于多学科急危病症和重大疑难病的救治之中，才能最大化地实现中医科学强有力的扶正祛邪作用，实现临床疗效的显著提高，并且实现中医科学价值与事业的"伟大复兴"，而保证这一愿景有效实现的重要指导理论之一就是"中医综合疗法"。近10年来的千锤百炼、深度考证，使之又不断得到了确证。

二、应用"中医综合疗法"的一般原理

人类生存原本需要一个庞大的安全体系，饮食医药即是其中具有至关重要地位的大项。从理论分类而言，药是药，饮食是饮食，然从实际而言，在一定情况下，药即是食，食即是药，此即"药食同源"之谓。在临床治疗上，一般是医药治疗在前，饮食护理紧随其后，而在一定情况下，饮食往往履行主导治疗之职，充当药物身份，而药物又常常作为饮食物，用做充饥之品（例如生姜、葱、蒜、山药、莲子等等），尤其在中医学中，这种现象十分普遍，无论如何，二者都是不可截然分割的。有鉴于此，我们自然应该把人类饮食法则作为施行临床治疗的借鉴甚至是指导。

根据营养学的道理，一个人在饥饿状态下每天应该吃喝多少，必须有一个适度总量的阈值，而且要有分步实施的分次量阈值（大数是分作二至三次分量补充，或是再多次少量进入，绝不等于说我们任选一次足量解决就可以了）。从把握量次来说，如果一次饮食可能就是单纯一碗面条，这个量就比较容易把握，而若分为米饭、多种菜肴、饮料时，你能否自己把握好总量呢？究竟是单品种饮食好，还是多品种好？一般而言，多品种肯定要优于单品种，但若多得超越了人的生理常规承受底线，这个"多"就会成为致病之源、夺命之刀。生活现实是，人类在正式摄进饮食时，单品种的概率确实比较低（一般只有在吃零食时、或是由于条件限制较大时、或是个别时段内身体不适时），因为人的身体生长和生命维持原本需要多种物质的滋养。以此为鉴，当人体患病时，固然需要在对症治疗的前提之下，因地制宜地选取有效方法予以应对，其中，饮食原则就足以响亮地告诫我们：单种方法治疗不应该是主流方法，而综合治疗才应该是有效解决多种疾病的可靠疗法。

按理而论，中医综合治疗原本是中医学术的既有组成，但因有如从《难经》就已明示了人体组织解剖，后世却越来越把他忘得几乎无有一样，随着"坐堂医"的日益兴盛，中医综合治疗在近代以来也被日益忽弃，结果是它的临床应用渐行渐远，指导理论更是无人问津，如此的全面堕落，延展到现代人的心目中，它就更像是天外来客一般（十分陌生），即使有所知者，或者直接就是一种随性所好，抑或是为了应付患者质疑而做的"屏风"。究其所因，一是对当下病人患

病病机复杂性的认识模糊；二是对当下社会公众因有现代医学对比而产生的普遍苛求速愈心理状态的不解；三是对中医学发展的责任感与使命感相对淡弱。如今我们再来回头反观，并深究其所因，最为重大的问题，乃在于系统指导理论的缺失。

三、"中医综合疗法"的基本内容

从强化指导和警示价值出发，我们必须提出多种疗法有机配合使用的新型原则——"中医综合疗法"。同时，根据科学学的基本原则要求，一种学说的成立，不仅要有其基本概念，同时还应具有基本的逻辑原则和系统内容，从而具备体系的特征。"中医综合疗法"作为一种独立的中医治疗学说，它在整体形态上所应具备的基本特征是：

（一）基本概念

中医综合疗法是在整体观念、辨证论治思想的指导下，根据患者病情，及时优化地选取一种以上的中医疗法，努力实施精准性、多方位、满足量、持续性的联合防治和救疗，从而全面、高效地解决病机及其相关症状，促进及早康复，同时尽可能使患者满足心理期盼的一种中医治疗指导法则。

（二）基本应用原则

1.全部应用中医疗法（包括传统既有的和后期新创生的），或在特殊情况下酌情选用其它现代科学方法（包括现代医学方法），但不能喧宾夺主（包括品种和剂量）。

2.相对于一位患者一次患病来说，必须是两种或两种以上的疗法联合应用（可同时应用，亦可先后分步实施），但具体数量确定以病情需要和个人学术思想为准，最高数量不限，使用的时间与频率亦不限，总体来说，尚应符合最优化和简约、节省的要求。

3.从逻辑关系上来看，必须达到搭配适当、不滥不乱、组织严密、不重复单一，符合生产作业的流程规范和医学理论的美学原则。

4.疗法实施的效果指标应当是力敌于病、不过不缺、适可而止，以高质量恢复"阴平阳秘"为理想法度。

（三）基本应用规律（程序）

1.在充分估量患者病情轻重缓急、体质状况及其所处环境的基础上，设定科学、可行的防治总目标，进而拟定相应的治疗总量及指标（包括围绕指标预定一天24小时的治疗需要量和全部疗程的基本治疗总量等），而这种目标与总量的设定，主要是在整体观念和辨证论治原则指导下，以归经和正邪理论为基础的，一定程度上尚可汲取现代医学的"血药浓度"理论。例如：一般而言，病轻者治疗量较小，反之则应给大；成年人及体质状况较好者可考虑大量，反之，婴幼儿或体弱者相对考虑小量。孙子曰："知己知彼，百战不殆。"对总体状况的准确分析和治疗量的恰当预算，是中医综合疗法应用的第一关键，也是全程防治的重中之重。

2.在充分考虑患者的身体接受能力、爱好以及诸方面的条件支持度，紧紧围绕总目标或接着设定诸项子目标的基础上，选取最佳的多种疗法配合治疗方案，并力求精确估算各种疗法分担的治疗量，及时如法付诸实施，各个击破，全力保证治疗总目标的圆满、安全完成。例如：神志清醒且不惧口服药物者，可先考虑口服药法，适合腹部穴贴者加给穴位贴附法，有必要加强疗效者再给针灸等法；而神志不清者，除可沿用以上方案外，口服则应改为鼻饲或覆吸，必要时还可加用静脉滴注、直肠滴注，等等。但最忌孤立思维、不计总量、孟浪乱进，严禁因为胸中无数而导致患者出现医源性疾病。

3.根据患者的病情动态、个人适应能力以及治疗护理需要，制定适宜的疗法先后实施程序，并紧凑有序地逐一实施到位。例如在急性抢救时期，多可考虑紧缩间隔时期依次连续施行，也可多法同时进行，力求尽最大努力挽救患者生命；在缓解或无生命重大威胁时，则可考虑放宽间隔时期，多法分步接连进行，或者突击性选用，这样即可从多个方面对病邪实施有序攻击，或是从多个方面对虚体进行陆续、足量、适宜的补益，让病体"吃得消"，不因人为壅塞而事与愿违，又能让患者感到自己是一直在被治疗，不为感到无聊而拒绝住院和整体计划的连续治疗，从而充分体现现代中医防治和救疗的人性化优势。

4.在总体战略上，必须充分考虑到病邪消长的流动性以及自体正气的动态转化性，保持对患者实施严密的临床观察护理，随时分析正邪变化现状，及时调整疗法的应用计划和治疗的剂量以及疗程，既不使其不足，又不使之太过，以药不轻投、恰到好处为最高原则，最终实现适量、快速、高效、彻底的防治目的。

5.中医综合疗法的应用是一个动态的、辩证的概念，相对于患者的总体病情而言，可以是全程实施，也可以是阶段性实施，甚至是一瞬间实施；或者是一次性实施，也可以是反复实施，总以疗效与简约为原则。否则，不仅不利于临床救治，而且还会成为中医学术拓展的桎梏。

6.综合疗法是与单一疗法相对而言的，它的临床适用范围主要是急难重症，但在一定情况下，照样可用于一般普通疾病（有如《伤寒论》所列的太阳病用桂枝汤加针刺法）。单一疗法是中医历史长河中应用最多的主流方法，多以一般普通疾病防治为长，也可用在急难重症上，但从总体上客观评价，比之综合疗法无疑要逊色得多，临证可根据具体条件和个人经验而定。

（四）基本取法原则

中医科学历经数千年发展，终被后人以"博大精深"一言概之者，不仅在于其理论体系的深奥庞大，尤且显示于在其理论指导下的琳琅满目的治疗方法。大量事实证明，这些治疗方法既都有其各自独到的疗效，又都因条件、材料，特别是疾病与患者体质的千奇百异，而有功效上的显著差异，古今无数患者有因治法选用配合得当而往往起死回生者，亦有因多方面原因而使之无奈归天者，此中有相当一部分即是失之于疗法单一、药力缓弱。当然，面对既有诸法的不可否认的良效和长期以来医学界已经普遍在临床上诸法混杂、引起许多问题的现实，我们确有必要就"中医综合疗法"的选用与配伍原则给出进一步的界定，以便切实明确该法与单一疗法的应用选择标准及机遇掌握技巧。

1.组合选用原则

据实而言，自从人类医学产生以来，就有了单一治疗与综合治疗之分类以及选择，及至今日，不管你是否有所体察，这种选择还是不以人的意志为转移地存在的，只不过确有不自觉与自觉之分，也就表明了医学发展由感性上升至理性、由量变上升到了质变，证明了医学的新一轮成熟。临证究竟应该如何选取？从方法学角度而言，我们可以找出如下一些规律：

（1）根据病情取法

自古有云：人食五谷，得百病。故而从人类产生伊始，绝大部分疾病都是古已有之，仅有极少数是属后来环境改变而生，但从人类对疾病形成理性认识的角度来看，则是经过了漫长而艰辛的历程之后，随着医学文明进程而逐渐丰富的，一种病名的出现，即可说明人们由于在某种疾病的抗御方面付出了巨大的代价，自觉或不自觉地形成了经验或教训积累，从而实现了理论与实践的创新开拓，达到了诊疗水平的升华。迄今为止，人们所认识的疾病，一般而言，根据其发作的来势与病理特点，可分为常见病、多发病、疑难病和急危重症，根据发病部位及诊疗常规，又可分为内、外、妇、儿、五官、皮肤等等诸科及一、二、三级科属。然就治疗方法的种类及应用原则而言，鉴于单一疗法的作用显示相对较为缓慢或片面，故而在面对病情相对较为单纯、轻浅、局限、初发者时，一般可首选单一疗法，反之，如遇病情相对较为复杂、深重、广泛、反复或久病者，则宜首选综合疗法。

（2）根据病位取法

鉴于人体正气禀赋有别，生活地域有别，饮食习惯与周边人际民俗等亦有诸多差异，因而发病位置亦有上下、内外、全身与局部之别，尤其常有一处发病或多处同发之异，从科属而言，有内科或外科单科发病者，也有内、外科甚至五官诸科同时发病者，即使病理实质相同，但其临床表现却往往有很大不同。一般而言，病位单一者，应该首选单一疗法；反之，病发多处者，则应首选综合疗法。当然，"病位"的概念，有所在脏腑之分，也有表里之分，还有经络上下之分，《黄帝内经》"其在上者，因而越之……"是指根据病邪在上或下之位而定治法，自然可以作为选择疗法的指导原则之一，而《伤寒论·辨太阳病脉证并治》篇"太阳病，初服桂枝汤，反烦不解者，先刺风池、风府，却与桂枝汤则愈"的所指，并不是急重病或是疑难病，而是提示医者要注意就近疏通经气，所以"就近"也就是根据病位取法的一个典型法例。另外，发病部位有时与其病机是一致的，有时并不一致，甚或是"声东击西"，或是症发在外，却机藏于内，为医者须谨遵《素问·阴阳应象大论》"治病必求其本"之旨。当然，先贤更注重强调"急则治其标，缓则治其本"，《素问·标本病传论》更有逆、从之分，说明恰当选法，力求药敌于病，直中病的，不过不缺，不急不缓，邪去正存，阴平阳秘是为至当。

（3）根据患者与病家心态取法

疾病的发生，原本是有其自然规律的，特别是相当一些疑难杂病，实可谓"冰冻三尺非一日之寒"，所以相应的治疗，既有疗效的好坏，更有疗程的长短、好转或痊愈的速度快慢，人们大都期盼所有的疾病都应该迅速得以根治，并从现实来看，虽然确有相对速愈者，但也不能不知"拔苗助长"者往往有其诸多弊病及怨悔。对于这种道理，一部分患者或家属是明白的，而且十分乐于配合，我们便可从减少疗法副作用、减轻其经济负担、便于科研观察等角度出发，首选单一疗法；反之，患者或病家情绪较为急躁、对前期疗效不满意、对科研观察性治疗持不配合态度时，我们就应首选综合疗法，在不影响患者根本利益的条件下，使其尽多地感受到场面的壮观和救治的速效，以争取病家更好地配合与理解。

（4）根据医者的学术思路取法

中医学说到底是千千万万中医学家的经验与学说汇聚而成，尤其是历代各派名家的学说成立，相当一部分都是以其治疗方法的奇异新颖为标志的，有如"金元四大家"虽然几乎处于同一时代，却会有清火、泻实、补脾与滋肾之不同，时至今日，纵观诸多名家，仍然是有的医生对大剂急治情有独钟，有的医生却对稳扎稳打甚有见地；有的医生擅长直捣敌巢，有的医生却看重"围魏救赵"；有的注重扶正，有的偏擅攻邪；有的善用经方，有的喜处时方；有的师传大复方，有的承袭小单方；有的喜欢用药物，有的乐于用针灸或其它物疗。但看其最后结果，都是使得大多数患者获得新生、家庭赢得和谐。如何评定出其绝对的高下？一般都是取决于病家的感觉喜恶,实际上,真正鉴赏的金标准,乃在于疗效的速度和安全度(后遗症的有无及其大小),还有医疗费用消耗数量与其它成本消耗量,之外,病家的心理喜好也委实不可忽视。此中,追求速效者当然宜首选综合疗法,而对于求稳者来说,可能就会习用单一疗法了,然而,这里也还要有一个前提,就是用单一疗法的医生,首先必须是熟知诸种疗法及其用途者,同时对急危症救治也比较精通,如果一生都是四平八稳的慢郎中,其所使用的单一疗法就需多提问号了,因为这类医生也许就是我们今天需要重点向他们宣传中医综合疗法的对象。

(5)根据当时的医疗条件取法

不论古今中外,也不论地域南北,一个患者,其发病原因虽各不同,但表现为疾病,所需要的治疗应该是大同小异的。可是,作为一名医生,其所处的医疗场所却有很大不同,有时候针药用具齐全,有时候多此少彼,特别是在灾害、战争、野外等时段,可利用的医疗工具往往十分有限,为了救治患者,只需尽可能地采用现有的条件,就地取材,就地选用单一疗法,以应其急,或者即使到了富有条件时,也还是单一疗法的适应症,自然就应选用单一疗法了;但在具备较好条件时,其实还是采用综合疗法为上策,因为这样既可以取其所长趋利避害,更足以加速疗效。

2.常见的中医疗法配用类型

中医综合疗法贵在"综合",即在一定理论指导下,实施最优化的多种疗法配伍应用。根据现有实践,可归纳为以下几种基本类型:

(1)药物与药物疗法的配伍应用

自医学成为一门独立科学体系以来,药物就不可否认地成为医生手中最重要、最基本的解除疾病的武器,绝大多数的医生用其毕生精力从事药物的研究与探讨,分化出了临床医生和药物学家,药物被分为传统的汤(又分为口服汤剂和外洗汤剂等)、丸、散、膏、丹剂及后来发展的注射剂、气雾剂、酊剂、波、场等,进用途径分为口及五官九窍、皮肤等,结果是殊途同归。从临床应用角度而言,一般的形式有:

①相同剂型不同部位的交叉配伍应用(例如:口服与外敷、口服与熏蒸、口服与足浴等配用)

②不同剂型不同部位的交叉配伍应用(例如:口服与艾灸、蜡疗、膏药贴敷配用,中药口服与中药注射剂肌肉注射、中药注射剂静脉滴注配用等)

③不同药剂相同部位的交叉配伍应用(例如:先用药液清洗,继用膏药贴敷、红外线照射等)

④相同剂型相同部位的交叉配伍应用（例如：同为汤剂，选用方剂却有不同者；镇江膏药与祖司麻膏的交互同贴等）

（2）药物与手法施术的配伍应用

中医治病之法，除有形的药物外，尚有很多在手法技巧主导之下开展的治疗活动，如针刺、针刀、按摩、骨科正骨、外科手术（包括有创、微创，小到小型伤口的止血，大到恶性肿瘤的根治术等），平时的单一应用，疗效往往不甚显著，而一旦综合应用，则疗效常能有几倍乃至数倍的翻番。

①药物与针灸疗法的配伍应用

②药物与针刀等手术疗法的配伍应用

③药物与按摩疗法的配伍应用

④药物与其它新疗法的配伍应用

（3）药物与无形疗法的配伍应用

《素问·上古天真论》中所述的"呼吸精气，独立守神"，及至"美其服，甘其食，乐其俗"，原系纳气导引与心理调节之法，还有其它诸如华佗"五禽戏"、森林疗养等等，都是中医基本治法，各有其长，但在具体的临床治疗和养生保健过程中，如果单一应用，又常现其不足之处，一旦把它与药物有机配合应用之后，则会更显其"有的放矢"之优。

①药物与心理疗法的配伍应用

②药物与纳气导引疗法的配伍应用

③药物与体育运动（养生功）疗法的配伍应用

④药物与森林疗法的配伍应用

⑤药物与磁场疗法的配伍应用

⑥药物与音乐、舞蹈的配伍应用

⑦药物与其它疗法的配伍应用

（4）非药物疗法之间的相互配伍应用

在临床治疗中，药物的重要作用原本不言而喻，但是，药物的过多运用，有时却又常常引发意外的药源性疾病和依赖性，或者在受到条件限制之际，无法开展预想的救疗活动。于此之际，充分利用既有的条件，或者是有意识地开展排除药物参与的治疗活动，不仅可以在一定程度上保证疗效，同时也能减少药物对患者的毒副作用，或者还能减少患者的经济负担，所以也是当代医疗发展潮流的方向之一。

①针刺与艾灸、推拿治疗的配伍应用

②针刺与推拿、理疗治疗的配伍应用

③养生功与推拿、心理治疗的配伍应用

④推拿、理疗与心理治疗的配伍应用

⑤音乐、养生功与森林治疗的配伍应用

⑥音乐、书画、舞蹈、食疗的配伍应用

⑦书画、体操、演艺的配伍应用

⑧音乐、书画、饮茶、理疗的配伍应用

……

以上所举，仅在示范而已，临床可根据实际情况，因人、因时、因地而酌情选配。

在2015年里，引起国人高度兴奋的一个消息，就是中国女药学家屠呦呦因创制新型抗疟药——青蒿素和双氢青蒿素的贡献，与另外两位科学家共享2015年度诺贝尔生理学或医学奖。这是中国生物医学和中药界迄今为止获得的第一个世界级最高级大奖。关于青蒿素的治疗用法用量，我们可以看到这样的说明：

①控制疟疾症状（包括间日疟与耐氯喹恶性疟）：青蒿素片剂首次口服1.0 g，6～8 h后0.5 g，第2、3日各0.5 g。栓剂首次600 mg，4 h后600 mg，第2、3日各400 mg。

②恶性脑型疟：青蒿素水混悬剂，首剂600 mg，肌注，第2、3日各肌注150 mg。

③系统性红斑狼疮或盘状红斑狼疮：第1个月每次口服0.1 g，1日2次；第2个月每次0.1 g，每日3次；第3个月每次0.1 g，每日4次。

直肠给药1次0.4～0.6 g，1日0.8～1.2 g。深部肌注：第1次200 mg，6～8 h后再给100 mg，第2、3日各肌注100 mg，总剂量500 mg（重症第4天再给100 mg）。连用3日，每日肌注300 mg，总量900 mg。小儿15 mg/kg，按上述方法3日内注完。口服先服1 g，6～8小时再服0.5 g，第2、3日各服0.5 g，疗程3日，总量为2.5 g。小儿15 mg/kg，按上述方法3日内服完。

与青蒿素应用十分相关的，还有另外一个特殊用法——"青蒿素联合疗法"，即以青蒿素药物为主，联合其它抗疟配方药同时应用，以期加强、延长青蒿素抗疟疗效、降低疟原虫耐药性的系列治法。

通过以上文字的描述，我们可以看出，屠呦呦研究员在研制青蒿素时，不仅分别设计了口服片剂、外用栓剂、肌肉注射剂，而且制订了多种药物的联合应用方案，这些内容加合起来，难道不是中医综合疗法的充分体现吗？

中医疗法配伍应用举例图示

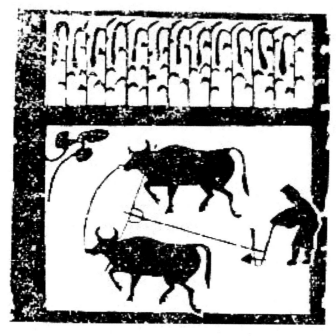

二合一模式（古砖画：二牛抬杠图）

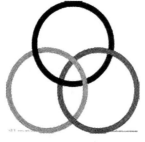

三合一模式（同等式）

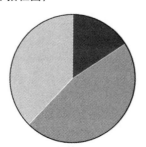

三合一模式（不同等式）

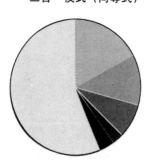

六合一模式

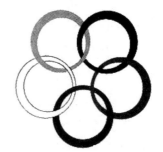

五合一模式

（五）基本取量原则

人体生命存在的最基本前提，是其营养物质的优质、充足、合理供给；同样，在面对疾病时，治疗方法的准确性、治疗剂量的足够量以及总体治疗的安全性就是其普遍适用的金标准。在诸种疗法比较之下，中医综合疗法最适合这一基本标准，特别是在迄今为止的单一疗法弊病几乎使中医无地自容的境况下，该法的足量优势更为医者所器重。当然，足量并不等于无限的大量，更不是说可以不顾一切，而是要根据经验与理性思考，在从诸多疗法中选用其中的几种疗法时，起码应该遵循"择优撷萃、取长补短、不缺不过、相得益彰"的原则；在具体实施的全部过程中，还要遵循"统一目标、统一编程、主次有序、时空协调"的原则。清代温病学家将诸般方药予以轻剂、平剂、重剂之分，不仅是示其药物材质有花叶、根茎与果实或矿物质之别，尤其看在与常规相对的质量上，因为用量问题也是决定该法应用成功的关键之处，而今我们大可将其加以演化扩大，即将针灸、按摩、心理治疗等等方法都囊括进去，期以剂量的概念，然后根据诸种不同情况，分别恰当配施，则是其又一大秘法所在。关于临床应用之妙，虽云不可胜数，但归其大概，必遵"阴阳相合，动静相宜，升降相因"的法理，至于具体应用，约有以下几点可供参考：

1.始终紧扣诊断

《灵枢·本神》曰："必审五脏之病形，以知其气之虚实，谨而调之也。"东汉·张仲景《伤寒论》亦曰："观其脉证，知犯何逆，随证治之。"清·喻嘉言《寓意草》还曰："迩来习医者众，医学愈荒，遂成一议药不议病之世界，其夭枉不可胜悼……欲破此惑，无如议病精详，病经议明，则有是病即有是药，病千变，药亦千变……"清·吴鞠通《温病条辨·凡例》也说："不求识证之真，而妄议药之可否，不可与言医也。"患者有病，医者职责在于有效治疗自然无可厚非，然而，治疗须随诊断而来，诊断不明，治法即无从谈起。纵观各类教材，皆是一病一病相逐论述，学者即认为临床亦是单病而发，其实，临床确有单病发作者，但更常见的是多病齐发，或是前后相应，这在《伤寒论》中多称之为"并病""合病"；尤当明辨者，一病之中，往往是多种证候相杂，或表里同病，或虚实相兼，或上热下寒，或闭脱并见……如此复杂证候出现时，医者即须立刻建立"杂病杂治"的理念，同时，亦须根据病情的轻重，仔细推测其合理用量。一般而言，病轻者治亦轻，病重者治亦重；急症急治，缓病缓治；体壮者治可重，体弱者治当轻；"夏月香薷，冬月麻黄""伤寒下不厌迟，温病下不厌早"……归根结底，不论是在初发病期，还是在发病过程中，只有紧紧扣住病机，时时明确诊断，充分掌握病情分量，才能使辨证论治的基本原则得到真正的贯彻，而力求"见好就收"、不犯幼稚固执之错，亦是其一大衍义。

2.虚心学习前人经验

世界万事万物都是由源到流、由因到果、由本到末，中医学作为世界科学之林中的一支主干，更是从无数古代先贤的精心实践探索一路走来，并且以其经验积累甚硕而获"博大精深"的桂冠。可以说，从《伤寒杂病论》问世之前到今天的漫长历史年代里，前贤一直都是在应用中医综合疗法的，即使是在明清时代，我们不免要为诸多的温病学家只知道单用中药口服救疾而生遗憾，而从另外一个角度来看，他们在运用中药时，起码是在以汤剂为主的同时，还巧妙地运用了丸、散、膏、丹等剂型的，只不过药物外用和针灸推拿刺血等法运用稀有罢了。再察古今名家医著医案，仍不时地可以见到综合运法的典例，当然，最为令人叹止者，还是要推仲景之作 —— 其《伤寒论》第24条以针刺风池、风府二穴为桂枝汤（常规剂量）助力治疗太阳病，同书第12条以温覆和啜热稀粥助桂枝汤治太阳中风，又《金匮要略·杂疗方第二十三》以人工呼吸（"一人以手按据胸上，数动之"）、按摩（"引按莫置，亦勿苦劳之"）、服药（"少桂汤及粥清含与之"）结合救治自缢死；以及骑牛、薤汁灌耳中、皂荚末吹鼻救猝死等，都值得我们后学者顶礼膜拜。清代温病学大家吴鞠通先生本人虽在综合疗法具体应用方面无大建树，但其《温病条辨·凡例》中所言"盖药必中病而后可，病重药轻，见病不愈，反生疑惑。若病轻药重，伤及无辜，又系医者之大戒"，却对我们应用综合疗法具有颇大的现实指导意义，尤其在对中风病的治疗上，他在《吴鞠通医案》中记有"延郏七兄针之"，即常常邀请擅长针灸的郑郏先生一同合治的情景，这既体现了他的综合治疗思想，更为我们今天的分科治疗和跨科会诊给出了有益的启示，其中也蕴含了适量的奥秘。

3 悉心探索，独辟蹊径

毋庸讳言，在当今人口数量日渐猛增，人群心态趋于浮躁，环境污染此起彼伏，人类身心遭受环境挑战的烈度越来越强之际，患病人群的数量无疑在急速增加，而且由于新病毒和超级细菌的出现与阵发性泛滥、人们身心疾病的严重蔓延，既往的常规医疗方药日显力不从心，包括现代医药的耐药性和副作用日益扩大化而令人望而生畏，较长时期内中医陶醉于"简廉便验"而盛行单一疗法，以致疗效令人失望，都使得医学的发展似乎走进了自我毁灭的怪圈，探索新的有效途径确系迫不及待之事。在当代医学面临重大抉择之际，中医综合疗法无疑成为走出窘境的希望所在。但综合治疗既是古已有之，却又至今未成主流，根源乃在于既有的经验与理论远远不能满足现实的需要，要想从此杀出一条"血路"，"承前"是首要，"启后"是责任与使命，而在此之间，注重个人经验积累就显得尤为重要，在这里，诸法的科学配伍实属不易，恰如其分的用量配备更加深奥。笔者积长期实践探索，提出了首先根据目前病情比较精确地判断其病程长短，再以之预算治疗总剂量，以及各个时段的分包剂量，用百分数统计法，或传统的成数计算法，或1天算10分法，各种相关疗法分占比例，再细化到一种疗法的内部成分又计算分支比例等等，此中还需充分考虑的是，必须谨遵因时、因地、因人制宜的原则，区别对待，有的放矢，适可而止。只是由于病种无限，病体差别更是参差不一，地域气候与季节的差别极大，使治疗面临着很难捉摸的变数，研究总结出新一代成功的综合治疗验方则是必由之路。

（六）重要意义

在中医学发展的特殊时期，我们之所以大力倡导中医综合疗法，其重要意义可谓许多，总归起来，有如下三条：

1.中医综合疗法是一种高瞻远瞩的优势战略。它不同于活血化瘀、醒脑开窍等等的一些战术性治疗方法，而是作为一种相当于"持久战"之类的总体性战略，足以引导和促进中医、中西医结合工作者坚定不移地在整体观念与辨证论治原则指导下，将多种传统与现代的中医疗法最简约、最协调、最及时地精选组合应用，充分发挥诸多疗法的互补功效，从而更全面、更快速、更稳妥地实现中医科学强有力的扶正祛邪作用。

2.中医综合疗法是一种高度新型的管理思路。它不同于一般的学派协作和科室合作，而是重在从全能、高效的角度出发，通过广泛深入的人力资源、物质资源及其它多种资源的挖潜与融合，引导、促进医者和管理者不断发掘祖国医学宝库，加强学术传承与交流，加强多专业联合诊疗，加强各类人才与资源的密切协作及开发应用，从而显著提高中医临床防治、特别是病房救治的疗效。

3.中医综合疗法更是一种新型的中医服务模式。它不同于既往各自为政的单调服务，更不同于简单归类的松散组合，而是通过在一种疗法就是一种服务方式，多种方法即为多种服务方式，而且多种服务方式之间是紧密协作、优势互补或趋利避害的基础上，充分彰显中医疗法的连续性、应急性和优越效能，大大增加社会公众对中医的信任度、接受度，进而迎来中医发展的优良环境，全面助力中华民族的伟大复兴。

在当今之时，我们确有必要高高举起"中医综合疗法"的大旗，牢牢抓住它的核心要素，紧紧依靠中医的科学思维优势，全面发挥诸多疗法的互补功效，这样就不仅能充分发掘祖国医学宝库，显著提高中医临床防治、特别是病房救治的疗效，大幅提升中医科学的自然价值和社会价值，同时赢得患者和公众的更大理解与支持，而且随着这种模式的广泛推行，一定会创新建设现代化中医院的特色格局，在更高的水平上实现中医院姓"中"的目标，促进中医药管理实现新的质性跨越，促进中医药文化的快速振兴，进而有力促进中华民族的全面振兴。

第二节　一张处方里也有"中医综合疗法"

中医综合治疗是一项关于临床治疗的系列性工程，它是医者在厉行全面仔细的四诊并做出最终诊断的基础上，继以中医综合疗法基本理论为指导，经过缜密的思考权衡后，所拟定的最终的全盘治疗计划，而这种计划的典型显示，一般而言，首先应该是在病房的一系列处方和一整套医嘱单上，最后是以真实状态演进在临床治疗过程里、落实在患者的疗效上。

然而，中医自古以来更多的临床现实，却是绝大部分治疗都在门诊实施，并且都表现为一张张单列的门诊处方，人们不禁会质问：一张门诊处方里能彰显中医综合疗法吗？回答应该是肯定的。因为尽管中医综合疗法要求的条件和境界都很高，可它既然是一个普遍性的指导原则，就应该对绝大多数的治疗都产生影响，事实证明，它的气息离每一个人并不遥远。一张优良的中医处方的组成，小者一两味药，多则数十味药，但除一味者外（其实一味药也可以是分作两份或几份，分别使用），其余处方都必然有一个"君、臣、佐、使"的组成原则在里边，这主要是针对一个主病主证而言的，也可谓是多年来大家普遍公认的"正统"，即相对于中医综合疗法而言的"单一疗法"。可是，对于一个富有临床经历的医生而言，这样的组方是否就可以包揽一切？显然不能。越是有经验的医生，就越是注重对处方用药的讲究，此中不仅包括对方剂的筛选、对个别药物的选用及其特殊炮制（炒炭、面煨等）及煎煮（包煎、烊化等）、服用要求（热服、凉服等）等方面，更在于用意的特别医嘱，而正是在此"和而不同"之际，一场实际的治疗行动就分步进行了，并且大多会随之出现比较理想的疗效，这便是中医综合疗法的标准展示。故曰：即使在一张普通的处方里，我们照样可以感受到中医综合疗法的存在。通常来说，它的表现形式大致有以下四种情形：

一、在确立大多药物的主流用法之外，将少数药加注"另包"

也就是说，给一张处方中的个别药物注出特殊用法。例如在开出全方并嘱其依法煎服的同时，另在青黛、大黄、金银花等药的右上角注明"另包"，随后又口头叮嘱患者将其分次用开水溶解，每日1～2次漱口，或取黄连上清丸，将每包的大部分用温开水送下，留10粒左右含在口中，直至全部化解，以简便治疗口腔溃疡、牙龈炎、急慢性咽炎、扁桃体化脓感染等病而证属热毒郁结者，多有显效。笔者还常在处大承气汤加味方时，给大黄、芒硝右上角注明"另包"，再口头嘱咐患者将此两味药用开水浸泡取汁，用注射器加套导尿管（或是端口经过抛光处理的输液管）推注入肛门直肠中，或是浸湿小毛巾，然后热敷肛门，直至大便泻出。再如在治皮肤或外阴疾病时，可在开出主方后，再在苦参、地肤子等药的右上角加注"外用"，药房即可将其另包，让患者带回家，将大部分药用水煎服，另包药则另行煎煮，或用开水浸泡一定时间后，用浸出液湿敷、清洗患区，以达到内外同治的目的，较之单用口服的疗效自然要好得多，甚至收到超过数倍之功。以上种种，虽然均为一张处方，实际上却是两张处方、两或三种用药方法，最终则是殊途同归。如此之类，不胜枚举。

二、虽是无任何特殊标记的普通处方但具体用法有别

此类治法，在古贤医案中时有载述，例如《东垣试效方卷九·杂方门》有曰："泰和二年，先师以进纳监济源税，时四月，民多疫疠，初觉憎寒体重，次传头面肿盛，目不能开，上喘，咽喉不利，舌干口燥，俗云大头天行，亲戚不相访问，如患之，多不救。张县丞侄亦得此病，至五六日，医以承气加蓝根下之，稍缓。翌日，其病如故，下之又缓，终莫能愈，渐至危笃。或曰：李明之存心于医，可请治之。遂命诊视，具说其由。先师曰：夫身半以上，天之气也；身半以下，地之气也。此邪热客于心肺之间，上攻头目而为肿盛。以承气汤下之，泻胃中之实热，是诛罚无过，殊不知适其所至为故。遂处方：

用黄芩、黄连味苦寒，泻心肺间热以为君；橘红苦平，玄参苦寒，生甘草甘寒，泻火补气以为臣；连翘、鼠粘子、薄荷叶苦辛平，板蓝根味苦寒，马勃、白僵蚕味苦平，散肿消毒、定喘以为佐；新升麻、柴胡苦平，行少阳、阳明二经不得伸；桔梗味辛温为舟楫，不令下行。

共为细末，半用汤调，时时服之；半蜜为丸，噙化之，服尽良愈。因叹曰：往者不可追，来者犹可及。凡他所有病者，皆书方以贴之，全活甚众。时人皆曰：此方天人所制，遂刊于石，以传永久。"

此案的精彩之处，就是把普济消毒饮制为散剂，一分为二，一半用开水溶解为汤剂，少量频频服用，另一半则直接制成蜜丸，噙在口里，令其慢慢消化，如此一方两途，使得良方再加良用，重力持续攻克头颈部热毒，病患自得迅速彻底消除，其效绝佳，故被世人赞之为"天人所制"。至今每每品读，"未尝不慨然叹其才秀也"！

因受前贤的启发，我在多年临床时，也常常应用此类方法。例如在治疗感冒鼻塞时，开处一定的处方后，叮嘱患者将处方药加凉水置火上煎煮，继而浸出、倒入直筒杯中，让其首先趁药液温热将鼻腔置于此杯口接受熏蒸治疗，直到药液温度下降至30 ℃左右（一般至少在15 min以上），才转而将此药液倒进口腔咽下，这一过程，实际上已经是将一剂方药分作两剂、两种进药通道先后给入了，此法明显减少了药物浪费、增强了药物疗效。再如针对寒凝腹痛患者给处温阳散寒方剂，当把它煎煮出锅后，医者或家属可先拿装有温热药液的、导温比较好的器皿（搪瓷缸、玻璃杯等）放在患者最痛处，以作从外向里透热驱寒的热熨，待药温下降至30℃左右时，再端到嘴边一次性喝完，此即实用有效的内外合治之法。

三、貌似无特殊标记实有不留痕迹的另类处方

例如最多见的郁证、经断前后诸证患者，我们在给她开具处方之前，就可能已经进行了大量的心理疏导治疗，或者在处方后再三叮咛她该做一些情志调解、饮食宜忌调制、起居方式转换等医嘱，这些未见于处方的口头医嘱，其实已经是两法或几法合一并发挥了充分的有效治疗的处方，况且这些治疗大多都是对患者免费的，最能体现中医的博爱之心，自当列为中医综合治疗了。更多见的是，在会诊时产生、从表面上看确实是一张独立的处方，当我们放大眼界细看时，其实它往往是当时整体治疗体系中的一个组成部分，它所发挥的作用，绝不仅仅是一张处方的功效，而是以协同功效的身份出现在临床的，当然是综合疗法的又一种体现。

四、貌似普通却能诸病兼顾的特殊处方

在现代中医的任何方剂学教材里，强调的第一原则都是君、臣、佐、使，第二原则就是以经方为代表的最简化原则，这无疑对初学者来说是十分重要并有效的，一代代中医人大都在这种规矩指导之下得以成长，而且有许多人成为出类拔萃的名医。但是，在面对生活节奏日益加快的时代，人们的病机也随之在发生复杂性变化，尤其是老龄化日益大规模地到来时，大多数人身上所患的疾病往往多在三、四种，甚至十余种，其病机也是错综纷繁、数种相兼，而患者的求治心理却因有现代医学那种工业化新颖感的影响，大多表现得急切求效，作为医者，"一方治一病"的学术思路就与单一疗法一样，越来越显得苍白无力，乃至受到他人的鄙视或误解。如果医者能够活用仲圣《金匮要略·脏腑经络先后病脉证》"见肝之病，知肝传脾，当先实脾"的整体思想，依照唯物辩证法原理，将数种各不相同的疾病在一张处方里进行"纲举目张"的统规治疗，那他就不仅会收到稳定的疗效，更重要的是不会有顾此病漏彼病、因治此病引发他病的捉襟见肘、抓芝麻丢西瓜之虞。这种思路的实质，也应该算作中医综合治疗。

例如有一86岁的老教师，多年来，久患慢性结肠炎，每日泄泻少则2次，多则甚至十余次，渐又伴发慢性胃炎、慢性胆囊炎、贫血、营养不良、低血压、心肌梗死、脑萎缩、慢性支气管炎、肺气肿、前列腺肥大、老年性膀胱炎、风湿性关节炎、颈及腰椎退行性病变、骨质疏松症等，常现畏寒、消瘦、乏力、面色萎黄无华、头昏、颈项及腰腿酸困无力、心悸、气短、低声咳嗽、咯痰无力、纳呆、

少食、脘腹时有胀痛并牵及右胁、大便或为稀溏或成清水、小便滴沥不尽甚或遗尿，近十余年来，我常予右归饮合芍药汤加减方口服，病情基本稳定。但至2018年12月29日时，患者除继现以前诸症外，并现全身冰凉、四肢强滞、头身难以自持、神志时迷、双目难睁、口唇青紫、呼吸冷弱、喉中漉漉作响、时欲以小幅摇身撷肚维持一丝元气、清涕时下、毫无食欲、口干不欲饮、腹中胀痛、大便稀频下坠、兼有肛门灼热、小便余沥不尽、小腿肿胀、舌质青紫、苔白厚干、脉细弱兼滑等症，我经四诊后，嘱其住院观察，并遵从其愿，先处中药汤剂（制附片25 g、桂枝10 g、鹿茸片5 g、蛤蚧2只、红参20 g、紫河车30 g、灵芝30 g、山萸肉10 g、菟丝子20 g、三七粉（冲）10 g、当归10 g、炒苏子10 g、苦杏仁10 g、陈皮15 g、枳壳15 g、神曲30 g、秦皮10 g、僵蚕10 g、车前子10 g、生姜10 g）1剂，嘱其昼夜水煎频服，次日早上查房，其体温、呼吸、饮食、二便等均有明显好转，足见已收回阳固脱、生精养血、行气消饮、涤痰化瘀之功。于是，乃以此方加减20余剂续治不殆，危局即渐得全解，继而虚体得复，今则起居、饮食、二便一如常人。据实而言，此方正因一时间做到了五脏并调、阴阳双理，乃有起死回生之效，其功绝非单向常方可及。

另有一65岁老妪，经用现代医学设备检查，从上往下数，分别是脑垂体瘤、脑萎缩、脑梗死、颈椎骨质增生、风湿性心脏病（心脏重度扩大）、肺气肿、慢性支气管炎、肝囊肿、胆结石（充满型）、慢性胃炎、肾结石、慢性肾衰、腰椎骨质增生、风湿性关节炎、类风湿性关节炎，时而还有感冒、上呼吸道感染等病，中医辨证属阴阳两虚、风痰痹阻、气滞血瘀、湿困水泛、饮留胸中、寒热错杂，时而还有表里同病、三焦同病等等，以往大多是用口服、肌注、静脉输液等中西医药交替治疗，并有多次住院治疗经历，后来因受人引荐，我即从多科综合异病同治出发，一方面坚持温阳益气、养阴补血，另一方面也予化痰逐瘀、行气利水、蠲饮除痹、息风除湿、平调寒热，且时而用疏风解表、调理三焦，始终做到阴阳同补、内外兼顾、虚实并调、寒热同治，在每一次治疗中开具的处方，都一定做到多方兼顾协调，并且用量细酌、"锱铢必较"，发挥了全科医生的优势，便使患者在8年内相对稳定地维持了生命活动。但因气候时有反常，患者体质虚衰，又多情志不遂，所以病情就时好时坏，总归相对稳定，而病家总觉不能根治，心存疑虑和焦躁，后来经人介绍，于2012年6月间到某省级医院，主管医生面对此状无从下手，遂报请医务科，组织五个科室专家前来会诊，大家各自叙述了个人见解与治疗方案，无不精彩到位，可是主管医生却更觉茫然了，因为这些治疗方案无一是近同的，而且都自成体系，究竟应该采用谁的方案呢？在十分的无奈之中，主管医生很委屈地试治了大约半月，就把患者劝出医院，嘱其回家疗养，不久，此患者即因医治无效而逝世。我这里绝不是要把不良结果的责任强加到该省级医疗机构或该医疗机构主管医生的身上（因为该患者的病情原本已很严重，最终衰竭只是迟早的事），而是意在剖析一下长期以来现有医疗体制下人才知识结构的缺憾，因为在这种环境下，大家都是"专家"——自从进医院就是只管一科的专科医生，很少有机会多专科协作共治，猛然遇到如此情形，"丈二和尚摸不着头脑"就是必然的了。其实，在现代临床上，无论是中医院，还是西医院，"头疼治头，脚疼医脚"的情况都是十分多见的，其思维缺陷，不仅反映在常见的语言上，更多的是表现在临证处方皆是注重于一病一证，人为割裂整体病机，以求"速效"，实则为掩耳盗铃，自欺欺人，久而久之，中医毁之于自残，怎能不令人忧患呢？

追忆仲圣《伤寒杂病论》中有言"观今之医，不念思求经旨，以演其所知，各承家技，始终顺旧。省疾问病，务在口给，相对斯须，便处汤药，按寸不及尺，握手不及足，人迎、跌阳、三部不参，动数发息，不满五十，短期未知决诊，九候曾无仿佛，明堂阙庭，尽不见察，所谓窥管而已。夫欲视死别生，实为难矣！"，本在批评有的医生诊病少德、粗心、简单，但其中除倡导诊疗作风须严谨认真外，主旨则是在于要求全面、仔细、耐心地对待病人，这就不仅包括诊断，也应有治疗含义在内，而治疗不只是单一型，自然包括综合型在内。

综上所述，一张处方里满载着一名医者对患者病情的全部认识与处治思想乃至炽烈感情，更是饱含着对中医核心理念"整体观念""辨证论治"精神的深度理解与自觉（但后者不包括浅学者的简单幼稚型思维运行、部分人以西医思维方式指导而拟制的"中医处方"），是单一治疗，还是综合治疗，不能只以处方张数为评判标准，更不能仅以处方表象来断定，最终评判依据还是在于其深层内涵。还应说明的是，我们所说的"处方"，不仅仅包括大量的中药处方，历览古今针灸名家处方，其中也可以发现大量如同前述的情景，甚至有许多虽不见处方，但却在治疗时连续动作一气呵成的按摩、理疗等类别的无形处方，尽管它们形式有别，实质却终一样，固然都应按照中医综合疗法实例看待。只有如此，才不至于曲解中医综合疗法，也才能保证中医综合疗法的顺利推行，进而发挥其对整体中医科学发展的预期效应。

第三节　深化推进中医综合治疗时不我待

中医综合疗法既是在中医科学体系建立之初就已孕育的一个产物，又是在当代中医学发展关键之际浴火而出的一大成果，尤其是自从2013年以来国家中医药管理局、国家卫生健康委员会一系列文件的相继发出，以及2020年中国首场抗击新冠肺炎战役爆发后的连续反应，它的重大价值和意义越发得以凸显。打个比方说，面对军事上的"两弹"，一般人看到和欣赏的是它的超大轰炸威力，而在内行眼里，更为重要的却是它独特的系统化理论设计。在中医临床治疗学中，中医综合治疗也可堪比"两弹"，而中医综合疗法则是其中的要件之首。

一、中医综合治疗——令人耳目一新的国家卫生战略

中医事业发展历来是中央人民政府的关注点之一，但是到了2013年以来的一个新亮点，则是这种关注从既往的大范围提倡深化到了学术层面，具体体现者就是2013年国家中医药管理局下发的《关于中医医院加强中医综合治疗的通知（2013）》，到了2018年，国家卫生计生委与国家中医药管理局联合下发的《进一步改善医疗服务行动计划（2018—2022年）》，则把"持续探索建立中医综合治疗模式"正式纳入了国家卫生战略，2019年3月8日由国家卫生健康委员会、国家中医药管理局再度发布的《关于印发2019年深入落实进一步改善医疗服务行动计划重点工作方案的通知》（国卫办医函〔2019〕265号）、《2019年深入落实进一步改善医疗服务行动计划重点工作方案》，全文在向人们推出关于新年医疗卫生全盘工作任务的同时，另一个亮点，则是进一步发出了全面推行中医综合治疗的号召。与此同时，国家中医药管理局官方微信《中国中医》于2019年3月25日还发布了《2019年进一步改善医疗服务：推进中医多专业联合诊疗和中医综合治疗》的重要信息。无独有偶，随后由《中国中医药报》微信官方号推出的《一周舆情I完善诊疗模式，中医药这么干！》也报告："上一监测周期（3月22日—29日），微信平台共发布12340条中医药相关图文消息，微博平台共推送17148条信息，《2019年进一步改善医疗服务：推进中医多专业联合诊疗和中医综合治疗》成为中医药领域舆情热点。"

【附1】

国家中医药管理局关于中医医院加强中医综合治疗的通知

时间：2013-07-17　00：00：00

国中医药医政发〔2013〕37号

各省、自治区、直辖市卫生厅局、中医药管理局，新疆生产建设兵团卫生局：

为了推动中医医院（含中西医结合、民族医医院，下同）进一步突出中医药特色，充分发挥中医综合治疗的优势，提高中医临床疗效，现就有关要求通知如下：

一、充分认识中医医院中医综合治疗工作的意义中医药在长期的生产生活和临床实践中，形成了独特的理论思维和辨证论治方法，具有临床疗效确切、干预手段多样、服务方式灵活等特点，对于保障和提高人民群众健康水平发挥了重要作用。中医药融药物和非药物于一体的综合治疗手段，以及注重从整体观出发采取个性化辨证论治的治疗方式越来越受到欢迎，显示出独特的优势和生命力。在中医理论指导下，根据患者的具体情况、疾病不同阶段，合理地选择多样化的中医治疗技术、手段和方法，可以最大限度地发挥中医整体治疗优势，提高中医临床疗效，缩短病程，提高生存质量，降低医疗费用。但是，目前许多中医医院中医整体观念、综合治疗理念呈现出逐渐淡化的趋势，诊疗手段单一，在一定程度上影响了中医临床疗效的提高和中医药特色优势的发挥。各级中医药管理部门和中医医院要充分认识中医综合治疗的重要性和必要性，牢固树立中医综合治疗的理念，明确目标，落实措施，大力推动。

二、不断提高中医技术服务能力和水平

各中医医院要以提高中医临床疗效为目标，积极推广应用简便验廉的中医医疗技术。应根据本院实际情况，针对不同疾病以及疾病不同阶段合理应用针刺、灸疗、刮痧、拔罐、推拿、敷熨熏浴等中医技术。在临床应用的基础上，不断提升现有中医医疗技术水平，并在中医理论指导下，充分应用现代科技成果，开发一批技术水平高、临床疗效好的中医医疗技术。三级中医医院要研究不同疾病中医综合治疗的最优方案，提高应用中医综合治疗方法救治疑难重症的能力。二级中医医院要积极引进并不断扩大中医医疗技术的应用范围，进一步规范中医医疗服务。各中医医院应将中医综合治疗纳入科室常见病、多发病的中医诊疗方案和临床路径中，并在临床工作中认真执行。要充分发挥针灸、推拿等科室的作用，为其他临床科室提供技术服务。各中医医院要按照《中医医院医疗设备配置标准（试行）》《中医医院评审标准（2012年版）》等要求，积极配备和应用中医诊疗设备，提高中医诊疗设备使用率，丰富中医临床诊疗方法。同时，要合理配置和使用现代诊疗设备，将现代科学技术成果积极地应用到中医诊疗活动中，不断提高中医临床诊疗技术水平。

三、切实加强中医综合治疗区（室）建设

各中医医院原则上将门诊中医综合治疗区作为医院一级科室进行管理。二级以上中医医院应按照《中医医院中医综合治疗区（室）基本要求》（见附件）在门诊和病房分别设置中医综合治疗区和中医综合治疗室，其中，三级中医医院中医综合治疗室数量不低于开设病房的临床科室总数的60%，二级中医医院中医综合治疗室数量不低于开设病房的临床科室总数的50%。同时，应结合"中医医院临床科室建设与管理指南"的相关要求，切实做好中医综合治疗室（区）的建设工作。要积极探索中医综合治疗区的服务模式和管理方式，理顺中医综合治疗区与其他科室的关系，相互配合协作，提高中医综合治疗的效率。

四、加强医务人员中医技能培训

各中医医院应切实加强对医务人员应用中医综合治疗方法诊治疾病的相关培训，提高医务人员的中医技术水平。各中医医院临床医师要按照"中医医院临床科室建设与管理指南"的相关要求，掌握本专科相关中医技术，并接受针灸、推拿等基本中医医疗技术培训，积极应用中医综合治疗手段。门诊中医综合治疗区的医师应当熟练掌握并合理选择、应用多专业的中医综合治疗技术。在病区，可以采用综合治疗服务团队或综合治疗小组形式开展中医综合治疗服务。中医医院中医类别执业医师应按照国家中医药管理局印发的《中医医院中医类别医师定期考核内容》要求，通过视频、网络、在职继续教育、进修学习等形式，定期参加中医基本技能、基础理论与基本知识培训，掌握中医医疗技术和中医诊疗设备操作。

五、充分发挥护理人员作用

各中医医院要充分认识中医护理在中医综合治疗中的重要性，充分发挥护理人员的作用。中医医院护理人员要认真履行护理职责，积极配合临床诊疗活动，主动参与中医综合治疗工作。在临床护理工作中，认真落实国家中医药管理局制定的优势病种中医护理方案，按照要求，安全、规范地实施耳穴埋豆、拔火罐、艾灸、穴位按摩等中医护理技术，改善患者生活质量，并注重在生活起居、饮食调护、临床用药、养生康复等护理工作中开展个性化健康教育、咨询指导和服务，丰富中医综合治疗的方式、方法。

六、加强组织领导，健全保障措施

国家中医药管理局将把中医医院开展中医综合治疗工作纳入中医医院评审等工作中，加大推广实施的力度。各省级中医药管理部门要高度重视，认真部署，及时总结本辖区中医医院在中医综合治疗工作中的好经验、好做法，指导本辖区中医医院做好中医综合治疗工作。同时，要加强与发改、社保等部门的沟通协调，完善中医综合治疗技术及项目价格形成机制，并纳入医疗保障补偿范围。各中医医院要加强中医综合治疗工作，制定工作计划，明确目标和任务，落实相关措施。加大对开展中医综合治疗工作的投入，整合资源，改善基础设施条件。建立绩效考核制度和激励机制，将中医综合治疗技术的应用纳入科室中医药特色绩效考核指标体系，鼓励临床科室积极应用中医综合治疗。同时，要合理、规范开展中医综合治疗，避免各种技术和设备的盲目叠加应用，增加病人医药费用负担。

在工作过程中有何意见和建议，请及时与我局医政司联系。

联系人：邴媛媛　电话：010-59957687

附件：中医医院中医综合治疗区（室）基本要件.doc

c523d8ce3958ff8c5d1bfcb457401b3a.doc（27.50 KB）

国家中医药管理局

2013 年 7 月 10 日

【附2】

关于印发2019年深入落实进一步改善医疗服务行动计划重点工作方案的通知

国卫办医函〔2019〕265号

各省、自治区、直辖市及新疆生产建设兵团卫生健康委（卫生计生委）、中医药管理局：

为深入落实《关于印发进一步改善医疗服务行动计划（2018—2020年）的通知》等文件要求，不断增强人民群众就医获得感，国家卫生健康委和国家中医药局组织制定了《2019年深入落实进一步改善医疗服务行动计划重点工作方案》。现印发给你们，请做好组织实施工作。

国家卫生健康委联系人：医政医管局罗睿、王斐

电话：010-68791885、68791889

薛静怡　国家中医药局联系人：医政司

电话：010-59957815

国家卫生健康委办公厅

国家中医药局办公室

2019 年 3 月 8 日

2019年深入落实进一步改善医疗服务行动计划重点工作方案

为贯彻落实《关于印发进一步改善医疗服务行动计划（2018—2020年）的通知》《关于印发加强和完善麻醉医疗服务意见的通知》《关于坚持以人民健康为中心推动医疗服务高质量发展的意见》有关要求，持续深入落实进一步改善医疗服务行动计划（以下简称行动计划），不断增强人民群众就医获得感，制定本方案。

一、加强重点制度的建设与巩固

（一）科学建立预约诊疗制度。进一步扩大分时段预约诊疗和集中预约检查检验比例，力争预约时段精准到30分钟，缩短患者按预约时间到达医院后等待就诊的时间。优化预约诊疗流程，避免门诊二次预约导致重复排队的情况。科学合理安排预约放号时间，避免深夜放号、凌晨放号等情况。在做好预约挂号、检查检验集中预约的基础上，进一步加强医疗资源调配，鼓励开展门诊取药、门诊治疗、

住院床位、日间手术、停车等医疗相关流程的预约服务，提高就诊便利性。针对老年人、残疾人等特殊群体，提供预约诊疗志愿者服务。

（二）不断完善远程医疗制度。扩大远程医疗覆盖范围，三级医院重点发展面向基层医疗机构和边远地区的远程医疗协作网。承担贫困县县级医院对口帮扶、对口支援等任务的医院，要与受援医院搭建远程医疗协作网，建立远程医疗工作制度，推动远程医疗服务常态化。有条件的三级医院要积极建立远程医疗中心，推广"基层检查、上级诊断"的服务模式，提高基层疾病诊断能力。有条件的医疗机构，可以探索利用移动终端开展远程会诊。丰富远程医疗服务内涵，针对糖尿病、高血压等慢性病，搭建医疗机构与患者居家的连续远程医疗服务平台，提高疾病管理连续性和患者依从性。

（三）大力推动结果互认制度。制订完善检查检验技术标准和操作规范，广泛开展相关人员培训，提高操作和诊断水平。发挥医学检验、医学影像、病理等专业质控中心作用，加大医疗质量控制力度，提高检查检验同质化水平。在医联体内率先实现医学检验、医学影像、病理检查等资料和信息共享。通过省级、市级等相关专业医疗质量控制合格的，要在相应级别行政区域内实行检查检验结果互认，不断增加互认的项目和医疗机构数量。有条件的地区可以引入第三方保险，建立起检查检验结果互认的风险共担机制，减少因互认造成的医疗纠纷和经济损失。

二、加强重点服务的完善与优化

（四）大力推进区域就诊"一卡通"。整合各类就诊卡，积极推进地级市区域内医疗机构就诊"一卡通"，有条件的省级行政区域实现患者就诊"一卡通"。鼓励有条件的地方统筹辖区内各医疗机构的挂号手机软件、网站，建立统一平台，方便患者就诊。城市医疗集团应当搭建信息平台，在集团内部率先实现"一卡通"，力争实现电子健康档案和电子病历信息共享，为患者提供高质量的连续医疗服务。

（五）持续加强麻醉医疗服务。确定分娩镇痛试点医院，深入开展分娩镇痛试点工作。鼓励医院开设麻醉门诊、疼痛门诊，加强儿童、老年人、肿瘤患者的镇痛服务。有条件的医院探索建立门诊无痛诊疗中心、儿童镇静中心，不断满足人民群众对医疗服务舒适化的新需要。积极应用快速康复理念指导临床实践，提高手术患者医疗服务质量，缩短手术患者平均住院日。

（六）着力推广多学科诊疗服务。推进国家多学科诊疗试点和中医诊疗模式创新试点。以消化系统肿瘤多学科诊疗试点为突破，推动医疗机构针对疑难复杂疾病、多系统多器官疾病，开设多学科诊疗门诊，建立多学科联合诊疗和查房制度。

探索建立疑难复杂专病临床诊疗中心。推进中医多专业联合诊疗和中医综合治疗，开展经典病房试点工作。

（七）不断丰富日间医疗服务内涵。在确保医疗质量和安全的前提下，研究确定第二批日间手术病种，提高日间手术占择期手术的比例。制定日间手术病种诊疗规范和日间手术中心管理规范，提高日间手术规范化程度。探索建立医护联合门诊、医院社区一体化术后伤口管理中心，提高术后伤口照护质量。拓展日间服务的病种和服务类型，进一步提升住院床位使用效率。

（八）继续优化急诊急救服务。建立院前医疗急救中心（站）与院内急诊的信息共享机制，力争到2020年，各地逐步建立起基于"五大中心"的急危重症患者救治体系和院前院内信息共享网络，实现急危重症患者医疗救治快速、高效、高质量。鼓励有条件的地方整合资源，探索开展有医疗服务需求的非院前医疗急救患者的转运服务，加强相关工作管理，保证医疗质量和安全。

（九）提高老年护理服务质量。建立老年护理服务体系，制定完善老年护理服务指南规范，加强老年护理从业人员培训，提升老年护理服务能力。鼓励有条件的地区增加护理院（站）、护理中心数量，开展"互联网＋护理服务"试点工作。加快发展社区和居家护理服务，积极开设家庭病床，扩大老年护理服务供给，不断满足老年人群健康服务需求。开展中医特色护理，提高中医护理水平。

（十）开展长期用药的药学服务。加大药师配备力度，持续开展药学服务培训，重点提高长期用药的药学服务能力。鼓励药师参与家庭医生团队签约服务，为长期用药患者提供用药信息和药学咨询服务，开展个性化的合理用药宣教指导。有条件的医疗机构可探索开展用药随访、病情监测、药物重整等工作，为长期用药患者提供专业的药学服务，保障医疗质量和安全。

三、工作要求

（一）认真组织实施。以二级及以上医院为重点，各级各类医疗机构要继续按照行动计划有关要求，巩固改善医疗服务各项工作制度。各省级卫生健康行政部门（含中医药主管部门，下同）要加强领导，建立重点工作跟踪、研究指导和督促落实的工作机制，结合《关于印发进一步改善医疗服务行动计划（2018—2020年）考核指标的通知》和本方案要求，切实做好实施工作。要大力推进医疗机构、医师、护士电子化注册管理改革，依法对电子注册相关信息公开，加快医疗资源信息共享。地方各级卫生健康行政部门和各级各类医疗机构要进一步推进完善院务公开制度，及时公开改善医疗服务的措施，方便群众便捷获取有关医疗服务信息。

（二）提升医院满意度。各医院要加强面向患者的信息化服务，为患者提供高质量的餐饮、网络、阅读等就医环境，改善卫生间状况，提升患者就医满意度。要不断改善医务人员工作环境和就餐、安保等后勤保障条件，完善值班室、淋浴室等基本生活设施，提升医院员工满意度。省级卫生健康行政部门要督促辖区内所有二级及以上公立医院加入全国医院满意度监测平台，建立满意度管理制度，动态监测患者就医体验和医务人员执业感受，指导医院查找并解决影响医患双方满意度的突出问题。国家卫生健康委将定期向各省份反馈医院满意度评价结果。

（三）强化宣传引导。地方各级卫生健康行政部门和各级各类医疗机构要将宣传与改善医疗服务同步推进，加强典型案例的挖掘和宣传，展示工作成效，树立行业形象。工作中发现的先进典型和工作亮点，要及时形成书面材料报送国家卫生健康委医政医管局和国家中医药管理局医政司。国家卫生健康委将继续组织媒体，加强对各地、各医疗机构典型经验的宣传推广。

编辑：王迪

审核：海霞

监制：朱蕗鋆

持续探索建立中医综合治疗模式

华夏经纬网　　2018-01-11　10：53：47

日前，国家卫生计生委与国家中医药管理局联合发布《进一步改善医疗服务行动计划（2018—2020年）》提出，创新医疗服务，探索建立中医综合治疗、多专业联合诊疗等模式。2018—2020年改善医疗服务行动计划重点在推广多学科诊疗模式，创新急诊急救服务等10个方面创新医疗服务，进一步提升人民群众获得感。未来3年，中医医疗机构要持续探索建立符合中医学术特点，有利于发挥中医药特色优势和提高中医临床疗效，方便群众看病就医的中医综合治疗、多专业联合诊疗等模式。将鼓励中医医院为患者提供中药个体化用药加工等个性化服务，充分运用信息化手段开展中药饮片配送等服务，缩短患者取药等环节等候时间。《行动计划》指出，在总结2015—2017年改善医疗服务行动计划经验成效的基础上，自2018年起，医疗机构要建立预约诊疗制度、远程医疗制度、临床路径管理制度、检查检验结果互认制度、医务社工和志愿者制度。《行动计划》要求，地方各级卫生计生行政部门、中医药管理部门要加强组织领导，调动医务人员积极性，持续深化医改，做好政策保障，同时加大宣传力度，联合媒体开展宣传报道和主题活动，对改善医疗服务示范医院、示范岗位、示范个人等先进典型进行挖掘、宣传和表扬。（中国中医药报）

责任编辑：袁丹华

【附3】

2019年进一步改善医疗服务：
推进中医多专业联合诊疗和中医综合治疗
中国中医公众号　3月25日

近日，国家卫生健康委、国家中医药管理局联合印发《2019年深入落实进一步改善医疗服务行动计划重点工作方案》（以下简称《工作方案》）。

《工作方案》指出要加强重点制度的建设与巩固，科学建立预约诊疗制度，力争预约时段精准到30分钟，避免深夜放号、凌晨放号等情况；不断完善远程医疗制度，三级医院重点发展面向基层医疗机构和边远地区的远程医疗协作网等；大力推动结果互认制度，发挥医学检验、医学影像、病理等专业质控中心作用。

《工作方案》提出要加强重点服务的完善与优化，着力推广多学科诊疗服务，推进国家多学科诊疗试点和中医诊疗模式创新试点，推进中医多专业联合诊疗和中医综合治疗，开展经典病房试点工作等；提高老年护理服务质量，开展中医特色护理，提高中医护理水平等。

《工作方案》明确各省级卫生健康行政部门（含中医药主管部门）要加强领导，建立重点工作跟踪、研究指导和督促落实的工作机制；地方各级卫生健康行政部门和各级各类医疗机构工作中发现的先进典型和工作亮点，要及时形成书面材料报送国家卫生健康委医政医管局和国家中医药管理局医政司。

一周舆情｜完善诊疗模式，中医药这么干！
原创：王迪　中国中医药报官方号　4月1日

上一监测周期（3月22—29日），微信平台共发布12340条中医药相关图文消息，微博平台共推送17148条信息。"2019年进一步改善医疗服务：推进中医多专业联合诊疗和中医综合治疗"成为中医药领域舆情热点。转载热度前十的新闻如图（略）：

重点事件舆情分析：

近日，国家卫生健康委、国家中医药管理局联合印发《2019年深入落实进一步改善医疗服务行动计划重点工作方案》。方案从重点任务和重点服务两方面，给出了2019年进一步改善医疗服务行动计划的10项具体任务。其中"推进中医多专业联合诊疗和中医综合治疗"引起中医药行业广泛关注。该消息主要在微信平台传播，尤以行业内公众号报道、转载为主，如微信公众号"中国中医""四川中医药""北京中西医慢病防治促进会"等。

我国古代的医者就已经认识到中医综合治疗的重要性，并在临床中不断应用。《洄溪医案》中记载乾隆御医徐灵胎治莫秀东"怪病"医案，所用方法为针灸熨拓煎丸之法，无所不备，其治疗方法包括针刺、灸法、熏蒸、湿敷、推拿、汤药、丸药等，可谓"杂合以治"。

现在，推进中医多专业联合诊疗和中医综合治疗更加重要。首先，中医学科内容丰富，除药学外，还包含针灸、康复、食疗、养生等多专业，开拓这些学科领域，有利于发挥中医药特色优势，符合健康中国建设的要求；其次，它针对患者的具体情况以及疾病所处的不同阶段，以患者的诊疗服务需求为导向，综合医院相关资源，为患者提供"定制化"治疗方案，大大提高了中医临床疗效；再次，单科医生独立诊断治疗时，各学科之间缺乏有效的联系、协作，会导致很多患者需要反复到不同科室求医。推进中医多专业联合诊疗和中医综合治疗能减少患者就诊的盲目性，优化就医流程，降低患者的医疗费用支出，真正实现"医生围着患者转""科室围着疾病转"。最后，推进中医多专业联合诊疗和中医综合治疗遵循了中医整体观的思维，针对一些疑难杂病，能够从整体来把握病情和确定治法。

此次是继《进一步改善医疗服务行动计划（2018—2020年）》，再次将"中医多专业联合诊疗和中医综合治疗"纳入方案重点任务之一，之前国家中医药管理局也印发了《关于中医医院加强中医综合治疗的通知》，无不体现出国家对完善中医药诊疗模式的重视。但有网友提醒，中医多专业联合诊疗和中医综合治疗虽然有很多优点，但落到实际还需要相关部门进一步细化内涵建设、运作模式、医院内部考核分配等内容，真正实现"流程优化、费用降低、疗效显著、患者满意"。

中医药舆情合作热线：（010）84249068（王迪）

新媒体编辑｜罗乃莹

诸如此类系列信息，给我们释放的一个强烈信号就是：它有如古战场的"十二道金牌"——加急！加急！再加急！如此现象，既充分说明国家卫生健康委员会、国家中医药管理局对人民健康事业发展的高度重视，更说明中医综合治疗在当前中医事业发展中的地位之重要，同时也就明确宣示：我国医疗卫生的"中医综合治疗新时代"已经来临！

二、2020年中国首场抗击新冠肺炎战役的一点启示

一场百年不遇的特大瘟疫从2019年后期逐渐迅速在全球蔓延，至2020年1月以来，我国也出现了以武汉为中心、全国同殃的新冠肺炎的暴发流行，这一特大疫情不仅使人民群众的生命财产受到了严重伤害，而且使我国的经济、社会等诸方面也都遭到了极大损失。值此之际，全国人民在党中央、国务院的英明领导下，齐心协力，各显神通，联防联控，众志成城，使得凶恶疫情在短时期内便得到了高效控制，在此之中，中医不仅是在近百年来首次全面参与，尤其是通过大胆应用综合治疗，为本次抗疫胜利发挥了举世瞩目的重大作用，堪称世界抗疫史上的奇迹！

【附】来自权威媒体的报道

1.光明网讯 2月14日：

专家谈中西医结合治疗新冠肺炎："1+1>2"协同起效

在湖北省政府2月14日召开的新型冠状病毒肺炎疫情防控工作新闻发布会上，国家中医药管理局医疗救治专家组副组长、广东省中医院副院长、第二支国家中医医疗队队长张忠德回答了记者提问。

……他认为，在中西医结合治疗新冠肺炎的过程中，中医通过"中医组合拳"中药汤剂、中成药、中药注射剂以及针灸、八段锦等进行综合治疗，为抢救危重患者搭好了平台，赢得了时间。

"西医采用多种方法，给予患者生命支撑、控制并发症。比如重度感染、多脏器功能衰竭、休克、呼吸衰竭等方面发挥优势，让中西医协同起效，发挥1+1>2的效果，缩短住院天数，提高救治率，减少死亡率。"张忠德说。

据张忠德介绍，在隔离区开展一系列中医特色疗法，如耳穴压豆、八段锦，都显示了较好的疗效。"患者住在隔离病区里，经常焦虑、失眠、腹胀、没有胃口，通过中医特色疗法，病人的部分症状得到了明显缓解。八段锦、太极拳对于患者增强体质，加快康复有重要意义。"（记者 武玥彤）

2.中新网北京2月24日电：

北京市新冠肺炎中医药治疗率约为87%

"截至2月22日，中医药治疗率总体为87%"，北京市卫生健康委员会新闻发言人高小俊表示，在中医药治疗患者中，使用中药汤药的比例为82%。中医药治疗总有效率为92%。中医药在提高治愈率、降低病死率上做出了积极贡献。

……高小俊指出，二级以上中医医疗机构提供预防性服务，累计受益近40万人次；建立预防与治疗、药物干预与综合干预，现阶段以定点医院和涉及发热门诊的医护人员、密接人群为对象，社区医学观察的密切接触者等重点人群预防性服药2万人次。（陈杭）

3.中国网3月23日讯（中国发布）：

如何证明中医能有效治疗新冠肺炎？专家亮出"中医方案"的奇效

国新办今日举行新闻发布会，介绍中医药在防治新冠肺炎中的作用。中央指导组成员、国家卫生健康委党组成员、国家中医药局党组书记余艳红介绍，全国新冠肺炎确诊病例中，9成以上病例使用了中医药治疗，有效率达90%以上。

中国工程院院士、天津中医药大学校长张伯礼表示，武汉13个区共发60多万人份的中药汤剂和中成药，抑制了疫情的蔓延。集中隔离，普遍服中药，阻止疫情蔓延，是取胜的基础。

同时，建立了中医方舱医院——江夏方舱医院。在方舱治疗，轻症不转为重症是目标。采取了中医药为主的中西医综合治疗，除给汤剂或口服中成药外，还有按摩、刮痧、贴敷等综合治疗。方舱564个患者无一例转为重症。在其他方舱也推广后，一万多名患者普遍使用了中药，各个方舱的转重率基本在2%到5%左右。在方舱中医综合治疗，显著降低由轻症转为重症的比例，是取胜的关键。

张伯礼指出：病人出院进入隔离点进行康复，做呼吸锻炼同时配合中医药针灸、按摩等综合疗法，可改善症状，促进肺部炎症吸收，对脏器损伤的保护、对免疫功能的修复都有积极作用。中西医结合，各自发挥优势。"我们虽然没有特效药，但是中医有有效方案。中西医结合救治，是中国方案中的亮点。"

东南大学附属中大医院副院长邱海波说：中医药在普通型和重型的转化过程中已看到疗效，重症治疗中发挥了一定作用，在康复治疗中有非常重要的作用。中医和西医其实在治疗模式上有明显不同，从西医来看，多数的化学药物都是单靶点的，而中医和中药更多是多靶点的。（彭瑶）

4. 人民日报2020年4月4日：

相关研究显示：治疗新冠肺炎　中医药全过程起效

中国科学院院士、中国中医科学院首席研究员仝小林所带团队日前披露了三项科研成果。研究结果显示：中医药治疗新冠肺炎，轻症患者病情无一加重，重型/危重型患者病亡风险降低八成多，康复患者症状改善复阳率低。……其中一项研究在武汉康复驿站开展，由湖北省中医院和中国中医科学院广安门医院合作完成。他们对武汉6个康复驿站观察的治愈出院新冠肺炎患者进行分析，所有观察人员平均隔离观察时间约为10天。共观察有420名出院人员。其中，325人接受中药综合干预，包括恢复期颗粒、八段锦、穴位贴敷灸、足浴等。95人未接受任何干预。结果显示：经中医综合干预后，观察人员的咳嗽、胸闷气短以及乏力、心悸、失眠、出汗等症状得到明显改善。中医综合干预组的复阳率为2.8%（9/325）；对照组复阳率为15.8%（15/95）。两组复阳率比较，差异有统计学意义。（王君平）

总结这次全国抗疫战斗的特点，完全可以用"综合防治"4个字来概括，即：第一层面是以党中央为核心，以医务人员为主体，全国工农商学兵协同作战的全社会、全方位综合防治；第二层面是以中西医结合为基础，中医药治疗为主干的临床综合防治。对照当前欧美现代医学发达国家面对新冠肺炎防治的窘境，更能显示出我国独具特色的防治方法的绝对优势。但是，当我们仔细全面回顾这次抗疫以来中医参战的深层情况，再来看看《中国中医药报》官方号2020年4月17日发布的张伯礼院士回答《中国中医药报》记者专访时的对话："如果让我为此次中医药表现打分的话，我打85分。"还可得知，中医在本次的全面防治管理中虽然确实取得了令人可喜的成绩，但终归还是不免有一些缺失和遗憾的，最突出的是中医并没有成为最终救治主体；尽管其中原因有多种，而中医综合治疗尚未实现高水平的运用这一条，无论如何都不能排除出外。鉴于当下的这一场瘟疫抗战远未全部结束，全球性传染依然十分严重，何况今后还会不可避免地面对多种形式与规模的抗疫，中医究竟还能否有效应对并具备应有的地位？应该说，很大程度上就取决于中医综合治疗能否不断发挥出更加强大的内能。人类文明发展的历史经验证明，任何一项伟大的实践，都必须在与其相适应的理论指导之下进行，否则便很难取得实质性、长久性的成功；同样，想要实现中医综合治疗的高水平运用，能否切实做到以优秀的中医综合疗法理论为指导，便是决定其成功可否的基本前提之一。

三、深化推进中医综合治疗任重道远

大量的观察反思和成功经验证明，中医综合治疗是一种与单一性治疗相对的学术战略，是有力解答当代中医发展难题、使当代中医治疗重新绽放勃勃生机的金钥匙之一，如果只从中医学本身及其教育的特点而言，每个中医、中西医结合工作者自然应该对它十分自觉地掌握应用。然而，由于从《黄帝内经》开启，持续后延至明清，甚至于当今的"杂合而治"，一方面是治疗工具（药物、器械、环境等）偏于原始，一些现代的新成果尚未融入，另一方面是没有一个根据什么原则去对中医疗法进行整合精选的指导理论，在此之下的治疗，便难免茫无头绪之累，疗效提高更难把控。更严重者，我们所面对的"中医治疗"现状，往往不是单打独斗、互不相问，就是"头痛治头，脚痛医脚"，特别是在西化风潮影响下，一些人严重丧失中医自信，对中医疗法的知晓率、应用率令人瞠目……可怕的是，如此种种现象，竟然已经成为当代盛行的"惯性思维"和学术洪流。在这种形势之下，要想深化推进中医综合治疗，就绝非轻而易举之所能，而是必待中医、中西医结合工作者和管理者完成一场彻底的思想革命、技术革命和管理革命，具体来说，要真正完成这一战略任务，最起码要严守以下基本原则：

（一）深化推进中医综合治疗必须以对中医学的高度自信做坚实基础

从文化层面而言，任何一门医学都是为拯救人类而创生的，都应受到尊重和互信；但从学术角度讲，每一门学术本就应具备自己独有的方法与体系，彼此间难免有优劣之分。中医学是在数千年一贯到底的中国优秀传统文化土壤里诞生的丰硕成果，它既有坚实而先进的文化基础，更有占世界五分之一人民的长期不断的生活与医疗实践经验积累，自然具备最大数量和最优质量的治疗工具与方法，言其"博大精深"毫不为过。

有人却认为，中医学几千年保守不变，几乎没有什么发展，只可以"慢"（治疗速度慢，见效慢）、"虚"（不可靠）、"简"（土气、不雅）、"廉"（经济效益低，难以养人）概括之，所以是陈旧的、落后的。此言好像不算越外，殊不知他看到的只是皮毛而已。实质上，从《黄帝内经》《神农本草经》起始下传，每过一个时段，中医学不仅不断有新的药物、工具、技术被开发、完善、提高，即使是大家熟知的人参、当归、黄连之类的常用药物，表面看似一贯到底，其实是随着新的重大理论的问世，这些药物都在不时地被赋予了崭新的功用与使命，实现了"旧貌换新颜"。例如一张麻杏石甘汤方，在《伤寒论》时，是主要用治太阳病变证的，而在温病学时代，则是主要用治上焦手太阴温病的，但在更多的时候，它却是在主要应对内伤杂病的痰热郁肺证，更令人震惊的是，当2003年的"非典"和本次的新冠疫情暴发之后，全世界的西医无不认为从未见过、"无特效药"，并以大量的感染率和死亡率做了代价之际，而我们的中医则认为其"似曾相识"，而且早有丰富的高效方法与药物（特别是中医综合疗法），其中麻杏石甘汤还再度以"清肺排毒汤"的名份出场，并且以卓越的战果，与其它多法一道征服了新冠肺炎，难道这还不神奇、先进吗？西医药大部分每隔几年或十几年就要淘汰、轮换一批，至于像阿司匹林，原本在20世纪是用于治疗风湿热病的，后来发现因为它能退热，便成为治感冒药，到了21世纪，才发现它还能扩张心、脑血管，因而转身成了治疗心、脑血管病的抢手货的例子，却是很少的，青霉素只因为不断更新，才被保留了下来，激素类相对保持不变，但让人们日益认识到的却是它的严重毒副作用，此均与中药无法相提并论。

更多的人顾虑在中医没有手术治疗，因而鄙视中医，并且俯首跪拜于西医膝下。倘若他们多多查阅历史上中医对常见病、多发病、疑难病以及急危重症的诊治记录，例如西晋陈寿所作的《三国志·魏志·华佗传》曰："其疗疾，合汤不过数种，心解分剂，不复称量，煮熟便饮，语其节度，舍去，辄愈。若当灸，不过一两处，每处不过七八壮，病亦应除。若当针，亦不过一两处，下针言'当引某许，若至，语人'。病者言'已到'，应便拔针，病亦行差。若病结积在内，针药所不能及，当须刳割者，便饮其麻沸散，须臾便如醉死，无所知，因破取。病若在肠中，便断肠湔洗，缝腹膏摩，四五日差，不痛，人亦不自寤，一月之间，即平复矣。故甘陵相夫人有娠六月，腹痛不安，佗视脉，曰：'胎已死矣。'使人手摸知所在，……於是为汤下之，果下男形，即愈。"即可知晓，古之大医，原本就能多法治疗，即使是面对外科或是产科疾病，也一样可以用手术诊治，或者说，手术治病原本是中医的看家本领，今人之所以只知西医有手术疗法，一在于后世中医人对手术疗法的传承发展不力，二在于自身文化理念甚至灵魂的失落。我们绝不排斥学习、引进西医的优势之处为我所用，补我之短（例如理化仪器检测、消毒隔离管理等），相反还要有谦恭、积极的态度，但这并不等于要自残，更不能甘认虚无，而只能逐步地振奋精神、补遗更新。但从20世纪西医每逢腹部疾病就想着摘除阑尾，一遇到肿瘤就想着第一时间切除，21世纪一检出心血管有堵塞就想着尽快做心脏支架，之后才发现其中有诸多的失误来看，中医的手术之短倒也是保护了一大批患者的安全。此亦所谓"塞翁失马，焉知非福？"

还有人窘难于中医的应急性诊疗方法稀缺。其实，在应急方面，中医不仅有丰富多彩的针灸等既有疗法，也有不少新时代的发展成果（例如中医CT诊断仪等诸多新型诊断设备的创生，中药免煎颗粒、中药破壁颗粒、中药注射剂等剂型的创新，中药肌注法、中药静脉注射法、覆吸疗法、中药直肠滴注法、中药埋线疗法等给药方法的创新，小针刀、冷极射频治疗仪等治疗设备与技术的创新等），这次的武汉救治中，就有在西医无法疏通呼吸道之际，中医针刺穴位却轻而易举地予以解决的实证，免煎饮片的应用，更是通过新剂型之长，使得古老中药的巨大优势得到了充分展示。

在近一百多年来，有许多人最诟病的是中医理论，现在依然。可是，你若仔细想想西医为什么会在当代把"真实世界"作为最前沿的理论，还不是他们自己已经认识到过去的那些最牛理论，其实有很多是不真实的吗？例如他们最新发现，消化系统不只是可以消化吸收食物，还与人的情绪、记忆等思维意识活动有直接关系，然而，打开两千多年前的中医经典，就可看到"脾主运化""藏意""主思""胃不和则卧不安"等的记载，而且从古到今，中医就是在十分自觉地应用这些理论诊疗消化系统和呼吸、神经、精神系统疾病的，包括在这次的新冠肺炎防治中，更是达到了出神入化的境界（因为"脾为生痰之源，肺为贮痰之器"也是《黄帝内经》衍生的经典理论），这难道是中医落后甚或是无稽之谈吗？

如此之类，举不胜举，无一不说明中医学的过人之处。倘若你能明白于此，再多多了解一些西医药的副作用和失败记录，知其诸多的无奈，再多多跟随中医名家从事临证救治，便可从心灵里大大减少对现代医学的迷信和依赖，消除对中医学的诸多疑虑，转而增强对中医的信仰与信心，弥补从学术上知之甚少、临床上用之怯懦、疗效上几无把握之短。当然，对于那些有意识卑视、排斥、诋毁中医的"中医黑"，我们也应当给其以适当的教育和惩戒。可以毫不含糊地说，不管是作为中医从医者还是管理者，无论从客观疗效还是民族气节来讲，大家都应该对中医学给予足够的尊重、信任与担当，如果没有对中医疗法的绝对信任感和使命感，推行中医综合治疗就必然是一句空话。

（二）深化推进中医综合治疗必须以"中医综合疗法"理论体系为灵魂、为指导

中医临床治疗是一种十分具体的实践行为，它的结果往往决定着患者的命运，而它的成功与否却是以医者的认识与处置策略正确与否为前提的。作为一名医者，若能坚守"患者生命至上"的宗旨，就必须最大努力地做到正确决策，而正确决策的重要基础就是正确理论的指导。辩证唯物主义认为，理论是实践的指南，一切实践如果没有理论的指导，它就必然会成为杂乱无章的冒险，而这种理论，习惯上又称之为"章法"，亦即基本理念、规则、程序之谓。

回顾中医治疗学发展的历程，无一不是以经典为据而百般化裁得来，说到它们的具体应用，虽曰千姿百态，而终归不出单一治疗与综合治疗。但在临床上，很多时候是医生只知道把一张处方、一剂药交给患者，就算了事，知道乃至躬身全程观察应对者实在是为数不多，而就在这一小批人当中，细究他们的治疗，不是以西医药几乎全部替代，就是随心所欲杂乱应付，甚至在一些重大场合也难免此景，即使从一些学术期刊上也可以看到他们的论文发表，在近20多年来，也曾不时地有人提出"中医实用综合疗法"等概念，但细析其实，基本都是简单的经验叠加，很难见到上升为理论高度之作，终归是全无"章法"，如此这般，要想实现中医的跨越式发展，委实难矣！

笔者因于家风及个人特殊经历缘故，自1972年8月即正式拜师学习中医，随后乘国家恢复高考东风专业就学，继于1981年伊始即参与甘肃省第一所县级中医医院的全程创建与发展，其中有大量的精力投入了住院部的临床救治与管理，乃至全院的全局综合管理，基于多位名师的指导和自己不懈的实践与思考，促使我于1986年就在写作论文《中风病动静辨治方法初探》中，首次提出了中风病的"综合治疗"治法，再经24年反复验证总结，乃于2010年正式创建了以"在整体观念、辨证论治思想的指导下，根据患者病情，及时优化地选取一种以上的中医疗法，努力实施精准性、多方位、满足量、持续性的联合防治和救疗，从而全面、高效地解决病机及其相关症状，促进及早康复，同时尽可能使患者满足心理期盼的一种中医治疗指导法则"为基本概念，以及相应的基本原则、基本方法和应用程序等为主干的"中医综合疗法"理论体系，续经10年不断实验完善，终至通过多篇论文、系列丛书，特别是发表于2012年11月29日《中国中医药报》的《临证当重"中医综合疗法"》一文，使得中医综合疗法理论成体系地出置桌面。

也有疑问曰："杂合以治"是否就等于是"中医综合治疗"？回答应当是"近似，但不完全等同"，因为"中医综合治疗"是在"中医综合疗法"理论指导下的有序治疗。后者既来自于《黄帝内经》的"杂合而治"，又较之实现了螺旋形

上升、质的飞跃，形式上更系统、更具体、更全面，更有前瞻性、可操作性，而较之当前流行的"盖浇饭"式"综合治疗"，当然更注重突出中医特色，更有合理的归属性。随着这一理论体系的深化推进，可能使得后学者有一个可供遵循的轨范，开办事业者有一个可依的"灵魂"和"根系"，今后中医或中西医结合的诊疗救治有了另外一种意义上的参照指导，同时也可能为中医学走出低谷全面振兴提供一个良好的战略目标、技术标准、管理规范与服务模式。

当然，本人的这个管见只是一块引玉之砖，相信今后一定会有更多更好的理论诞生，如此方能真正推动中医综合治疗战略的有效贯彻和全面普及。

（三）深化推进中医综合治疗必须以全面、有力的科学管理营造优越环境

繁花似锦的中医疗法，不仅包括药物治法，也包括非药物治法（针灸、按摩、心理等）；不仅包括宫廷御药，也包括民间验方；不仅包括内治法，也包括外治法；不仅包括古代治法，也包括现代新创治法，所有这些，都是随着地域、气候、社会、战争等多种不同条件的变化而形成、进化得来的（有如封建礼教使人们随缘地抛弃了遍诊法，亲近了寸口脉法等），且各有其长，亦各有其短。而我们在讨论和运用"中医综合治疗"时，则不仅强调在整体观念、辨证论治原则指导下，将一种以上的治疗方法依照中医综合疗法的基本原则科学组合配用，同时还要明白，中医综合治疗实可谓中医综合治疗理论与中医综合治疗实践的有机复合体。关于前者，从表面看，似为单纯的治疗方法组合讨论，说到根基，便知为以中医全部科学理论为中心、古今文史哲理知识贯穿其中的大百科"合金钢"；至于后者，不仅包括诸多药物、相关器材等具体物件，还需囊括医患双方及施治所需的基本环境，以及居于此二者之间的复杂应用技巧。至此，我们方可明晓，推行中医综合治疗实在不是一件随意可行的事，而是一项十分浩繁、伟大的世纪工程，它需要动用现有的所有因素，更需要高智慧、高水平的管理。

首先，就具体的医务人员而言，客观地讲，缘于多种因素，或多或少地都有一定的门户习惯，较多的则是学习经历不同，感受、认识乃至对待态度也就不同。然而，在面对患者时，医务人员即使能做到宅心仁厚，一心赴救，但这还远不能保证其疗效的良好，其中不仅有个人的天赋与学习经历，有所学知识的质量和统筹兼容能力，当然更有医者个人的眼界和胸怀问题。因为有了眼界，才能看到多种疗法的功用及其优劣，才会有选用的基础；有了胸怀，才能将百家所长融汇于心，从而不嫌弃古法之瑕疵而用其优，不妒忌新法之超越而取其长，不囿于门派之对立而选其实，不在乎价格之贵贱而撷其专，甚至不庇于自己之短拙而推让贤者，坚持做到以仁义的医德做基固顶、宽阔的胸怀广纳博采、睿智的眼手优选精用，且能具备足够的知识与技能（不仅一科专长，而且多学科兼通）。在面对具体

的患者时，尚需动用几乎全部所学，进行综合全面的诊断，即使是一位十分复杂、疑难或危急的患者，都能镇定自若、错落有致地逐一辨明，进而按照轻重缓急主次严格排序、得当施法，即使是在一张处方当中，都能体现出综合治疗的成熟思想。接着就是在多张处方、多种方法的选用与先后程序的设定上，也能"眼观六路，耳听八方，胆大心细，遇事不慌"，运筹帷幄，决胜千里。要达到此标准，没有足够量的学习不行，没有丰富的经历锻炼不行，没有巨大的勇气撑持更不行，而这所有的一切，都是要以渊博的知识托底、以宽阔的胸怀做后盾、以高度的责任心和使命感做驱动，更必须有相当的时间和精力作为支撑，绝不是一蹴而就可行的。反之，有失其一者，便很难达到预期目的。

其次，在医务人员与医务人员、科室与科室的共同工作当中，各自都必须具备宽仁、合作、有力的优良素质，况且不因名利、金钱等身外之物而干扰、破坏协作质量，形成"优胜团队"，确保能多学科、多团队合作共事，共同大力开展高水平的多学科协作攻关与综合治疗。

再者，由于团队的攻关活动必须以科学有力的组织协调为前提，因此，一个科室乃至一所医院的领导素质与能力就显得尤为重要。在中医综合治疗的推进过程当中，领导成员，尤其是主要领导成员，一定要高风亮节、高瞻远瞩、高屋建瓴，充分明晓中医综合疗法原本是在现代医学的强大压力导致中医面临严重危机之际而诞生的复兴之策，以坚忍不拔、循序渐进的耐心为持久动力，自觉主动地利用多种媒体、教学条件及工具，积极开展中医综合疗法的传播、培训、交流和研究、开发，筹建、开办科室，配置必要的基础设施，并根据需要而组织、配备适宜的人员与设备，甚至在医疗团队遇到棘手问题、严重困难时挺身而出，雨里送伞，雪中送炭，不因某一次或数次中医综合治疗行动的成败而情绪失控、朝令夕改，甚或因个人杂念而做出非分之举，尽力确保每个成员从具备基本素质到综合知识与技巧的高效发挥，确保中医疗法的全面或最大限度之下的高效应用。

（四）深化推进中医综合治疗必须抓好各个细节的切实到位与衔接

清·徐大椿曾作《医学源流论·用药如用兵论》，即将临证治疗喻之为军事作战，其中有曰："多方以制之，而后无丧身殒命之忧。"可谓甚合于中医综合疗法。一场战争行动在启动之前，最重要的工作是制定总体战略方案，而随后的一切工作，就是充分发挥其下各个单元的预定功能，更确切地说，就是各个单元都要严格按照总体决策对自己职能与时间、地点的设定去做好"落实"二字。同样，每一场临床救治的实施，讲究的就是动员所有相关因素，紧紧围绕合理的总体决策和共同目标，全力进行多种疗法的有机协作。

俗言道："好钢用在刀刃上。"此语的一般解释，是指做任何事，都须轻重有别，不可乱套。其实，它还应该有另外一种辩证法的解释，即：世间任何事物的构成与运动，无论其大小繁简，都不是单一的，而是由多个相关因素构成的，在多个单元的有机结合过程中，往往还有很多关键的环节，实在不可不深究，否则，就是"一子有失，满盘皆输"。这在管理科学来说，就叫"细节"，随之而来的一句经典话语，就是——"细节决定成败"！在我们的所有救治活动中，常常存在诸多的关键环节，把握程度好坏，直接关系着该次综合治疗的总体质量乃至成败。兹先举例如下：

曾有一位2岁小儿，因为整日频频呛咳，痛苦难耐，每至夜间1—4时，症情尤甚，已用抗感染、镇咳西药治疗一周，全无效验，患儿外公、外婆及父母轮换呵哄，哭闹终不能停，我故应邀往诊，遂处一桂枝加厚朴杏子汤加减免煎颗粒方，嘱其每日白天冲服3次、夜间1时之前再服1次，并注意保暖、勿给凉食，家长允诺。逾2日后，我用电话询问近日病情，家长回答道：略有好转。我又追问其夜间12时前后是否服药？答曰未行。我便再三强调：一阳于子时生升之际，被阴寒郁闭难以调达，正邪交争，遂成此证；强调抢先服药的目的，是重在病症发作之前调阴阳、扶正气、镇邪势，其意义远胜于白日进药。家长至此明晓，依嘱而行，患儿当晚即转微咳，次日则昼夜安宁。

又有一患者，素患肺心病、糖尿病，近期再现胸闷、气憋、心悸、恶心、腹胀、二便不利，半月不解，每闻中药汤剂，则呕恶频频，我便接收其住院治疗，除嘱施针灸、按摩法外，并以平陈汤加减液直肠滴注，每次200 mL，每日2次。经治2日，病情无显著变化，细询其情，乃知护士每次插导尿管进入直肠仅约10 cm，所滴注药液不久即陆续流出肛门，故而药效几无。因此，我即亲手为护士示范操作，将导尿管头送进患者直肠26 cm处，随后轻微回拉，观察中药液以40滴/每分匀速流淌，直至滴完。经过如此操作，中药液直到输入2 h后才有少量渗出，大部分都得以吸收，患者病情次日即有明显好转，1周后欣喜出院。

另有一患者突现寒战发热，全身酸痛，头痛如劈，初服荆防败毒散加减液，疗效不显，故续以针刺列缺、外关、大椎，点刺十宣，半小时后，症状略有减轻，但不理想。回顾前治，应是十宣放血出量不足，遂对十宣重复放血，新加大椎放血，诸痛随即消失。

还有一肺癌肝转移晚期患者，夜间3时时，突然呼吸喘促，全身冰冷，大汗不止，舌淡黯，脉微细，医嘱速给静滴参附注射液50 mL、黄芪注射液40 mL，然而，电子处方发出十余分钟后，药房回答"无此药"，值班医生只好无可奈何地改用了山梗菜碱、尼可刹米、加压给氧等。……

类似如上诸案的情况，在临床上确是十分多见的，究其原因，都在于虽然表面上确实按照诊疗计划实施了既定疗法，但是在疗法的具体操作质量上却有了明显瑕疵，或者是其中的某一个环节受某种原因限制而强行改变，以致既定方案在实质上流于形式，达不到预定的目的，如果不能及时得到弥补、矫正，该期的综合治疗必将以失败告终。而要最大限度地杜绝这些问题的发生，就必须做到：

（1）在团队中反复进行宗旨意识、协作意识、责任意识等内容的强化教育，使得每一个成员都能顾全大局、各尽其责；

（2）对医疗技术人员经常进行理论与技术培训，使之不断提高专业操作水平；

（3）不断加强对各个相关环节（人员、药品、器械、附属用品、相关排班之类的管理等）的检查督导，最大化地堵截漏洞、确保质量；

（4）不断优化整体环境与功能，为中医综合治疗行为的高质量实施提供优越的物质支持和条件保证。

综上所述，中医综合治疗是一个既古老又新兴的课题，它的基本宗旨是既要反对墨守单一疗法，又绝不赞成胡乱杂合，而是坚决恪守精炼、快速、高效、安全的底线。当它成为一面神圣的旗帜时，就具备了十分广博而深厚的内涵，需要具有强大自信心、使命感、责任感、有持久奉献精神的中医群体为之奋斗。充分认识它的重大现实意义，充分研究掌握它的科学应用规律，充分发挥它在现代临床救治与防治中的重要作用，就是我们当代医学人光荣而艰巨的神圣使命，值此，我们只能以一句古贤的名言作为勉励："路漫漫其修远兮，吾将上下而求索！"

当前，国家高层的决策者已经下定决心，一个中医综合治疗的新时代已经来临，只要广大的中医人齐心协力，不断奋进，中医振兴的又一个辉煌必将再现于世，人类和谐健康的新世纪亦将随之而至！

第五章 问鼎中风病

如果说地理学范畴的世界第一高峰是珠穆朗玛峰，那么医学范畴的第一疾病高峰便是中风病，这是因为它不仅在人类有史以来即已有之，并伴随于人类的始终，而且其病因、病机之繁杂和发病率、致死率、致残率之高，都是其它任何疾病无法企及的。一段特殊的经历际遇和强烈的使命感、责任感，驱使我从1985年就步入了征战这一高峰的长途，伴随着近30余年来的攀缘探索，不但促生了我对中风病一系列理论的继承与创新，更重要的是，1986年初步形成的"中医综合治疗"思路，如今已然推演至中医临床的所有学科、所有阶段，并且喜结硕果。可以说，中风病攻关实为"中医综合疗法"的真正引擎。

第一节 "中风"病名概念的中西医学比较

中风一病，不论在古代，还是在今天，不论在中医学里，还是在现代医学中，都是坚定不移地排在种类繁多的疾病谱家族中首位的，正因如此，也就吸引了众多医家终生为之呕心沥血，发展至今，可谓成果辉煌，方法备至，尤其可喜的是，中、西医在对该病的概念称呼上渐趋于一致，其优点在于为中、西医有益结合创造了良好的契机，但同时也由之引出了学术陷阱，那就是：作为实在的医生个体来说，如果您稍不留神其间的异同点，便会导致整个学术体系上的迷惘和诊治方略上的失误，从而直接影响对患者的治疗。因此，确有必要对中、西医各自的中风概念作一剖析和区分。

一、中医对中风病概念的创生与完善

"中风"病名的创出，缘之于人体发病的迅猛、激烈之感受，即风者，似风也，善行、数变、主动者也；名虽首见于《黄帝内经》，然就其名实相符要求而言，与后世公论比较之，似有黑白颠倒之情，如《素问·风论》有谓"新沐中风，则为首风""入房汗出中风，则为内风""饮酒中风，则为漏风"，均系外感风邪侵犯人体不同部位的机理解释；而其中未言及风者，却往往为中风病之实载，如

《素问·调经论》曰："血之与气，并走于上，则为大厥，厥则暴死。气复返则生，不返则死。"有学者评价云："这里用'大'字，匠心独运地描述了中风病急、重、危的特征。"（《中风病防治新编》）[1]类此者尚有"巅疾""击仆""偏枯""风痱""瘖痱"、"偏风"等，分别反映中风病的不同发病类型，尤其《素问·生气通天论》中先后提到的"阳气者，烦劳则张，精绝，辟积于夏，使人煎厥"文中所述的"煎厥"、"阳气者，大怒则形气绝，而血菀于上，使人薄厥"文中所述的"薄厥"，与前之"大厥"一道，均精辟地阐述了中风急症的特征表现及其机理，为后世中风病概念的确立奠定了理论基础。

延至汉代，医圣张仲景则把"中风"直接引入其经典中，但在《伤寒论》部分仅指太阳病表证的证型之一，即风寒表虚证；而在《金匮要略》中则直指病本，如《中风历节病脉证并治》有曰："夫风之为病，当半身不遂；或但臂不遂者，此为痹，脉微而数，中风使然。"既在区分中风病与痹证的异同，接着又开创了中风病分型辨证的先河："邪在于络，肌肤不仁；邪在于经，即重不胜；邪入于腑，即不识人；邪入于脏，舌即难言，口吐涎。"是为对中风病研究史上的一大贡献。然因对发病病因叙述不详，犹且与伤寒病相羽翼，故而引致当时及唐宋时代的医家仍遵《素问·风论篇》"风之伤人也，或为寒热，或为热中，或为寒中，或为疠风，或为偏枯，或为风也，其病各异，其名不同，或内至五脏六腑"之说，把其病理解释为"外邪袭表→入里→伤及脏腑"，强调了外邪的主导作用，从而导出了以麻黄桂枝为代表的"小续命汤"的盛行，其结果是使肝肾阴虚、肝阳暴亢的患者屡遭非命，一个非常优秀的理论创举竟然在前后近八百年间没有发挥出其应有的作用。至宋代《圣济总录》创出"卒中风"之名，明代《医学纲目》再度提出"卒中"之名，标志着人们对中风发病特点与危害的更清晰认识，但要挣脱外风致病观圈子，又是何其难也！然而，大量血的教训还是使众多医家渐多猛醒，其标志是元、明、清以来的"类中风""真中风""非风"说和"心火暴甚""正气自虚""痰热生风""水不涵木、肝阳偏亢""肝火炽盛、肝阳暴亢"病机说的产生。由此可以看出，对在公元纪年前数百年医疗经验积累升华而成的一项重大理论成果——中风病分脏腑经络四期辨治的辨证纲领，因为在早期没有一系列与之严格配套的分型论治方法，从而陷于基本禁锢废用的境地，直到明代张景岳"非风"学说的出现，此种局面才告结束，转而充分显示出对中风病辨证论治应有的巨大指导作用。此一沉痛教训，民国时张锡纯先生在其所著《医学衷中参西录》中即已小结："若辨证不清，本系内中风，而亦以祛风之药发表之，其脏腑之血必益随发表之药上升，则脑中充血必益盛，或至于血管破裂，不可救药。此关未透，诚唐宋医家一大障碍也。"[2]当今时代，两种"中风"的病名虽然继续袭用，并且承认有些中风病的发生确与外风有关，而作为一名基本合格的医者来说，对其脏腑气化为本的内涵及其应用当是黑白分明的，但事实并不尽然，可见我们不得不再细提一下这一历史大悲剧，旨在不可重蹈覆辙而已。

二、现代医学对中风病内涵的阐释

西医学理论中本无"中风"一说，古代的外国人，曾将中风一类的病症出现，解释为"惩罚性当头一击"之意，从某个侧面说明了中风患者及其家属对于这一突如其来的严重疾病缺乏思想准备，不知所措，从而产生听天由命等忧虑、焦急和恐惧的心理，到将此类病症的发生认识落脚至脑血管时，已经是近代的事了。而在我国民间，无独有偶，直至20世纪80年代，也都往往称之为"猛灾"，其与西方人对该病的迅猛激烈以及实难预料的认识、与中医学称之为"风"的实质内含和人群心理不言而喻，将其全程共同归之为一句话，那就是"祸从天降"，避之不及。其实，在现代医学中，仅指因急性非外伤性脑局部血液供应障碍而引起的局灶性神经损害，临床特点为起病急、意识障碍、言语失利和肢体偏瘫，乃至迅速死亡，特冠名之曰"脑血管意外"。

为什么对中风病的认识在西医学中也有一个艰难的转折呢？这得从西医学诞生的认识论基础说起。有资料表明，西医学与中医学一样，都是从漫长的神灵主宰、听天由命时代过渡而来，接着是原始的物质结构认识。之所以说是"原始"，是因为他只能看到简单的、宏观的、笼统的、静止的物质现象，而却很少看到复杂的、微观的、清晰的、运动的物质现象，即使在从伤口里看到了流动的鲜血，也只能是知其"红"而"动"，却不知其所以然，而到没有出血伤口可见时，便很难晓其内在情状了；加之头部不比四肢简单和易伤，即至"歃血为盟"盛行时，人们看到的也只能是简单的肌肉流血，要合乎情理地预见头颅深部出血，当然是非常艰难的了，唯一的机会是从战场和行刑时窥其一斑，但就是这些目不忍睹的惨状的出现，却意外地为后来脑内外科学的形成创造了条件，延至"脑血管意外"病名的诞生、近代西医学的发展鼎盛、现代医学的深化。纵观这全过程，我们可以清晰地看出，其中起支配作用的是机械唯物论和朴素辩证法哲学，它既为物质结构做主体的西医学奠定了理性发展框架，同时又为从传统进化到现代保留了一个"胎盘"。正因如此，现代医学在十分骄傲地高谈"脑血管意外"时，仍然珍惜地收藏了"中风"这一病名，西学中学者们则遵循"古为今用、洋为中用"的法则，更加巧妙地将中医学中的"卒中"病名进行了时髦包装，剔除了其中主要指面神经麻痹病症的"中络"证型，让"中风"病直接显示其急危重的特征，而且进一步确定脑部发病的不可必然性，精心地创制出一个古今韵味合体的现代化病名——"脑卒中"（非正式性的推出，尚有"腹中风""眼中风""腿中风"等），赵步长等人还进一步提出了"供血不足乃万病之源"和"脑心同治"学说，并且在具体的概念释义里一先一后地用西医学和中医学病因病理术语向读者展示出来，不能不说是医学领域里中西结合创新的一个成功范例。

三、中西医中风病概念的病理认识比较

中医学和西医学作为人类征服疾病的两大主力科学体系，虽然发源有异，却又在医者思维产生的进程上有着诸多同步性，尤其是有着共同的研究对象和行业道德观念，这就决定了二者在认识事物过程中必然具有同一性和差异性。就中风病而言，发现并确认其病情与病势的严重性和突发性，同时很早就给予高度重视，而且认定其关键病位在脑，此即是中、西医学的同一性表现；但是，中医学是在朴素的唯物辩证法指导之下，遵循整体决定局部、综合重于分析、联系大于孤立、和谐高于一切的思维认识原则，它虽明明认识到脑在人体中的重要作用（如《灵枢·海论》中有"脑为髓之海"、《灵枢·厥病》中又有"中脑，立死"之论），又把它列为"奇恒之腑"，"大厥"之说更明确了脑病与中风发生的重要病理关系（"上"即指脑部），然而，在具体的病理关系分析上，它却是始终不渝地坚持着以五脏为中心、阴阳五行学说为基本思想方法的传统学术体系，它认为，脑是至尊的，五脏各体系必须全力供奉，不可与之并驾齐驱，不可有任何"不忠"，换句话说，大脑本身是不会生病的，倘若发病，那就是在下的脏腑气血逆乱所为，大乱思治，具体的目标和下手处当然就是五脏六腑阴阳气血了（中风之作则首先责之于肝）。很显然，它是在用封建皇权哲学理念来支配、甚至代替医家们对人体生理病理的认识，它的弊端在于严重干扰了人们对脑本质及其自身疾病的认识和研究，而优点却也是不可否定的，那就是高度重视整体环境的重要支配作用，如果说这种作用以五行生克制化的利害关系还不能说明的话，军事上"围魏救赵""围点打援"等战术就可旁证了，特别是在当今人们日益清晰地认识到大环境对人体的影响关系时，我们就越发应当确认和发扬这一优点了。

相比之下，西医学主要是在机械唯物论哲学的指导之下，遵循分析重于综合、局部先于整体、极力追求微观的思维认识原则，拿着解剖刀开路，手到则眼到，眼到则认识到，反之，手不到则认识自然不到，客观地说，其辩证法的应用相对为少，弊端是完全以眼前现实为准，思维完全受方法发展进程的限制，同时也往往把一个好端端的有机联系整体人为地搞得四分五裂、支离破碎，当然难免犯"睁眼瞎子"和意外破坏的错误，俗言道："眼见为实"，真是这样吗？事实证明，大部分情况下确如其言，但有时则绝非如此，中国成语"瞒天过海"就很能给人以启发；然而，其优点也是不可忽视的，对实物的精细解剖，杜绝了虚渺的无端神话般设想的干扰，使医生们潇洒了起来，孜孜以求地开拓眼前的人体世界，既

使之直观地享受到了物质世界的丰富多样景观，更使研究治疗对象不断增大了救治保险系数，脑科学的迅速发展和脑病诊疗手段的不断进化，使人们可以在不打开或打开头颅的情况下，及时准确地知道是头部的哪一块组织、血管或空间出现了什么样的病变，锥颅萃吸术的巧妙应用，使得脑深部的大量出血对生命的严重威胁大幅度降低，特定物理射线和磁场的应用，又使得深层脑组织的肿瘤等病变可以在不用硬质手术器械的情况下得以消除或缩小，而这些成就在中医学家眼前，则是实在无能为力的。

作为一个临床医生，他不仅要讲理论，更要讲学术，不仅要讲学派，但更看重在如何能最好地既解决眼下问题，又能长治久安——这自然也是患者所期盼的。当他面对脑血管破裂大量出血患者时，大量用药会有一定效果，但总不如伺机锥颅引出瘀血为妙；而只考虑消除局部病灶，不下功夫着手杜绝引致出血的根源，锥颅或其它更巧妙的手术最终都还是白搭。公正地说，在杜绝出血根源方面，西医学自然有其长处，中医学的系统辨治方法确也有着西医学无法比拟的优势。寻求其原本所在，居于首位的就在于病名产生的认识基础上，中医是从"风"论起，而起风之源是内在的五脏阴阳气血失和，加之外在的"六淫""七情"袭扰，造成人体阴阳气血逆乱妄行，遂成"薄厥"之候，平乱当然要从五脏阴阳气血的大环境安和着手了；西医的着眼点在于"脑血管意外"，很容易引导医生们一眼盯住脑血管不放，一味地止血、加固血管，不考虑神经、电解质、体液以及诸脏器官和环境等因素的支配作用，犯"盲人摸象"的错误，这种致命弱点最大的坏处就是对患者贻害无穷，从而不经意间使自己成为杀人不见血的刽子手。当然，有心无术、抱守图穷同样也是非常可悲的。

当前，中西医结合诊治和预防中风病已成为医界共识，但因门户所隔和实践思维所限，又有相当一些医者学多识少，面对各家学术茫然不知所从，其中从概念不清发端者居多，最多见者是把中西两种概念教条武断地进行"此即是彼"的位置互换互等，殊不知中医学确认中风病的根本原则是脏腑气化失常与肢体组织或器官的运动功能长期或较长期的障碍，相对而言，后者更具有特征性，故然，它就不仅包括了西医学的一部分脑血管意外病症（而不是全部，例如经CT等理化检查确认的脑梗死、脑出血等，在无运动功能障碍时，便不能诊断为中风），甚至一部分脑瘤、病毒性脑炎、结核性脑炎或多种脑部感染病、癫病等病种，自然也都在其涵盖之下，这也就是为什么古今都有用清热解毒、表里两解等法成功救治中风病的答案所在了；相反，西医学所说的"脑血管意外"，是将病位人为地局限在脑部血管上，然后按病理区分为出血和梗死、畸形等，但治疗时却仅把堵塞出血口或疏通梗死部作为核心治法之一，其实，消除脑水肿、防止脑局部组织感染、降低颅内压乃至全力改善患者生存环境则成了更为关键、占疗法比例绝对多数的治法，有鉴于此，笔者认为，大有必要对现行西医"脑血管意外"的概念及其内涵进行一次彻底的反思乃至进一步的完善，一方面使其体系更为科学，另一方面也有助于临床医生摆脱狭隘死板思维的蛊惑。

俗言道：良好的开端，成功的一半。若反其意，则是：开端不良，成功少望。因此，澄源彻流地对中西医中风病概念来一次剖析，并从方法论的角度对中西医各自的中风病诊疗体系作一个确当简明的阐释，将大有助于中西医生理清思路，轻捷上阵，避免庸治。以上抛砖引玉之见，有待同道共识。

【参考文献】

[1] 马同长，韦绪性.中风病防治新编［M］.黑龙江科学技术出版社，1991：2.

[2] 张锡纯.医学衷中参西录［M］.2版.石家庄：河北人民出版社，1971：113.

第二节　"脑衄""脑痹"新识

通过本书《习研经典的启示》我们可以知道，中医学之所以能达到博大精深的地步，其重要原因之一，就是在不断的传承基础上不断创新。据此，笔者于中风病防治研讨中，深度开发出"脑衄""脑痹"概念，以期成为现代中风病辨证论治的一个支柱。兹特辨析如下：

一、"脑衄"新识

"脑衄"之名，源于《黄帝内经》，而正式出自清末唐容川所著的《血证论》。然而考其义，竟为鼻衄之复称。人所共知，脑就是脑，鼻就是鼻，二者怎能混为一谈呢？从完善和发展中医理论的角度出发，我们急当弄清这一问题。

祖国医学对脑与鼻的关系的认识是丰富的。《灵枢·海论》曰："脑为髓之海，其输上在于其盖，下在风府"；《素问·五脏生成》言："诸髓者，皆属于脑"。脑位于人体之巅，以髓为充，以精气为用，以百会和风府二穴为气化出入之主道，统治全身气化。脑有主宰一身神明之功，其精气一旦亏损，神明失守，即可通过目瞀和头倾而表现于外，至于嗅觉反应，"肺气通于鼻"乃言其直属，而最终亦不离脑神。东垣《脾胃论》引张洁古语："视听明而清凉，香臭辨而温暖，此内受脑之气而外利九窍者也。"此与《黄帝内经》心主五脏而使九窍之训有异曲同工之妙，因为神明之心，实即为脑。喻嘉言更明确地指出："虽目通肝，耳通肾，鼻通肺，口通脾，舌通心，不过借之为户牖，不得而主之也，其所主之脏，则以头之外壳包藏脑髓。"由此可知，前贤早已认识到，大脑为神明之本，功在主持人体的各种感觉反应与运动功能，其中便包括了鼻子的嗅觉功能。但这毕竟是一种主从分明的互相连属关系，脑居颅内，可支配鼻，但不能取而代之，岂可称谓混淆?!当然，古代迷信是强调"神灵不死"的，这种认识反映到中医学理论中来，便出现"代君受邪"之类话语，其代者，心有心包，脑则使鼻，皆取之邻近，及至约定俗成，反为以"脑"字取代"鼻"字了。《黄帝内经》为古代百家学说荟萃精华而成，自然难免会受世俗陈见的沾染，其中的"脑寒""脑漏""脑崩"等等，皆属此列。而《血证论》至此也以讹传讹曰："脑衄者，口鼻俱出血也，乃鼻血多，溢从口出，非别有一道来血也，亦非真从脑髓中来，此不过甚言鼻衄之重，因而名之曰脑衄耳"。古往今来，求名而否实，本欲明辨，殊不知去理愈远矣!

可是，以《黄帝内经》为渊源的祖国医学理论体系，毕竟是以唯物主义辩证法为主导的，这就是承认客观事实，承认心与脑尽管如何位尊，却不免有"真痛"之时，《灵枢·厥病》即述："真头痛，头痛甚，脑尽痛，手足寒至节，死不治；真心痛，手足青至节，心痛甚，旦发夕死，夕发旦死……中脑，立死"，说明"神位"果真受害，其预后必定险恶，而与鼻部的病变相比，自然又胜之数十倍。所以，发病虽同，但因具体病位不同，病势和预后也就大有所异。尽管由于我国早期生产水平低下，检查诊断仪器缺乏，而脑又外有颅骨固卫，下延的脊髓亦以椎骨为壳，要亲眼看到脑中出血，确系难事，以致人们对此长期迷惘。然而《黄帝内经》的经络理论毕竟为脑出血症的发现提供了可靠的依据。例如，督脉"上额交巅上，入络脑，还出别下项"（《灵枢·经脉》），它总统一身之阳，禀五脏六腑之精气，而通达于颅内；同时，阳经之冠足太阳经亦"其直者，从巅入络脑"（《灵枢·经脉》），又有"在项中两筋间，入络脑，乃别阴跷、阳跷，阴阳相交……交于目锐眦"（《灵枢·寒热病》）。有此生理，均足以保证脑中气血源源而来，使脑成为精气之海，故出元神；其若发生病变，虚则"上气不足，脑为之不满，耳为之苦鸣，头为之苦倾，目为之眩"（《灵枢·海论》）；实则"血之与气，并走于上，则为大厥"（《素问·调经论》）。"大厥"之论，就是对脑出血的高度概括。迄至明时，戴思恭《证治要诀》进一步认识到："中风之证……诸中，或未苏，或已苏，或初病，或久病，忽吐出紫红色者死"，为脑血管破裂出血的中风证候作了记载，虽然失之于简，且与历代医家一样，对临床出现的脑中剧痛、项强难转、瞳神或大或小或缺损、神志昏愦、肢体失用等证，未能直接提出止血治法，却毕竟还是揭示出了脑中出血在一定情况下可以表现于外，而被人们用肉眼看见，此与张锡纯先生在其《医学衷中参西录》中一针见血地指出的"若辨证不清，……此关未透，诚唐宋医家一大障碍也"有承前启后之比。至今而言，当疑似难辨之时，辅之以脑脊液化验、脑实质断层扫描等理化诊断，真相多可大白，脑中出血之症自不难理解了。

如斯而观，髓海之"脑"与泛称之"衄"二字相合，其义便豁然大白了。所谓"脑衄"，绝非"鼻衄"之代称，就是脑中出血，实可作为中风病之一型——出血型，可与现代医学之出血性脑血管意外同日而语。

明确脑中是否出血，目的既在于判断病情轻重及预测吉凶，又在于帮助医家认识病因。中风的一般病因，有六淫、七情，有饮食、劳逸，有瘀血、痰饮，除此之外，亦当有出血。之所以如此而言者，出血本系疾病的中间病理过程，诸因皆可促成。出血一旦形成，则如激流勇进，外而激荡冲袭，攻击髓海，内而携气逆越，毁决脉道，继而败乱全身阴阳之序，危证叠见；出血停止，则转化为瘀血，进一步胁迫神明，致人阴阳二气不能顺接，营卫不得周荣，生理功能紊乱，轻则局部障碍，重则身躯废用；即使如此，若无继发出血，生命尚可挽救。仅有极少数，因瘀血形成极度严重，或进一步导致出血，或直接伤害大部脑髓，则可使神明迅速昏愦，以至于消失。本证所发，总以出血为前提，瘀血、痰饮为其后果。出血的破坏性为瘀血所不能及，二者不能混为一谈。明确这一点对于临证治疗具有很大的指导意义。

历代治血之家，首推唐容川，其《血证论·吐血篇》总结有止血、消瘀、宁血、补虚四法，其论虽为吐血而设，但对脑出血的证治尤为适宜。今人吴长富亦通过临证研究指出："中风病均兼风阳痰浊这一病理因素，若瘀象不明，切勿乱投活血化瘀之品。倘拘泥活血化瘀一法，恐有动血致溢、动血生风之变，即使对轻症脑出血病例，仍以不过早应用通瘀药物为妥"，诚为中肯之言。

总之，"脑衄"（脑出血）一症，从实而言，祖国医学对其机理及证治早有科学认识，但是，由于多种因素影响，其名实始终未能相符。从表面看，问题似乎只在调换一个字，增加了一个病症的烦琐复称，其实不然，它直接影响到中医理论的完善和发展。因此，恢复其脑出血的本来面目，从而充实中风病证治理论，诚乃整理中医理论工作者的当务之急，不容再缓。

二、"脑痹"新识

纵观古今中西医对缺血性中风的治疗，都是在于输通经络，改善大脑的气血运行状况，由此而追思《黄帝内经》有"脉痹不已，内舍于心"之论，再析心的解剖一为心脏、二为大脑之义，那么，在中风病中所出现的、由经脉不畅而形成的一系列症状的证候，是否当称之为"脑痹"呢？

所谓"痹"，《黄帝内经》中曾多次提及，究其病理实质，就是阴阳气血亏虚，痰饮、瘀血、寒湿等病邪留滞脉内，侵蚀脉道，阻塞气血运行，进而导致周围组织的一系列病变，如"痹症"以肌肉及筋、皮为主，远及五脏，《素问·痹论》言其因为"风、寒、湿三气杂至，合而为痹"，但"痹，或痛，或不痛，或不仁，或寒，或热，或燥，或湿"，虽为痹证主症，其余各痹亦可兼见，尤其"周痹者，在于血脉之中，随脉以上，随脉以下，不能左右，各当其所"，可谓对一切痹症病机的精妙阐述。"内舍五脏六腑……病久而不去者，内舍于其合也……诸痹不已，亦益内也。"又是《素问·痹论》为脏腑之痹所作的精要提纲。延至汉代，《金匮要略》首创的"胸痹"，就是在《黄帝内经》痹论之下发出的一支新枝，其范围以心肺为主，近涉胸部各组织，甚则及脑，为当代中医学发展的重要垦区之一，自仲圣提出，迄今已两千余年，然其生命力不衰，亦为我们开发新病名及其学说做出了光辉榜样。

因此，我们也完全有理由提出"脑痹"这一全新的中风病病类名称，以解释和概括诸如头中昏胀、疼痛、眩晕，兼有肢体不遂、官窍变形、经现代理化仪器检出瘀血指征等现象，使脑衄诊断建立参照系，使中风病的分类更趋完善，而且比"缺血性中风"的诊断更能反映病理本质。这也是实践给予我们的极大启示。

第三节　中风病动静辨治方法初探

任何一种病的诊断、治疗，虽说都离不开诸多具体的治疗方法与药具，但更重要的是必须有一个辨证论治的指导理论，其中不仅包括八纲辨证、六经辨证、卫气营血辨证、脏腑辨证等等具有普遍指导意义的理论，而且包括各个病种的特殊性、个性化辨证论治指导理论，就后者而言，更具体地说，就是离不开一个上接最高理论原则、下联治疗方法的中间过渡性理论指导纲领。以中风病的中医诊断与治疗为例，从东汉张仲圣提出中经络脏腑辨证，到元代王履分出"真中风""类中风"，明代张景岳提出"非风"、李中梓提出"辨闭与脱"，及至现代全国中风病协作组提出《中风病诊断与疗效评定标准》，历经近两千年，方才基本完成了一个辨证论治理论体系的创建历程。然而，即使至此，一些重大问题依然难以满意解释，尤其是面对现代科学（包括现代医学）与中医学对接时，既有的理论难免显现出诸多的尴尬和无能，这就说明，它并不是最完善的，或者说是包容能力很有限的，固然，还需要继续研讨或创新。笔者自1984年身入中风病救治以来，面对诸多现实不懈思考，反复实践探索，终于在1987年总结出了"动静辨治方法"。兹试阐述如下：

祖国医学认为，"动之始则阳生，动之极则阴生；静之始则柔生，静之极则刚生（张景岳《类经图翼》）"。在"天人一体"的整体气化过程中，人体生命正常与否，就在于气之聚散动静是否符合生命运动的常度，和调则昌，过极则病，而过极至大者莫若中风。所谓中风，以其起时发病急、变化快、证情复杂、表现猛烈而名；但俟其发作后，病理结果又随体内阴阳偏盛及正邪争势之异，而有呈证情变动不定的诸种病机表现，此之谓"动"的类证；更有证情凝滞不化的诸种病机表现，此之谓"静"的类证。因此，根据亢害承制理论，治法亦当动者静之，静者动之，即以凝敛之方治疗升动的病机，以通行之方治疗沉静的病机，谨察二证之所在而调之，以和为期。

一、以动为主者，治之以静

中风之作，以体内阴阳失调为基本，加之外界六淫、七情及饮食劳倦所诱，风火遂起，气化为之扰乱，激动气血上并而猝然昏仆、不省人事、肢体失用，甚则昏迷益深、抽搐频作、身热夜甚、斑疹显露、舌绛少苔、脑脊液等化验报告为血性等，此类症候，多见于现代医学的多种脑出血及高血压危象。究其病机，多为肾水虚衰、肝阳亢盛，或心火炽盛，致气血上逆迫脑，甚则脑脉受损，热血妄行，乃无形之风火为害；也有阴精虚竭、阳气失散者，为实邪虽祛而真气衰败。诚如张锡纯所言："因肝木失和，风自肝起，又加以肺气不降、肾气不摄，冲气胃气又复上逆，于斯，脏腑之气化皆上升太过，而血之上注于脑者，亦因之太过。（《医学衷中参西录》）"是属动的类证。就其标而言，均不外真气虚而降之无力，邪阳上乘。《黄帝内经》指出其预后为"气复返则生，不返则死。（《素问·调经论》）"针对这种以动为主的病机，即应处以填虚固本、降气泻实、制亢敛脱等静的类方，以令阴阳维系，真气安宅。大要有三：

1.实证以滋阴降逆、凉血止血为主，着眼于防止和控制出血。

如羚羊钩藤汤、镇肝熄风汤等凉肝降逆、防止出血；而凉血止血则当施以犀角为主之方，如清营汤、犀角地黄汤等。至于安宫牛黄丸，不少事实证明，并非所有热性昏迷之通方，乃因其清气通窍之功有余，凉血止血之力不足，养阴益气之用殊少，痰热闭窍者辄中，若用于血热妄行者，尽管其中含有犀角，却因麝香、牛黄等品之过于辛窜，非但难得止血宁血，反能导致和加重血证的发生，唯以犀角为主的凉血止血专方在出血危症中确能力挽狂澜，其之所以对中风昏迷有奇效，足证中风病血热妄行型的存在，及其与痰浊闭阻型（静的类证）病机之大异，也提出该类方的运用指征，关键在于整体辨证确属风火漫及营血、脑中血热妄行。证本若此，脉细数者可用，细迟者亦可用，而且用之愈早，预后越佳。

2.化瘀止血贯彻始终

此法以三七为代表。三七功擅入血，止而不滞，活而不乱，以动求静，为血家难得之佳品。中风病血证，每每与瘀血相兼，图止则瘀劫脑神，强活则血溢更甚，历来无论中西医均为之伤感，况且临床上往往多见老年非典型脑出血，由于脑细胞萎缩等原因，仅表现为精神障碍、行为异常、失定向力、意识紊乱、烦躁不安或短暂性意识丧失等症，并无明显的局灶性特征；尽管可以通过化验脑脊液而知病性，实际上却因条件限制，和为避免人为的死亡，如此做者并不多，治疗便带有很大的盲目性，误差极易出现，X射线电子计算机断层扫描也不尽然。故从治疗角度而言，大胆配用三七，确有趋利避害之长。实践证明，生三七化瘀止血之力雄，熟三七则以补血见长。其它如复方三七片、云南白药等化瘀止血制剂，均可择善而从。

3.脱证以固脱为主，兼以镇摄，即"按而收之"。

具体方药为参麦、参附合用龙骨、磁石、生熟地、山萸类（吾师又擅施柏子仁），或类此之西药，经胃、肠道或大血管进入体内，穴位艾灸亦为常法。此外，尚有一法值得重视，《景岳全书·诸风》篇末有曰："服汤药无及矣，即以黄芪防风煮汤数十斛，置床下熏薄之"和"以炽炭烧地热，洒以药汤，置病者于上"，说明将中药制成蒸汽剂型，使病人将药物从皮肤与口鼻诸窍中吸入，可收奇效。

二、以静为主者，治之以动

中风之病理结果，乃由个人体质及病因、环境等的差异而定，虚盛风暴则主动，虚多浊实则主静。所谓浊者，痰瘀也，其间或有挟寒挟热之别，临床证见半身不遂或单肢偏废、舌偏语謇、口歪流涎、眼斜不合，甚则短期以至较长期的昏迷、神志模糊、情志失常、舌苔厚腻、舌质暗滞等。此状有属原发者，亦有动证继发者，其病机为痰瘀寒热留滞经络，或抑揭腑气，致肢体经筋肌腠局部不得气血濡养而失其用，以有形阴邪阻塞局部为特征。可包括现代医学的多种脑梗死（如大面积脑梗死而有脑组织严重肿胀者，与脑出血极为相似）、脑出血后遗症、面神经麻痹及部分脑炎等。如此皆系静的类证，故当处以活化痰瘀、荡涤积滞、推陈致新等动的类方，俾浊邪消除，经络通调，气血营周，痼疾可愈。下分为四法：

1.调气为古今一贯不移之法

继东垣"本气自虚"论后，《景岳全书·非风》指出："气主动，无气则不能动，不能动则不能举矣。"《医林改错》叙述中风先兆症34种、发作症6种，纳其由曰："亏损元气，是其本源。"可见调气当以培补真气为本，如肾气丸、补阳还五汤之属，优效为举世公认。张锡纯又云："冯氏所著本草，谓熟地能大补肾中元气，此亦确论"，是以补气之品非独参、芪，阴阳相合，气自生也。同时，调气尚包括升清降逆、通行滞气等法，如镇肝熄风汤、"三宝"、匀气散等，急则峻治，慢则缓图，待气充而达，浊邪自去。

2.去菀陈莝

《灵枢·刺节真邪》首倡"虚邪偏客于身半，其入深，内居营卫，营卫稍衰则真气去，邪气独留，发为偏枯。"元·朱丹溪阐发其义云："在左属死血与无血，宜四物汤加桃仁红花竹沥姜汁"（引自《景岳全书》），创制活化通调之法祛除痰浊瘀血，在现代中风证治中仍占有相当重要的地位。近人又擅施以大黄为主的咸寒泻下之法，以使痰瘀积滞速从大便除去，于三化汤大有发挥。关于大黄，张锡纯谓其"能入血分，破一切瘀血。为其气香，故兼入气分，少用之亦能调气"，现代人又因其善清降火热而止血功殊，故有"对一些脑血栓合并出血不能用药止血者有效"之载（周凤梧《古今药方纵横》）。但是，古今给药途径只注重口服，据本人实践体会，若遇胃逆不纳者，以硝黄等药化汁保留灌肠，亦为的当之法。

3.综合治疗

实践告诉我们，气功疗法对本期证候的改善与消除具有强大潜力；但也应注意到，患者接受外气冲击后，常可出现较明显的气虚证候，其原因可能系患者真气本虚，又须随瘀滞开通而填充亏空络脉，虚象便得以显现，故当以药食及时填补之。针刺对于静证慢性期也具有卓越疗效，而对于急性期的疗效，有人认为，急性期可行针刺，但须首行耳尖放血（10滴）降压术，将血压控制在安全范围内，再行体针弱刺激，并做到针药合施；若盲目针刺，就可能促使患者血压升高，导致脑出血发生或加重。实为辨证论治、适调动静之良言。

另外，加强自我功能锻炼，须使病人建立必胜信念前提，旨在调动自身组织抗损害机能，促进康复。

三、关于动静治宜的两大体会

1.中风中脏腑型早期治宜重风火

对于中风中脏腑型的病机，早在《黄帝内经》中就有论述，如《素问·调经论》中云："血之与气，并走于上，则为大厥，厥则暴死。气复返则生，不返则死。"以其论述过于简单，使后世医家多有争议，至清代叶天士、王清任时，将中风中脏腑型的病因病机概括为风、火、痰、瘀、虚五端，方较为完备。而痰、瘀、虚多积渐而成，以风、火为最急。笔者经多年的临床揣摩，总结体会到：内风一病，脏为之源，腑为之宅，脏不清则风源不断，腑不利则风势难息。中风中脏腑型早期属实证者，治必重风、火，俾内在之风、火潜熄，则脑络之出血遂止，痰气之上逆亦降，继而兼顾其虚，则危重之证多有挽回之望。

所谓中风中脏腑早期，即指中风病发作之初，就出现神志昏迷等征，此时多属"大实有羸状"，似乎虚脱之候显然，其实不然；但若逾时，则另当别论，即虚则固脱。既明此理，则早期治当重以泻实，略兼固脱；泻实重在风、火，用药宁凉勿热。笔者以往见有中脏腑急发者，对风、火、痰、瘀、虚五因，治疗往往首重痰、瘀，或则平行兼施；见有汗出肢冷，面色灰黯，目闭口开，痰涎壅盛，手撒遗尿，大便失禁等之一者，即峻投人参类补剂及苏合香丸温开，待觉不妙时，则风火燎原，以致不可收拾，区区生灵顷刻消亡，亦属对风、火防范不力之过，提示即使固脱时，也应当参以熄风降火。

中风中脏腑型来势最为急暴，其发生机理，诚如张锡纯先生《医学衷中参西录》已有所言。若细析之，相对于常人之气血，脏腑经脉为之约束，及或有内外之邪侵犯，也只是一、二脏腑有碍。而能在短期内冲破诸脏腑经脉之约束，上逆脑海，危及神明者，唯风、火二邪。风、火之气常挟痰、瘀诸邪合而为害，及其犯病，急迫凶猛之势非常剂所能制状。而当此中脏腑之时，内在气血逆乱闭滞，虚脱多在卫表，因此，治疗当调理气血、降冲平逆为主，佐以扶正。大量临床观察表明，中风中脏腑型早期以实为主者，治疗断不可以扶正固脱为主，只能重在祛邪，辅以扶正，邪去则正安。尤应忌把见面色不红、体温不高、痰不稠浊、脉不滑数等征象草率地辨为阴证，而贻误时机。临阵之际，倒是须从"发病急，责风火"出发，足量地早投泻火熄风之剂，待风、火十去八九后，再去重扶正气、攻除余邪，继而和调脏腑，唯有如此，方可求得起死回生之效。

2.正虚始中风　祛邪须扶正

中风病的辨证论治纲领，自《金匮要略》成书，备受后辈推荐，但在具体的病因病机与治法方面，缺如较大，因而唤起了后世医家的不断争鸣与补充。明代张景岳详述"类中风"，就在于纠正《金匮要略》成书以来医家用小续命汤温散法治中风的弊端，强调滋补肝、肾的重要性；清代王清任则倡导补气通络，重在培元起瘫；延至今代，虽说众云宜兼取古贤各家之长，辨证论治中有关于脱证的分型和治法论述，却从一致以风火痰瘀为中风病因、治法采取一对一的状况来看，重视祛邪而不注意扶正，是主流所在。也有人提出"虚"亦为中风病基本病因，终然是和者尚寡。究竟"虚"居何位，看来大有必要再行论证。笔者回顾辨治中风30余年历程，成功者有之，失败者亦有之，终则顿悟中风病除中脏腑型早期治宜首重风、火之外，尚有是否虑见正虚，并适当地补虚扶正（此中当然还有回阳救逆、补气敛精与养阴固脱、填精补血之别），亦为救治中风举措成败之关键一着，轻证、后遗症是如此，急危重症尤其如此，贵在临证巧施妙设，真正落实。清代大医陈修园所著《医学三字经》，曾就中风立言："闭与脱，大不同"，本示其性质迥异，亦不由使人解作临证见状为黑白分明。实则纯实证有而甚少，纯虚证亦有而甚少，唯虚实互杂者最多；治之纯补者有而甚少，纯泻者有而甚少，唯补泻并施者最多。临床证见神昏前之一刹那，十之八九都有遽然汗出，察之及时者，均可触到皮肤潮湿，此即元气虚脱之证，憾在人多不察，唯以后期实证表现为集中目标，救脱意念随之而消，待至全脱出现，方知悔之已晚。曾遇患者初见时尽显皮肤湿冷，故而早施补法，得以挽脱，至中期时却顾此失彼，丢弃固本，酿致病复，苦思冥想之后，猛悟系精气亏损，终以生脉针、龟板胶与洋参丸合用以祛邪通络之剂收功，真可谓泾渭分明，发人深省！提示正虚有微甚，阴阳有偏正，补品有刚柔，如何断定，尽在医者一念之中，实当慎审！

另外，关于中经络与中脏腑两大类症的分界标准，现在很少见有讨论，其缘即在于大家公认古贤已经明确界定——以"是否昏迷"一言即可蔽之，笔者却认为，要将其验之于临床，就有很多需要商榷之处。从事实而言，病候一发就较长时地昏迷者有之，丝毫不见昏迷者更有之，而尤以时昏时清、或一过性神昏、或先清后昏者为多，要对此类病症确定具体的诊断概念，并非易事。提议同仁就此展开进一步研讨。

第四节　中风病辨证论治新体系解要

中风一病，早被列为中医内科"四大病"之首，如明末医学家喻嘉言所著《医门法律》中说："中风一症，动关生死安危，病之大而且重，莫有过于此者。"两千多年来，无数医家为之呕心沥血，不断研讨，故而无论在理论上还是防治上，都较之其它病有更为丰盛的成果。但由于该病的病机与相关因素十分复杂，古今诸贤均未能将发病率、致死率、致残率控制至理想的阈值之内，国外即使有当今最新颖、最尖端的仪器和方法，也还是对其望而生叹，因而被国际上公认为三大死因疾病之一。据1986年流行病学调查，我国中风病患者多达500万人，留下后遗症者86.5%，而该病患者多系对社会做贡献者，按当时每人每天对社会创造价值50元估计，那么，500万人每天将造成2.5亿元的损失，何况其病程之长和致残之多，实际损失则是一个非常令人吃惊的数字。另据2019年6月发布的《中国心血管病报告2018》显示，脑（心）疾病患者达2.9亿，其中脑卒中就有1300万，脑（心）疾病占我国总死亡原因首位＞40%。自2004年以来，我国急性心梗、颅内出血、脑梗死住院总费用年均增长速度分别为29.15%、16.88%和22.4%。[1]医学界面临着更加严峻的考验。

还是《黄帝内经》说的好："疾虽久，犹可毕也。言不可治者，未得其术也。"纵观古今中外对中风病的研究成就，既令人生喜，亦令人生忧。可喜的是，中、西医学对中风病有了较系统而中肯的认识理论和治疗方法，为当代及后世医学提供了先进的诊治法宝；令人忧虑的是，西医虽有现代化的诊断仪器，但它仅长于局部而忽略于整体；西医外科手术虽可直接探取病灶，但医疗费之昂贵令绝大多数的患者可望而不可即，且死亡率并无绝对降低。中医在辨证论治上，从整体入手，全面辨析，继而采取内外兼治，疗效日益提高，尤其在恢复期和后遗症期的疗效远远高出于西医；然而，其既有理论一则不能兼容现代医学之长而显示出缺失不全，例如，面对过去虽然存在却无法察知的脑出血，现代医学经用脑脊液化验及CT扫描等方法，即可清晰了解这一事实，中医却至今没有直提"出血-止血"理论；二则失于零散含混，缺少总统性纲领，诊治缺乏得力的理论指导，故而难使其得到应有的高效阈值，中风病"三率"控制的疲软状态就是这所有不足的见证。

如何才谓"得其术"？本人认为，其指征应该是辨证论治体系进一步完善化和精准化，治疗方法的进一步准确化和高效化，二者互为前提，而前者更具有紧迫性，因为一种好的理论，可以唤起一批高效疗法的大量应用，进而迎来一大批患者的新生。正如伟大哲人恩格斯在《自然辩证法》中所指出的："一个民族想要站在科学的最高峰，就一刻也不能没有理论思维。"理论是人们认识世界的高层次的普遍法则，理论思维的成熟程度，代表着一种科学乃至一个民族的真正先进水平。

当然，一种好的理论，不仅要深深植根于实践，尤其它的诞生，更须彻头彻尾地起自于实践，来自于大量实践的高度总结。本人躬身于中风病诊治实践三十余年，既为大量患者解除了痛苦，另一个重要价值，就是为发现现有理论与方法的不足、提高医疗水平、创造崭新理论提供了极大的实践场地和思维升华来源。我们的研究，也正是面对一个又一个难以解答的实践问题，反复思考、反复推理、反复试验、反复总结，进而形成了一些可称之为"补缺"的辨证理论与方法。

一、为"脑衄""脑痹"正名的意义

对于古代经典中只有实同而名异的"大厥""薄厥""煎厥"，以及同名而实异的"脑衄"，我们通过临床观察，首先确认"脑衄"这一事实，再结合大量古典文献对于脑作用的科学认识和古贤的基本思维脉搏，以及现代科学的先进理论，综合为一，从而大胆地否定了《黄帝内经》中不合理的"脑衄就是鼻出血"的认识，甚至冲破了当代已出版的一些权威性中医著作仅限于在"概述"中粗提"血溢脑脉之外"，而在其余正文中一字不提脑出血与止血法、以肉眼直观为实的藩篱，新确立"脑衄就是脑出血"的学说，从而将中风病原属无边际的病位改定在脑，既符合古贤"脑为元神之府"等精论的思想，又使既往中风论治中围着脑神团团转，却不敢像"肺痨"诊断那样，直截了当地言明病位病机，而是刻板地以五脏影示脑神，造成周围决定一切的违科学现象得到纠正。在中风病诊断理论中确立这一学说，可以使我们一则迅速地引进、消化、吸收国内外诊治的最新成果，使自己得到武装、提高；二则很自然地把中风与血证联系起来，并划归一类，进而顺理成章地采用中医止血法，使古老的止血剂在中风病用药中得到大力开发。本人及海内外诸贤的实践业已证明，辨证运用止血剂，对提高疗效具有重大的推动作用。

同样，对于痰瘀痹阻脑脉，引致半身不遂及神志变异者，笔者早在1996年即提出"脑痹"病类概念，正在不断得到同道的认可（详见《"脑蛆""脑痹"新识》），兹不赘述。

二、自创中风病辨证论治纲领解析

客观地说，鉴于中风病的特殊性，截至当代的既往诸多医学家已经为之付出了十分巨大的努力，从汉代张仲景提出中风病的"脏腑经络"辨证论治纲领起，后世相续补充了辨真中与类中、闭与脱、阴中与阳中及标本虚实等多种辨法，当今还有数版全国大中专院校统编教材的反复规定，及先后修订、终于1986年在泰安全国会议上公布的《中风病中医诊断、疗效评定标准》，它将中风病的主要辨证类型表述得尤为贴切，这对于科学地归纳该病复杂多变的表现，准确认识其发病与传变机要，从而有力地指导临床救治，提高防治疗效，无疑都是十分科学而实用的。然而，实践再次向我们提问：不同的发病阶段有无相同的病机存在？辨证纲领是否还需要再向高度概括方面发展？创造真理的基本原则——简单性原理告诉我们，后者的回答是肯定的；形形色色的临床事实更响亮地告诉我们，前者不仅是存在、而且是处处都存在的。遗憾的是，现有的辨证理论体系中却没有符合这样两种条件的一种理论。对此，本人通过对医学与哲学的印证、对中医理论形成源流的考究、对众多中风病理论的检索与筛选，从而确立了以动与静作为该病辨证论治的总纲，即将所有器官直观感觉到的和运用现代理化诊疗仪器诊察到的，凡是相对变动不定的证情，如神志的异常、肢体与官窍的频繁变动、四大生命体征的不稳定、CT等检诊仪器下的常规变化等，均规定为"动证"；凡在此范围内，不论中经络还是中脏腑，不论是阳证还是阴证，甚至不论是闭证抑或是脱证，我们均可认定其具有由风火或阴阳虚脱为主要动因参与的病机，因而治疗上也就可明确提示出"动者治之以静"的准则和相应的潜阳熄风、凉血止血、泻火解毒以及回阳固脱、敛阴息风等治法，与之相应的方药也就不言而喻了；相反，凡是相对静止、成形的证情，如肢体、官窍、生命体征的固定异常状态，均规定为"静证"，必然具有由痰饮、瘀血为主要动因参与的病机，治疗上则可明确提出"静者治之以动"的准则和相应的化瘀通络、涤痰开窍等治法，与之相应的各种药物随手可撷。

或有问曰：风、火、痰、瘀、虚五因并存，该辨为何证？答曰：有风火肆虐者，自当辨为动证，因为危亡之秋，风火之害为最迫，不迅除则神明随时可灭；痰瘀虽害，毕竟缓慢，缓图自属正法，且风火一熄，犹可断绝痰瘀产生之路，因为往往风火先于痰瘀而生，痰瘀多为风火孳生，治动中即含治静之理。

又问：确认脑出血与风火有无相悖？答曰：确认出血，一则可直观地认知其病理实质；二则可显见其治法——止血。但止血方法自然包括使用止血之品，却更要在"先其所因"，平熄风火与固脱既是止血之真法，亦是静治之真谛；叶天士谓温邪"入血忧恐耗血动血，直须凉血散血"，特立犀角地黄汤，其中赤芍、丹皮虽本系活血之品，但与凉血之犀角、生地相合，反擅治疗"动血"，此与程钟龄"见风先治血，血行风自灭"之高论相合，堪为本问之绝妙回答。

再问：闭者，窒塞不行之义，闭证为中风病发展之极盛阶段，在动静辨证中当归何类？答曰：阳闭之临床见症皆是动荡不定，缘于其因为风、火作孽，随之逆冲，则势如滚木礌石，故当归属动证，治法自当重泻风火，随以降痰，使之归于静；而阴闭则不然，其证纯属阴邪为患，临床表现亦为凝静，故当归属静证，治法则当主在化瘀涤痰，使不动者由动而排出体外，其中也就包括了部分有痰瘀阻塞为主的脑出血，俾用活血涤痰法救治脑出血有了理论依据。这正是动静辨治方法高于古法之所在。

关于治法中的"降痰宁神法"，本为平肝潜阳羽翼之法，差别只在所降之物有异，理在该法的主治证候为痰热上逆而蒙闭心神，世人皆谓化痰开窍，殊不知痰本水湿凝积日久而成有形之顽邪，又随风火逆气而壅入脑脉，绝非瞬息就能消化，大敌当前之际，如果一味地追求就地消化（即平时所谓"化""涤"），难免闭门揖寇之虞，唯有急行清火降痰（"降"即"引降"，引蛇出洞之意），釜底抽薪，使元神尽快解除围困，"主明则下安"。故而此法不可忽视。

同样，"止血保神法"的含义，也就在于通过熄风止血、清热止血、化痰止血、补气止血、养阴宁血乃至逐瘀止血等法，坚固脉道，制止出血，使精血宁谧，则神明有所依附和济养，始能得以保全，而免陨灭；又兼寓示止血宁血对于挽救生命的关键作用，应能尽力纠正千古之失。诚然，以上所列诸法的基本原则之一，便是对止血药剂（三七、炒蒲黄、仙鹤草等）的巧妙应用，这是既往治疗中风病所不具备或是较少涉及的，如今将其特别提出强调，也可谓对中风病辨证论治的一个小小发展。

由此可知，既有中风病辨证论治理论中的缺陷是客观的、不可忽视的，而以上概念与方法的提出也是合理的、急迫的。随着一些关键问题的阐明，我们面前所展示的中风病辨证论治体系，便是一个全新的风貌：

1. 病类类别：

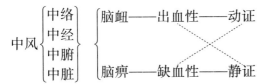

2. 证候类别（具体症状见全国统定的《中风中医诊断、疗效评定标准》）：

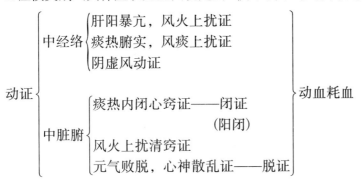

3. 治法类别：

$$\text{静治法}\begin{cases}\text{平肝潜阳法}——\text{镇肝熄风汤、天麻钩藤饮}\\\text{清火熄风法}——\text{羚羊钩藤汤、清营汤、清开灵针、自拟清火熄风汤}^{\#}\\\text{降痰宁神法}——\text{磁母镇惊熄风汤}^{*}\\\text{止血保神法}——\text{犀角地黄汤、归脾汤、三七片、云南白药}\\\text{滋阴熄风法}——\text{大定风株、三甲复脉汤}\\\text{益气回阳法}——\text{参附针、急救回阳汤}\end{cases}$$

$$\text{动治法}\begin{cases}\text{化痰开窍法}——\text{苏合香丸、巴豆烟}\\\text{涤痰通络法}——\text{涤痰汤}\\\text{逐瘀通经法}——\text{活血通经汤}^{*}\text{、大黄䗪虫丸、复方丹参针}\\\text{补气活血法}——\text{补阳还五汤}\\\text{化痰通腑法}——\text{星蒌承气汤}\\\text{扶正搜风祛湿通络法}——\text{大活络丸、华佗再造丸、自拟固本通痹汤}^{\#}\end{cases}$$

注：凡标"*"号者，为姜子云验方，出自《中风证的中医治疗》（甘肃人民出版社1986年4月第1版，1987年7月第2次印刷）其中：

磁母镇惊熄风汤：磁石、生龙牡、生白芍、麦冬、天竺黄、菖蒲、胆南星、生大黄、珍珠母、元参、鳖甲、菊花、丹皮、钩藤、山栀、朱砂、羚羊角、生石决明、生地。

活血通经汤：当归、川芎、桃仁、秦艽、苍术、川牛膝、没药、桑枝、丝瓜络、夜交藤、鸡血藤、黄柏、羌活、乳香、地龙、红花、补骨脂、甘草。

凡标"#"者为本人经验方，其中：

清火熄风汤：原出于《中华效方汇海》，组成为大黄、芒硝、广三七、黄芩、枳实、钩藤、天麻、牡蛎、石决明、川牛膝、竹茹、甘草。

固本通痹汤：原出于《中华效方汇海》，组成为黄芪、当归、川芎、白芍、三七、薏苡仁、僵蚕、全蝎、冰片、地龙、川牛膝、龟板、鳖甲、牡蛎、秦艽、山萸肉、甘草。

其余皆为传统名方，兹不细述。

理论来源于实践，但又高于实践，既是对既往实践的高度概括，又是对后来实践的指南。一种好的理论，往往对实践具有重要的指导作用，所以，就中风病而言，补充和创立新的科学理论，对今后提高防治疗效，真可谓必由之路。我们所提出的"脑衄""脑痹"与"脏为之源，腑为之宅，脏不清则风源不断，腑不利则风势难息""动静辨证""降痰宁神""止血保神"等理论，不仅是对自己长期临床实践的总结，更是对古今中外中风病辨治理论的补充和发展。实践也予以证明，该理论对中风病诊治具有良好的指导意义和运用价值，其作用与地位是既有理论所无法替代的。我们坚信，随着该理论的进一步完善，中风病诊治将出现一个崭新的局面。

第五节　应用"中医综合疗法"防治中风病撷要

纵观中风病的防治，古今诸多医家一直都是见仁见智各有千秋，疗效自然参差不齐，但均与理想疗效相距较远。笔者身临其境近40年，于锲而不舍地研究、总结临床正反两方面经验与教训之际，深感"中医综合疗法"之于中风病治疗不仅十分贴切，而且在其全程当中都至关重要，兹总结其临床应用原则如下：

一、注重宏观评估，确立总体战略

关于中风病的病因，当今大都概之为风、火、痰、瘀、虚五端，细分之下，自然包括外感六淫和内伤七情（笔者称之为一级病因）[1]及由之而生的痰饮瘀血等病理产物（二级病因），也有在此基础上形成的初级病机（例如肝肾阴虚等，称之为三级病因），而且十分显著的一个特点是：三级各层次的病因往往同时并见，这就构成了该病特有的复杂性（多个脏腑经络阴阳气血并病或合病）和严重性（发病迅速，受损的脏腑组织多，而且损害的程度大多严重、死亡率高、短时不易痊愈、终身致残率高）。因此，根据辨证论治的原则，总体战略首先应该是快速应急、施治有力、补泻并用、多法联合、疗程满足。若臆想用一法一方、慢条斯理、一朝一夕、闲情逸趣以除之，则必招致患者命殒之灾，即使在后遗症期，虽可改急救为缓图，而治法依然必须联合应用，且须施治精准、穷追不舍，否则，一则易致患者留下不该有的后遗症，或应该轻度却反是重度的残疾；二则致使病家与患者因之而罹受莫大的痛苦，社会遭受生产力的无端消耗和束缚。由之可知，确立宏观的整体治疗战略是为首要，而中医综合疗法对此概之为："设定科学、可行的防治总目标，进而拟定相应的治疗总量及指标（包括围绕指标预定一天24小时的治疗需要量和全部疗程的基本治疗总量）。"[2] 从具体运用而言，首先可以根据目前病情比较精确地判断其病程长短，再以之预算治疗总剂量，以及各个时段的分包剂量，具体可用百分数统计法，或传统的成数计算法，或1天算10分法，等等。一般而言，中风病的治疗都需要1～3个月的时间，只是各型所需治疗剂量有一定差异而已，若以10天为一疗程，每个疗程的治疗剂量总分为100分，我们就可以将中络证预期为三个疗程（总分300分），中经证预期为六个疗程（总分600分），中腑证预期为九个疗程（总分900分），中脏证最为特殊，预期可考虑为十二个疗程（总分1200分）。但由于中风病发作后，临床绝大多数都呈现出急性期、缓解期、恢复期的规律，而急性期是生死攸关之时，治疗剂量应占全程的二分之一或强一些（例如中脏证的第一个月可预计600分左右，平均每一天20分左右，然后以所选疗法的预计比重合计分值——期望值，例如中药可以剂型种类、使用频率计算，针灸以刺激量、配合方式与频率计算，液体可以瓶组计算等，临床实施应不缺不滥），后二期可合占二分之一或再弱一点，具体算分依前类推。当然，也有病到中期或后期突然出现意外恶化的，治疗自当因情而异，切不可刻舟求剑。这样做，就是要求一个医生在面对具体的患者时，必须心中明了，胸中有数，切忌杂乱无章，"走一步算一步"。同为中风病，对于不同的患者来说，其本身病情就有所不同，更何况具体到一位医生处就诊的时间又有所不同，而就一位医生来说，患者从发病开始就去找你，与病到中途才去找你，绝大多数的治则治法都是有所不同的，原因则在于起点有异，整体战略的时限与重点也就应该有所差别。此即所谓"知己知彼，百战不殆"。

二、恰当区分阶段，逐期分而治之

把中风病分为三期，是现代防治中风病大家的共识，之所以如此，就是提示作为医者应该严密观察患者的临床病理特点，并从中及早确立相应的治疗原则与治法，例如，先兆期（可在数月或半年）重在预防，急性期（可在1~6个月左右）重在救治，后遗症期（也称"康复期"，半年以上，乃至后半生）重在康复。其中先兆期、后遗症期两期尚可从容应对，急性期则须全神贯注、全力以赴、全程严控，即使在病情初转平稳之时，亦不可马虎大意，谨防死灰复燃；特别是在脑出血、大面积脑梗死出现神明欲失之际，尤当从思想上高度重视，在治法上多备几手，在护理上24小时严密监护，及时发现、随时处理一切不利的迹象，最大努力地保证治疗思路的顺利推进。根据中医综合疗法的第二期原则，就是要"在充分考虑患者的身体接受能力、爱好以及诸方面的条件支持度，紧紧围绕总目标接着设定诸项子目标的基础上，选取最佳的多种疗法配合治疗方案，并力求精确估算各种疗法分担的治疗量，及时如法付诸实施，各个击破，全力保证治疗总目标的圆满、安全完成。"[3] 也就是说，在此时需要解决的是具体的战术问题。因为面对中风病的特殊性，作为一名医者，需要不折不扣地贯彻整体观念，既要全面认识、掌握目下的全部真实病机与病状，还要知晓患者的身体素质、性情刚柔与喜好、饮食偏嗜、既往患病史、现发病季节、祖籍与生活地的特点，女性患者还要知晓其经、孕、产、乳情况等等，这些要素不仅可直接帮助诊断，尤其在确定治疗与护理方案时，既能顾及直观的病机，又不遗漏影响与发病和事关病机转化及程度的相关因素。例如，痰湿蒙蔽型与痰火上攻腑实内闭型虽都有痰邪作祟，而临证治法却迥异；生于南方者与祖居北方者其机体疏密有别、耐药性有差异，用药品种与剂量自当锱铢必较；秉性温和、孤僻与刚烈者不仅在治法上需有所侧重，而且在护理上更应区别对待；汉族与少数民族人民不仅在常规食材上多有不同，而且在民族习俗上也常显个性，尤其是回族同胞的宗教信仰常有绝对的规定，在对其进行治疗时，即使有些疗法和工具本属有效，但也须从尊重宗教信仰角度出发，予以回避而改选它法……如此诸端，皆应综合考量，继而分别按照当下的病情选用最佳疗法，譬如军事家在出战之前，行兵布阵固然重要，但选兵点将各派使命更不能马虎，治疗中风大病则选法施方堪当关键，尤当注意的是，一定要在上一程序（确定全程总目标、总治疗量）的基础上，设定子目标——即按照各大阶段的合计治疗量总分来进一步选定相关的诸法，包括适宜的方式、便利的用材等，而不是想入非非、脱离实际，如此则可以切入病机，同时也能充分体现中医学"简、便"之优。

三、精编实施程序，亦步亦趋攻坚

中风之作，虽说瞬息万变，然终有其基本规律可循，医者只要细心诊察，不难从临证蛛丝马迹上掌握其肯綮而降伏之，仲圣《伤寒论》"观其脉证，知犯何逆，随证治之"之旨即概其大法。此中的"随"，既有紧抓病机毫不放松之意，也有按照病理情况确定程序、继而施行一系列恰当的治疗措施之意。值得注意的是，中风病的治疗原则与主要治法一旦确定，之后的下一个任务就是根据病情及其变化趋势，按所选疗法的作用特点及其任务大小缓急排定先后实施程序，设定使用法度。明·徐大椿有"用药如用兵"之说，而此之际，犹如战场军事对垒，确定为先锋者必须冲在前面，指定为策应者则不容许擅自主攻，指挥者更当胸中一盘棋，明晓各法之所施、所功。中医综合疗法述之为"根据患者的病情动态、个人适应能力以及治疗护理需要，制定适宜的疗法实施程序，并紧凑有序地逐一实施到位。"[4] 在中风病的治疗上，一般可遵循以下基本原则：

1.先兆期

中风病贵在"未病先防"。面对指端发麻、眩晕、阵发性舌蹇语塞等先兆症状的出现，除强调适调饮食、和怡情志、劳逸有节、衣着得时等一般性养生规则外，并须根据体质及证候有所专注，例如多痰者以半夏白术天麻汤等煎服或陈皮、竹茹代茶饮；有瘀血者常服脑心通等，或丹参、银杏叶等代茶饮；阴虚者宜适当服用杞菊地黄丸、三甲复脉汤等滋阴潜阳之品，多食饮百合、菊花类，忌用辛辣温燥之品等。部分因颈椎疾病所致者，尤当纠正其睡觉姿势、保持适当的睡眠时间，再辅以相应药物或功法调理。若工作环境有直接影响者，应考虑适当调整之；工作或生活压力过重者，必须辅之以及时坚决的减负。原则而言，一方面要求辨证选用合适的方法与用品，另一方面更应注重多法协作，切记不可单打一，更不能此补彼泻、自拆墙角，但其中必须重视安排好轻重先后，即轻微反应者，先主以食疗，无效者，必继以药疗或其它具有较强疗效的疗法；反应明显者，应先主以药疗，同时辅以食疗或其它疗法，否则，将会贻误战机而引致恶果产生。

2.急性发作期

此为生死定夺之时，必须在准确辨证的基础上，首先建立总体战略，清温补泻各选其宜。仅有偏瘫、言蹇而无昏迷时，治疗主以口服用药和针灸疗法，兼以静滴、按摩、穴贴、握药、足浴、功能锻炼诸法，协以情志、饮食护理调节；有昏迷出现时，则主以静滴、中医灌肠突击疗法[5]、覆吸疗法[6]，兼以鼻饲和针灸、熏蒸等法，必要时行锥颅萃吸术、肌肉注射法、穴位贴敷疗法、舌下含服法、尿道给药法等；护理方面，配以生命体征监护、室内温度调节、流质饮食供给、二便调理等。其中，中药口服或外用，还须遵循简捷快速的原则，多采用"小剂量速治法"[7]，以期速煎速服、连续用药而求佳效。具体方药的选用，必须严格遵守《素问·至真要大论》"谨察阴阳所在而调之，以平为期"的训导，不仅在方剂的辨证选择上要尽显功力，而且剂型、施治途径、用量等，都应力求准确适度，有如应对肝阳暴亢、痰热闭窍之证，既可用安宫牛黄丸迅速化汁频频滴服，又可以之连续覆吸，还可用较大剂量通过肛门直肠滴注给入，更可取其改制型剂"醒脑静"从静脉缓慢输注，一药一途可行，一药多途亦可行，一般情况下剂量以常规为准，而在痰热闭窍十分严重、高热神昏危情不断的情况下，亦可超常量猛攻；提倡静滴中药制剂，并不是要排斥西药制剂，只在于取其所长、上法救人，切忌刻舟求剑，亦须适可而止；应用贴敷疗法时，穴位可选头顶"百会"，也可选腹部"神阙"，还可选足底"涌泉"；应用中医灌肠突击疗法时，一日1次既可，一日数次亦无不可，用药可以守方不变，亦可随时而变，用量可以是每日50～100 mL，也可以是200～400 mL；无深昏迷时，口服用药宜取少量多次，切不可固守一日2～3次之误说。此当系现今医家深知明记之要则！

3.恢复期

善始不善终，必将前功尽弃。所以在脱险之后，整体调治万万不可马虎，大法当参照前期之治，只是病情稍缓，病邪衰退，正气虚显，扶正之急大于祛邪，战略应该稍作调整，用药量可相对减弱，频次可渐放缓，尤其是饮食加量、肢体功能康复不可置后，笔者除强调坚持重点训练外，曾创制"握药套"（内装握药散）可较好地促进患者的上肢功能恢复，另用健步汤煎剂坚持每天泡脚，可收下肢优先、进而带动全身功能康复之功。其余均应辨证应对，亦强调勿单执一法，兹不赘述。

观今中医临床，大多为一招到底，无效则拂袖而去，即使考虑多法合治，也是信手拈来，仅把用中医疗法当作作秀之举，即使全盘依赖于西医疗法，也是输液、口服、外治等法各行其是，胸中既无序更无数，此实当今中医界较为普遍的失漏之处，也即中医综合疗法的首重之理。

四、守法不忘权变，寄全功于微调

人体生命存在的每一刻，都充满了运动变化，病理发生之际，变数尤为繁多，中风既为百病之首，大多出现全身阴阳气血逆乱，虽曰有其规律可循，但也常因外界气候剧变、家事不和情志激动、饮食护理失当、尤其是自行翻身从床上坠落等缘由影响，引起临时特殊情况发生，甚至因为一次输液反应而导致整个病情迅速发生恶变，最终前功尽弃。所以，为医者除应根据基本病理与病势制定基本应对方案之外，也须随时注意观察患者的每一个变化，并随其变作而及时调整或补充精当的应对治疗方法，力求做到不失机宜，这在中医综合疗法而言，即是："在总体战略上，必须充分考虑到病邪消长的流动性以及自体正气的动态转化性，保持对患者实施严密的临床观察护理，随时分析正邪变化现状，及时调整疗法的应用计划和治疗的剂量以及疗程，既不使其不足，又不使之太过，切忌死板教条，更忌马虎大意，以药不轻投、恰到好处为最高原则，最终实现适量、快速、彻底的防治目的。"[8]

活血化瘀大师清·王清任从纵向臆想人体禀赋元气左右合为十分，中风半身偏瘫时即失去五分，提示为医者治疗总目标是补足其所失五分，具体的主要治法是用补气活血通络，随之创制"补阳还五汤"，重用"四两黄芪为主药"，桃红诸药为辅，开创了中风病治疗的一片全新天地，更重要的是为后人提供了一条新颖的学术思路。当然，从中风病实际情况而言，王氏只看到了大约十分之七的无昏迷患者，以此推断，仅有上肢或下肢单侧瘫痪者，可视为元气失去二分半，仅有失语者可算多少？失语与偏瘫兼有者又应算多少？尤其对于其中约为三成并见不同程度昏迷、更能代表中风病的中脏腑证患者，又应如何计算？笔者积经年防治经验与思考，认为可借用温病学纵横合辨的思路，以颈部为横行界限，以上的元神之府——大脑占据元气五分，以下的胸腹四肢亦据元气五分，用此分法，既可突出脑主神明的特殊重要地位，更在利于临证通过估算加分而确当辨治、比较精确地掌握预后，并且顺理成章地把神志变化作为中风病决生死的重要依据，其余肢体的病变所占总分相对减小，亦属实情。据此，医者便可相对较为准确地确定战略思路，并据之随变而变、随证施治，尤其在对中脏腑证实施救治时，就应投入强大的人力物力，多法选优重力应治防变，例如在针、药、灸、（气）功尽皆虑及的同时，在静脉给药的选择上，系热盛神昏者，轻则用清开灵，重则用醒脑静，热引肝风内动频见抽搐目动者，加用羚羊角注射液每隔4～8小时肌肉注射，水牛角、羚羊角免煎剂速溶后持续滴服、覆吸或直肠滴注；痰热闭窍而痰盛神昏呼吸困难者，宜重用痰热清注射液静滴，天竺黄、胆南星、竹茹、黄连、生地免煎剂持续滴服、覆吸或直肠滴注；因痰湿或寒痰壅盛而致神志昏愦、呼吸困难者，宜速取苏和香丸、复方麝香注射液等速溶后持续滴服、覆吸、直肠滴注，天麻素、红花注射液、三七制剂交替静滴；因宗气亏虚而现呼吸短促大汗淋漓者，急给黄芪注射液，兼现心肺阴津不足者，配合生脉注射液，倘见四肢逆冷、呼吸紧迫、神志不清者，则又当速取参附注射液与之；刺五加注射液有补肝肾强筋骨除风湿之功，肾康注射液益气活血通腑补泻兼施，丹红注射液活血化瘀直对基本病因，疏血通注射液功近于前者，但因其具体方药主要是地龙、水蛭，属于血肉有情之品，通经之功更为有力，故而也可用于以上各期的辅助治疗；白蛋白注射液虽系西医制剂，但亦可归于强精固脱中药范围，于虚极之时果断用之，往往有立竿见影之功，但对痰热实证却当慎用。以上各药功用各殊，临证必须严格区分证型而应证投之，既不能混淆不分，又不能执此舍彼，贵在权变果断、适时中节。需要强调的是，在中风病的治疗上，守法是基础、是本，变法是技巧、是标，具体如何应用，虽曰必以临证反应为准，但在全局来说，仍须谨遵《黄帝内经》标本理论而行。

　　总之，中医综合疗法强调整体辨治、局部灵活，要求医者应该具备全面而扎实的理论与实践功底，通晓诸法之用，临证面对具体发病必有一个全盘战略，并且能够从容调遣、高效地付诸实施、最大限度地争取佳绩，从某种意义上说，实为"大医精诚"的翻版。中风病体系庞大，阶段性突出，存亡之势陡峻，为医者如能充分熟知和精当应用中医综合疗法实施辨证救治，自可显其殊功，并将因此在"创新建设现代化中医院的特色格局，在更高的水平上实现中医院姓'中'的目标，促进中医药管理实现新的实质性跨越"[9]的道路上稳执牛耳！

【参考资料】

　　[1] 赵斌.关于中医辨证学发展的学术思路 [J].中医杂志，2008（11）：189.

　　[2] 赵斌.试论"中医综合疗法"[J].中外健康文摘，2011，8（11）：37.

　　[3] 赵斌.试论"中医综合疗法"[J].中外健康文摘，2011，8（11）：37.

　　[4] 赵斌.试论"中医综合疗法"[J].中外健康文摘，2011，8（11）：37.

　　[5] 赵斌.中医灌肠突击疗法救治急重症举隅//赵斌.杏林探幽 [M].兰州：甘肃民族出版社，1999：139.

　　[6] 赵斌.试论覆吸疗法 [J].中医外治杂志，2006（2）：57.

　　[7] 赵斌.论"小剂量速治法"[J].中外健康文摘：医学理论与实践，2008（3）：151.

　　[8] 赵斌.试论"中医综合疗法"[J].中外健康文摘，2011，8（11）：37.

　　[9] 赵斌：关于中医综合疗法的学术思路与意义探讨 [J].西部中医药，2012，25（2）：30.

第六节　再谈应用"中医综合疗法"救治重症脑出血

　　在脑血管疾病中，一般以出血者为最重，但究其临床表现和预后，又相对具有轻重之分，从现代医学检查而言，即在于出血部位和出血量。为了更准确地区分病情，进而为临床救治和预后提供理论依据，笔者特于此提出"重症脑出血"概念。

　　重症脑出血是指突然昏仆、不省人事的一种急危重病，在急诊中所占比例一直呈上升趋势，死亡率也是居高不下。如何提高抢救成功率，一直是医学科研和临床工作者所面临的重要课题。现将笔者多年从事临床实践的体会小结如下：

一、准确辨证是前提

重症脑出血具有发病急、病势重、神志不清的特点，现代医学检查，即属于出血部位在脑干、内囊等部位，前者为出血在5 mL以上者，后者为出血量在10 mL以上、且属一个或多个病灶者。按照中医学理论判定，其初发病即表现为闭证或脱证，或闭证、脱证并见，临床中须先分清。闭证以身热面赤，气粗口臭，躁扰不安或面白唇暗，静卧不烦，四肢不温，痰涎壅盛，苔黄腻或白腻，脉弦滑数或沉滑缓为临床特征；脱证以目合口张，鼻鼾息微，手撒肢冷，汗多，大小便失禁，肢体瘫软，舌痿，脉细数或脉微欲绝为辨证要点。若表现为牙关紧闭、气粗面赤、二便自遗，则为上闭下脱之证；但若见神昏息微、口开目闭、头汗连绵、腹胀便闭，则又属上脱下闭之证。临床观察表明，闭证多于脱证，上闭下脱者最为多见，且闭证、脱证可互相转化，须时刻加以细察明辨，否则有失之毫厘谬以千里之虑。闭证经治疗转变为脱证，提示正虚邪实，表明病情加重或恶化；脱证经治疗，汗出减少，四肢变温，气息平和，预示病情好转。在明辨闭与脱的基础上，临床多可分为四型：肝火（风火）上扰清窍型；痰湿蒙闭心神型；痰热内闭心窍型；元气败脱型。可是，就实而言，数证并至者更为常见，足见中风病重大之一斑。

二、综合治疗是关键

准确辨证是取得疗效的前提，及时、准确、恰当的治疗又是取得疗效挽救患者生命的关键。证候一旦确立，则应立即采取综合治疗措施。一般在用西药控制血压和颅内压、预防感染等对症治疗的同时，阳闭者应采用清热化痰、开窍启闭、平肝息风、通腑降浊等法，临床常用镇肝熄风汤、羚羊角汤、安宫牛黄丸、降痰宁神胶囊（本人协定处方）、醒脑净注射液、清开灵注射液、羚羊角注射液等鼻饲或药纱覆口、直肠滴注、静滴、肌注等治疗，并配以针灸治疗，头置冰袋或枕垫冷水瓶；阴闭者用涤痰汤、苏合香丸等温开之剂，忌用凉开法、补法。脱证者应回阳固脱，一般用参附注射液、黄芪注射液、参麦注射液、大山萸汤、独参汤、急救回阳汤、通脉四逆汤等，并施以艾灸关元、神阙、足三里、曲池等穴位，忌用开窍启闭法。清·尤怡在《金匮翼》中曾提出"卒中八法"——"一曰开关；二曰固脱；三曰泄大邪；四曰转大气；五曰逐痰涎；六曰除风热；七曰通窍隧；八曰灸腧穴"，基本上概括了重症脑出血的救治原则，临床中若能加以借鉴，按证施法，依法用药，就有可能屡起沉疴。笔者曾屡屡采用多途径给药、综合治疗的方法，如①药纱口腔覆吸疗法，开创中医外治法之新路，既解决了昏迷和吞咽困难病人不能服用中药的难题，同时又可起到润湿口腔、呼吸道的辅助作用；②直肠滴注中药液，只要方法得当，可起到与口服同等的效果。此外尚有握药法、敷脐法、作枕法等，这些在前人基础上不断完善、改进的治疗方法在临床的应用，不但提高了整体救治水平，且逐渐形成了独树一帜的诊疗特色。但是临床治疗中不论汤药或中成药，切忌不切实际地超剂量应用，如清开灵注射液、醒脑静注射液之类，凉肝熄风之余，还会冰遏脾胃、耗损元阳；参附注射液、黄芪注射液之类，通阳固脱之余，尚有引发燥火壅滞气机、助痰动血之弊；止血药应以化瘀止血、凉润之品为首选，尤当慎用只能单一活血或止血之品。尚须强调的是，中药汤剂在救治过程中具有不可忽视的作用，但从"急症急治"的原则出发，尤应注意：①坚持辨证论治的原则；②小剂量处方，随证用药，快煎快给，频频接替，尤利于急救发挥，此之谓"小剂量速治法"；而大处方之弊，一是调剂时间长，二是煎煮时间长，三是对煎煮器皿要求大容量，其实并不利于药物成分有效析出，无意间会造成抢救时间的拖延。

三、规范护理是保障

规范护理，是提高重症脑出血救治成功率的保障。在确立好整体护理与辨证施护的前提下，既要对已出现的异常体征加以纠正，又要对潜在的问题采取措施，防微杜渐。

临床中必须做到以下几点：

①做好口腔清洁，保持呼吸道畅通，痰多者吸痰或雾化吸入，口噤不开时加支牙垫，常规则应口覆药纱以化痰、排痰。

②留置导尿管，以便准确记录出入量、整体观察病情，同时也可保持床铺清洁，预防褥疮发生。

③头置冰袋，降低脑能量损耗，减轻脑水肿，但须定时调换，并须防止耳及颈部肌肉冻伤。

④保持适当体位，肢体强痉者保持在功能位，瘫痪者保持良肢位，四肢厥冷者保暖，痰多者头偏向一侧，防止拉伤、冻伤及并发症。

⑤仔细观察汗的变化，识别亡阳、亡阴及正气来复。其中，若全身大汗淋漓，汗液稀薄清冷，颗粒不明，是为亡阳，急当回阳固脱；若汗出如油或成珠，质黏腻，兼身热烦躁，是为亡阴，急当补精填髓固脱。

⑥及时做出护理诊断，制定详细的护理措施，密切观察神志、瞳仁大小、呼吸、血压、脉搏等异常变化，准确记录，必要时报告医生，"时间就是生命"于此寓意最深。

⑦做好对家属的安慰工作，以求理解与配合。

⑧讲清病房注意事项，保证所需医疗设备的完好与消毒。

四、识辨五绝定预后

五绝之证，古代医家在中风绝证中多有记载论述。例如，张景岳在《景岳全书》中云："气大急大喘，或气脱失声，色灰白或紫赤者，肺肾气绝。神脱色脱，昏沉不醒，色赤黑者，心脏气绝。痰涎壅极，吞吐不能，呃逆不止，腹胀之极，色青黑者，脾胃气绝。眼闭不开，急躁扰乱，懊憹囊缩，色青灰白者，肝脏气绝。声暗不出，寒厥不回，二便闭不能通，泄不能禁者，肾脏气绝。"《医学纲目》又云："口开、眼合、手撒、鼻鼾、遗尿及大吐大泻、下血吐血，皆死。"均说明五绝的出现，预示着脏腑衰竭，病情危重。临床观察表明，古人认为不治之证，今日并非不治，五绝实际上是重症中风病病程中出现脱证的综合反映，既可单独出现，又可二者、三者合并出现或全部出现，出现得越多，预后越差，其虽为中医学早期判断中风病预后的方法，但至今仍有确立法则、判断预后的价值，如脾气绝者固脾气，肾气绝者固肾气、填补肾精等，临床中尚须结合合病、并病以及当时的生命体征做出预后判断。

总之，尽管近年来中医治疗重症脑出血积累了丰富的经验，多学科协作，尤其是微创外科的引进，又高效地挽救了一些重危患者的生命，降低了致残率，但要从根本上提高患者的抢救成功率与生活质量，仍离不开最基本的中医辨证论治及规范护理。后学者若能在继承的基础上大胆创新，把一些现代医学和高科技的最新成果引进来"为我所用"，必将显著地提高整体救治效果，为重危患者迎来新的生命曙光。

第七节　自创中风病辨证论治体系在238例中风病诊治中的应用

中风病自古以来就被确认为是威胁人类健康的元凶之一，具有发病率高、致死率高、致残率高、复发率高和治愈率低的特点。因此，我们自1986年以来就将对该病的攻关列为重点，并通过长期的实践与研究，总结创立了一整套独具特色的中风病辨证论治新体系，反复验之于临床，取得了较为理想的疗效。现将我们在2003年6月至2008年8月间应用该新体系观察治疗238例中风病患者的情况报告如下：

一、临床资料

238例中风病患者中，男172例，女66例；年龄41～88岁，平均64岁；病程2小时至12天；住院治疗时间最短者12小时，最长者28天，平均住院时间为13天。按照本组研创的诊断理论体系进行分类：属脑衄者[1]（脑出血）142例，其中经影像诊断辨识，出血部位在基底节区者89例，丘脑区者12例，基底节+丘脑者5例，颞叶者12例，额叶者6例，脑干者10例，小脑者8例，合并脑室受压者32

例，中线移位者12例，穿破脑室者36例。属脑瘅者[2]（脑梗死、腔隙性脑梗死）96例，其中经影像诊断辨识，病灶位于基底节区者64例，额叶者12例，颞叶者10例，顶叶者8例，放射冠者4例。按照病类区分，结果为动证者[3]132例，静证者[4]106例。

二、辨证治疗体系的应用

根据本辨证论治体系应用观察：

动治法[5]治疗62例，其中活血化瘀、涤痰通络30例；化痰通腑、熄风通络14例；温化痰浊、醒脑开窍6例；熄风化痰12例。

静治法[6]治疗74例，其中平肝潜阳、熄风化痰32例；熄风化痰、通腑宁神32例；养阴熄风6例；止血保神4例。

动中兼静治法56例，其中降痰宁神[7]、止血保神[8]18例；平肝熄风、通腑化瘀22例；镇肝熄风、止血保神16例。并发高血压、糖尿病者配合降压、降糖治疗，重症者中西医结合救治。

三、疗效标准及治疗结果

1.疗效标准

参照1995年中华医学会第4届脑血管病学术会议制定的标准及本院脑病专科制定的标准拟定。

基本痊愈：独立生活，恢复工作（劳动），功能缺损评分减少91%～100%，病残程度0级。

显著进步：功能缺损评分减少41%～90%，且病残程度在1～3级。

进步：功能缺损评分减少18%～40%。

无变化：功能缺损评分减少≤17%。

恶化：功能缺损评分减少18%以下，或延至死亡。

2.治疗结果

本组病例中，脑衄（脑出血）142例，经治疗1疗程后，基本痊愈60例（42.25%），显著进步45例（31.69%），进步19例（13.38%），无变化12例（8.45%），死亡6例（4.22%），总有效率为87.32%。脑瘅（脑梗死）96例：基本痊愈48例（50.0%），显著进步26例（27.08%），进步16例（16.67%），无变化4例（4.17%），恶化2例（2.08%），总有效率为93.76%。总病例中有146例做了头颅CT复查，其中68例血肿已全吸收，局部脑组织已成低密度影，周围水肿已不明显；48例血肿已大部分吸收，密度明显降低。

四、体会

通过对本组病例的较系统诊疗观察与总结，进一步印证了我们自创的中风病辨证论治新体系，并形成以下体会：

1．"脏为生风之源，腑为宿风之宅；脏不清则风源不断，腑不利则风势难熄"[9]的病理学说对中风病诊断具有提纲挈领的指导意义。

在人体这个有机的整体之中，大脑为奇恒之腑、神明之主，主统摄五脏六腑，与脏腑共同维持生命活动。但是，脑的生成、濡养离不开五脏六腑化生输布气血津液的作用，是为精气之子；脑又对五脏六腑化生输布气血津液起着协调和支配作用，为脏腑之长，这种相辅相成、相互为用的关系，构成了人体各个系统环环相扣、紧密配合的整体协同作用体系。同时，由于五脏具有"藏精气而不泻"的功能，脑亦受之所养，故而脑虽为元神之府，其实则是寄住于五脏，《黄帝内经》所述的"肝藏血、血舍魂""脾藏营、营舍意""心藏脉、脉舍神""肺藏气、气舍魄""肾藏精、精舍志"，即是说，血、营、脉、气、精是体，神、魂、魄、意、志是用。五脏功能失调，则会导致血、营、脉、气、精的失调，如若精血亏损、气血逆乱，便难免中风病的发生；神、魂、魄、意、志功能紊乱，也会加重脏腑功能失调，促进中风病发生或加重，故曰"脏为生风之源，脏不清则风源不断"；临床上常用的平肝熄风、降痰宁神、益气化瘀、健脾化痰、脑心同治等法皆因此而来。反之，六腑功能失调，久则郁而生风，进而与痰、瘀、积滞互结，至一定程度时，就会暴虐肆害，或则大风乍起之时，医欲熄之，风势却遇腑气不通之便而负隅顽抗，或则六腑被大风所迫，即成腑气壅塞，风邪乘机潜据其中，既可苟延残喘，羁留难除，更可伺机东山再起，无论主因归谁，终不离腑气之责，故曰"腑为宿风之宅，腑不利则风势难熄"；临床常见的导痰通腑、行气导滞、利水逐饮等法，皆为通腑之法。大量临床事实证明，这一基本病机堪为中风病关键时期急则治标、挽生命于顷刻之要诀。

2．中风病救治绝不可忽视降痰宁神法、止血保神法的应用

中风病的最大危害是对人神志的威胁，"得神者昌，失神者亡"，所以，保神就是中风病救治中的第一要务。总体而言，祛邪扶正均可保神，若论细则，却是泾渭大别，然从临床所见痰闭与出血害甚者居多这一事实而言，降痰宁神法和止血保神法自然成为中风病急性期的主要救治方法，可惜诸前贤大多忽略于此。在本组观察的238例中，有196例应用了降痰宁神法，84例应用了止血保神法，大都收到良效。其理在于风、火、痰、瘀、虚为中风病发病的主要病理因素，"血之与气，并走于上，则为大厥"为中风病发病的本质所在，各因之间虽然多是趁火打劫，具体却仍有主次之别，有形之邪危害为首。其中，痰之为病无处不在，痰邪若随气上逆，便会蒙闭脑窍、心窍，就地破解则往往成闭门揖寇之弊，而随机采用强力化痰并同时引之下走的降痰宁神法，方可使上逆之痰迅速得以下行，一定

程度上具有类似甘露醇而又胜于甘露醇的功效，借此则脑窍、心窍功能多能较快地恢复正常，神明从而得以良好恢复。另外，在中风病（脑衄）急性期，又往往主要表现为脑络破损、血溢脉外之证，究其病理本质，实为本虚标实，在这里，本虚是造成脑络破损、血溢脉外的病理前提、是本，出血是发病现象、是标，二者互为因果，不可偏废；况且血既为人身之精粹，丧失则生命乏济，溢出脉外却又成为瘀滞，一旦形成，还会转而阻塞经络，迫害脑神，故而，及时应用标本同治的强力止血之品，即可通过迅速止血，有效地固护生命线。中风病一旦发作，大多即呈急重之势，特别是中脏腑者，其表现或神志不清，或牙关强急，或喉中痰鸣，或舌蹇语涩，随时都有气机出入终止之危，大量事实证明，中医药疗法对此具有不可否认的理想疗效，但是，在这种情况下，口咽通道不利往往使一切救治药物因而无用，单靠静脉通路又常常使一些高效药物的应用望洋兴叹，故而解决治疗用药途径之难，在一定程度上也就成为生死命悬之机。如何通过改进传统用药法，开通充足的给药途径，从而发挥中医药优势，不断提高救治效率，是摆在中医临床工作者面前的重要课题。我们经过30余年的大胆探索，最终创立、完善了一整套救治方法，应用于临床，取得了较为显著的效果。其中，"覆吸疗法"[10]是应用浸透中药液的药纱置于口鼻腔处连续覆吸，如同西医学的雾化吸入一样，不但能使口腔湿润，痰液得化，气道通畅，更重要的是，能使中药从口腔、咽喉及鼻腔中持续吸收，从而达到有效的治疗作用，并且既安全又简便，足以弥补既往所有传统给药方法之不足，是为中药的救急应用开辟的一条新颖高效的给药途径；"小剂量速治法"[11]一改普通剂量的用药方法，专注于药味和药量的小数调剂、煎煮容器选用简便、药物煎煮时短、有效成分因溶剂少而易于析出，临床通过少量频次的灌、滴服，就可达到持续有效的辨证治疗；"握药法"则是在传统握治方法的基础上，配置有效的辅助器材，使经辨证而得的散剂方药简便持久地握在患者手穴处，从而达到治疗痼疾的作用；"中医灌肠突击疗法"，乃是在普通灌肠疗法的基础上，加强对药剂性质、药量及给药速度的调节控制环节改造，使中药能按照医疗需要恰当及时安全地输入患者体内，进而发挥扶正祛邪、通腑导滞、恢复气机升降的作用，乃至降低颅内压，减轻脑水肿，改善脑细胞的缺血、缺氧状态，促进神志转清，血压渐趋正常等效应。本观察组应用覆吸疗法、小剂量速治法、握药法、中医灌肠突击疗法的结果，委实达到了让中医药优势在急症救治中"大显身手"。当然，由于我们的学术水平有限，以上所做和所述必定存在诸多疵陋，仅在抛砖引玉而已。

【参考文献】

[1] 赵斌."脑衄"新识 [J].陕西中医，1990，11（12）：542-543.

[2] 赵斌.中风病辨证论治补要 [J].甘肃中医，1997，10（5）：2-4.

[3] 赵斌.中风病辨证论治补要 [J].甘肃中医，1997，10（5）：2-4.

[4] 赵斌.中风病辨证论治补要 [J].甘肃中医，1997，10（5）：2-4.

[5] 赵斌.中风病辨证论治补要 [J].甘肃中医，1997，10（5）：2-4.

[6] 赵斌.中风病动静辨治方法初探 [J].陕西中医，1989，10（7）：303-304.

[7] 赵斌.中风病辨证论治补要 [J].甘肃中医，1997，10（5）：2-4.

[8] 赵斌.中风病辨证论治补要 [J].甘肃中医，1997，10（5）：2-4.

[9] 赵斌.中医药救治急症举隅 [J].甘肃省中医学校校刊，1988（9）：35.

[10] 赵斌.试论"覆吸疗法"[J].中医外治杂志，2006，15（2）：57.

[11] 赵斌.论"小剂量速治法"[J].中外健康文摘：医学理论与实践，2008（3）：151.

品味前述屡经磨炼而创建的一个个新理论、新疗法，综其所有，便在于有效地丰富了传统中医学术体系，当然也为祖国医学在当代摆脱困境、稳健发展注入了较大的生命活力。以上成果的出炉，最短周期为8年，长者则达30余年，居多者在12年左右，笔者之所以能如此躬耕不懈，无疑是使命、信念与目标使然。古典《列子·汤问》曾载"愚公移山"的寓言故事，揭示其成功的要领，一在坚定信念不动摇；二在"每天挖山不止"。而《荀子·劝学》则谓："不积跬步，无以至千里；不积小流，无以成江海；骐骥一跃，不能十步；驽马十驾，功在不舍。"古训之慧，诚不我欺！

【附】
浅谈新型冠状病毒性肺炎的中医综合防治思路与方法

人类自诞生伊始，就一直在借助于自然和人为的力量而得以不断进步、成长的同时，又常常波动在自然和人为力量的毁灭性威胁边缘。疾病（尤其是瘟疫）作为令人恐惧的"恶魔"之一，既不间断、无情地吞噬着鲜活的生命，又反促人们聚集强大智慧与勇气而与之不息地抗争，随即催生了医学及其不断进步与发展。作为具有数千年医疗经验积累和中华优秀文化支撑的中医学，不仅在过去已经高效地保障了中华民族的健康与繁衍，而且在与现代医学及世界各国的传统医学一道护卫生命的新时代实践中，依然展示着其强大的生命力。正因如此，在面对全球性"新型冠状病毒性肺炎"（以下简称"新冠肺炎"）的侵害时，我们便有必要通过对既有状况的观察与思考，再来认真探讨一下以中医为主的综合应对思路与方法，以期为未病者防护和已病者救治提供一些可行参考方案，为管理者制订安邦定国之策提供一点参考依据，为社会稳定和谐发展提供一臂有益之助。

一、古今抗疫史象回顾与反思

我国先圣们在前赴后继地探索总结疾病诊疗规律的过程中，很早就发现，在纷繁多样的疾病之中，有一类疾病，具有明显、强烈的传染性和破坏性，便把它称之为"瘟疫"。"瘟"者，示其发病症状多以发热为特征；"疫"者，有如朝廷派遣徭役，家家户户皆有，概莫能免。考稽古典，早在殷墟甲骨文里，就已有"虫""蛊""疟疾""疾年"等的痕迹，《尚书》《山海经》《左传》则有"疠"的出现，《汉书·平帝纪》记载更进一步："元始二年，旱蝗，民疾疫者，舍空邸第，为置医药。"而最精辟者，当推《黄帝内经·素问·刺法论》："黄帝曰：余闻五疫之至，皆相染易，无问大小，病状相似"。明代大医吴又可先生则述其因为"天地间别有一种戾气"。

根据有关史料记载，从古至今，全球每隔一段时间，就会发生一系列瘟疫传播。比如在公元430年时，雅典曾因发生大瘟疫而致几乎一半的人死亡；公元14世纪时，欧洲就在短短的十年里，有超过2500万人死于"黑死病"，而因之所致的经济社会萧条则延续了数百年；1918年出现并随后席卷全球的"西班牙流感"，曾造成了全球数千万人患病死亡，并间接导致"一战"提前中止；1996年，南撒哈拉非洲国家发生过一次历史上最大的流脑流行，报道病例数达18万以上，死亡18000多人。在我国，最早可以看到夏、商、周时的瘟疫发生记载，另据中国中医科学院编辑出版的《中国疫病史鉴》可知，从西汉到清末，曾发生过321次大型瘟疫，但却从未发生过类似欧洲黑死病、鼠疫、大流感那样的大悲剧，其中的主要原因，就是我国有中医药的保护。而西方在19世纪之前，其最基本的诊疗方式，就是放血、祷告、巫术，即使权高位重的美国总统华盛顿，也是因为过度放血而身亡，可见当时西方的医学水平落后到何种程度。

关于当代的"瘟疫"防治，在我的记忆中，最早是在二十世纪六七十年代的几年里，曾去本地医疗机构注射疫苗，至于亲临传染病发作之际的防治，第一次是1972年亲尝了家乡合作医疗站医护人员用大锅熬制的板蓝根加贯众汤，据说是用于防治"流感""流脑"的。之后，我也曾多次从中国古代名医的历史故事中得知，中医自古就有用大锅熬制中药，免费让公众服用，大范围地防治瘟疫的办法。直到2003年，我参与了全国性的抗击"非典型性肺炎"（以下简称"非典"）活动，亲自见证了一些人在服用专家拟制的中药"通用方"之后，有个别人意外地治好了以前不曾治愈的顽疾，但也有不少人则是原本无病，却因滥服反而生病，教训不可谓不沉痛！之后，随着"禽流感"发生，出于科普和履行职责的目的，当时我曾结合过去的学习与思考，写作了《关于流感防治的学术思路》一文，并在一些场合做过讲座。未曾料想，时至近期，一场"新冠肺炎"又逞愈演愈烈之势，广大民众渴望得到防治良方，有的专家、有些媒体乃至有的部门再度投其所好，不时地推出新的"通用方"，甚至有号称一方通治者，其间曾发生的双黄连抢购事件，则从另一个侧面反映了人们对于当时瘟疫防治的心理迫切和迷惘，也折射了学术界基本思路的模糊。联想到近几十年来的所遇，有些人虽然是从小就注射了麻疹、肝炎、流感等疫苗，但后来还是有所发生，只不过是发作程度轻一点，最明显的是有不少人口服了来自权威机构研制的抗结核系列西药，有的人确实病情好转、痊愈了，而另有的人则是反而引发了恶心、胃痛、腹泻、乏力等症，二者表象是有所异，实质却全然相同；再来静心温习中医经典和前贤之训，反复仔细地学习研究古今中外有关传染病防治历史和当下新型病种的全方位知识，继而进行过诸多思考之后，一系列深刻感悟便不由得涌上心头：

1.《素问·刺法论》有曰："如何可得不相移易者？岐伯曰：不相染者，正气存内，邪不可干。"《素问·评热病论》亦曰："邪之所凑，其气必虚。"这里的"虚"，既可包括人身整体的阴阳气血亏虚，更应解作因为局部的脏腑经络失调而出现的防御错乱（过实而虚），准确地说，就是"阴阳失调"。如何防止或纠正其失调呢？《素问·四气调神大论篇》指出："从阴阳则生，逆之则死；从之则治，逆之则乱。"《素问·上古天真论》也指出："虚邪贼风，避之有时。"（高士宗注："四时不正之气，皆谓之虚邪贼风。"）《素问·至真要大论》还指出：一切治疗都是"谨察阴阳所在而调之，以平为期"。把这些经典警句连起来，我们就可以看出，在平时，顺应自然规律地生活；遇有病邪来袭时，采取多种适宜的办法有效回避；而当受到病邪侵害时，有效的精准原则便是调理人体阴阳平衡，即使是发病特殊的瘟疫病，其实质性应对亦不过如此。只要做到了这些，人们就不会生病，即使生病了，也能够得以康复。这就精辟地揭示：人体正气虚实、阴阳平秘是健康的决定性因素，适宜养生、谨慎回避和恰当治疗是维护人体健康、不受病害的三大基本原则，掌握了这一强大的战略法宝，抗击任何传染病就都能战之必胜！

2.无论中医还是西医，以不变常方应对有变病邪本不符合辩证法原理，而不辨其体质、不细究其当下的具体状况就孟浪用治，更是违反中医学辨证论治基本原理的错误之举！通观从过去的"非典"到当下的"新冠肺炎"全国乃至全球的防治，我们已经看到了现代医学的防护与检测优势及治疗窘境，同时也一再地验证了中医学的预防和救治优势，而接下来的问题，就是我们既不能自认无能，又不能背离辨证论治原则，教条地以某一个或二三个处方、一锅苦汤包打天下（特殊情况例外），而应该是以共性化与个性化相结合、预防与救治相统一、全程综合考量为总原则，以中医整体观念与辨证论治思想为指引，以当代中医泰斗王琦教授及其学术团队在对《黄帝内经·灵枢》"阴阳二十五人"等经典论述进行深化研究的基础上，结合大量临床实践，最终主持制订的简约化的中医体质标准以及相关学说为基础，以当时、当地人群病理规律为依据，有序、有效地开展防治工作。

同道若能明晓此理，无论是新冠肺炎，还是其他任何的传染病防治，应该说都不会有方向之虞。

二、预防性治疗的基本思路与方法

如前所述，中医学对于人体健康或者说是不被外邪侵害的基本条件认识，一是正气充足，二是阴阳平秘。《素问·生气通天论》则更加明确地强调："阴平阳秘，精神乃治；阴阳离决，精气乃绝。"关于此文的具体含义，我们还可分解为二：一指正常（健康）状态人或强壮体质人的理论指标就是阴平阳秘；二指人体内阴阳气血失常时，所有调理方法的最终目标就是阴平阳秘。反之，如果阴阳失和，人体就进入了病态，或者说调理方法不能达到这个指标时，就是误治、失治；倘若到了阴阳离决状态，那就面临着死亡或是救治的全面失败。

生活中常见这样的事情：有人晚上和朋友们一起吃了火锅，却唯独自己第二天脸上长了疮。夏天吹电风扇，有人喜欢开大，有人则惧之如虎。同样是进饮食，有人吃了一点儿冰箱里的食物就腹泻，有人则即使多吃也一切如常。在瘟疫流行过程中，也存在着有的人（甚至家庭）受了感染随即发病，乃至因之而丧生，但也有人虽然感染了病毒，自己却毫发无损，或者是别人竟然因为与之接触而发病甚至危亡，在本次新冠肺炎暴发流行以来，我们也听到了一些来自武汉的重要报道：同处一种环境，但却不都发病，有一家族，其本人及其父亲、小姑、小姨4人都因受感染而发病，但其老母亲一人却始终健康，并在家承担着为每个发病的亲人实施治疗护理和生活料理职责。其因为何？相关缘由可能会有饮食、起居、情志、周围环境等多种，但最重要的则是体质差异。体质现象是人类生命活动的一种重要表现形式，是指人体生命过程中，在先天禀赋和后天获得的基础上所形成的形态结构、生理功能和心理状态方面综合的、相对稳定的固有特质。明·吴又可《瘟疫论》中曾有举例："昔有三人，冒雾早行，空腹者死，饮酒者病，饱食者不病。疫邪所着，又何异耶？若其年气来盛厉，不论强弱，正气稍衰者，触之即病"，省略句则为"正气强者便不病"，此又进一步精辟地说明人体正气在防治疫病中的关键作用，和应用恰当方法回避病邪攻击、保护正气不受伤害的重要性，提示人们确须高度重视通过对病邪的回避和对自己的强身来实现对正气的保护。

有鉴于此，笔者认为，当普通人群在面对新型冠状病毒威胁时，自当认真学习、继承古今中医学相关的有效经验，结合现代预防医学及传染病学知识，尽早进行积极有效的综合防御。主要方法有：

（一）共性化预防

1.传染病源隔离；

2.可疑人隔离；

3.普通人的有效防护：例如随时洗手、佩戴口罩、戴防护镜、穿防护衣等，特别提示：按照中国传统防疫习惯，佩戴香囊（例方1：藿香、丁香、木香、羌活、白芷、柴胡、菖蒲、苍术、细辛、雄黄各3ｇ；例方2：冰片、樟脑各3ｇ，高良姜15ｇ，桂皮30ｇ；例方3：山柰、雄黄各10ｇ，樟脑3ｇ，丁香50ｇ。以上各方药分别共研细末，装入小药袋，佩戴胸前，时时嗅闻。）

4.未病、已病期间的生活（饮食、起居、情志、室内温湿度及色调等）调摄；

5.环境消毒、改善、治理（特别提示：自古有燃烧艾叶、苍术等药，熏烟驱邪之习）；

6.相关的传染病知识宣传普及；

7.相关的社会管理进步；

8.其它（包括不同疫病的特殊防护与基本治疗方案等）。

限于篇幅，兹不赘述。

王岐山同志在2003年"非典"肆虐时期就任北京市市长后，接受中央电视台"新闻面对面"记者采访时曾说："我来为你们（注：指社会公众）创造环境，你们却要搞好自己的生活。"这就生动地说明了传染病防治过程中的分工负责、密切合作、相得益彰的重要关系，今天再来温习，仍然具有重大的现实意义。

（二）个性化预防——根据体质选取不同方法

鉴于人体发病的基本病机，都在于体质基础上的阴阳偏盛偏衰与一定时间的外（或内）在病因相合，所以，我们的基本预防切入点，也就应该是引导接受预防者根据中华中医药学会2009年发布的《中医体质分类与判定》，首先确定自己的体质类型，然后结合诸多专家长期以来的实践经验，拟定适合自身的预防保健方案，亦所谓"量体裁衣"。为了帮助公众做好有效防御，兹特甄选一些古今医家和养生家总结的经验，推荐作为大众选用的防治参考方案：

A型——平和质

总体特征：阴阳气血调和，以体态适中、面色红润、精力充沛等为主要特征，也即是和谐平衡的正常体质类型。

形体特征：体形匀称健壮。

常见表现：面色、肤色润泽，头发稠密有光泽，目光有神，鼻色明润，嗅觉通利，唇色红润，不易疲劳，精力充沛，耐受寒热，睡眠良好，胃纳佳，二便正常，舌色淡红，苔薄白，脉和缓有力。

心理特征：性格随和开朗。

发病倾向：平素患病较少。

对外界环境适应能力：对自然环境和社会环境适应能力较强。

养生调护：重在维护。

体强曰"健"，心怡曰"康"。世界卫生组织曾经给健康下过一个定义："健康不仅是没有疾病和虚弱，而且是身体的、精神（心理）的健康和社会幸福的完满状态。"这里强调健康不仅要没有疾病，而且须有完满的精神状态。当然，平和体质者也需要适宜的养生调护。例如：

1. 居室适宜

居室内保持适当的光线、温度、湿度和空气清新度，床铺松软舒适。

2. 劳逸结合

生活作息应有规律，劳逸结合，保持充足的睡眠，但不宜食后即睡。根据年龄和性别参加适度的运动，如年轻人可跑步、打球，老年人可散步、打太极拳、练太极剑、练八段锦等，总体要求每日进行半小时～1小时的有氧运动。

3. 饮食有节

不要过饥过饱，不要常吃、多吃过冷过热或不干净的食物，粗细粮食要合理搭配，多吃五谷杂粮、蔬菜瓜果，少食过于油腻及辛辣之物。

4. 食疗健体

本型体质因已达到"阴平阳秘"状态，具备足够的抗病能力，所以不主张再服用药物，以免因妄补或滥泄而破坏人体的既有健康，给病邪以可乘之机。

兹仅推荐食疗方如下：

山药扁豆粥：山药30 g，白扁豆30 g，粳米50 g，白糖少许。制作：将粳米淘洗干净，山药切片，白扁豆洗净；将粳米、白扁豆放入锅内，加水适量，置武火上烧沸，再用文火熬煮至八成熟时，加入山药片、白糖，继续熬煮至熟即成。

5. 穴位保健

选穴：足三里、气海。

定位：足三里穴位于外膝眼下3寸、胫骨前嵴外1横指处；气海穴位于前正中线上、脐下1.5寸。

操作：

（1）点按法：用大拇指或中指按压足三里、气海穴，足三里穴可以两侧穴位同时操作。每次按压操作5～10 min，每日两次，10天1个疗程。

（2）艾灸法：点燃艾条后对准足三里、气海穴，距离皮肤约2 cm，在皮肤感到温热时，再改用缓慢的上下升降，以舒适能耐受为度，每次10～15 min，隔日一次，10天为1疗程。

6.经络保健

平和质的经络按摩以通畅督脉为主。首先，将按摩油均匀滴到背部正中线及两侧，自颈部到腰骶部自上而下用手掌掌面进行推擦，与自颈部沿圆弧线到两侧腋窝的推擦相交替，各12次，再沿督脉及两侧第一侧线的膀胱经循行，每隔1寸左右即用拇指进行点、推、揉，3～5遍后，右手五指稍微并拢，用指端自上而下对督脉、两侧竖脊肌进行叩击。

7.眼睛保护

每日用珍珠明目液滴眼1～2次，或用菊花、金银花煎液趁热覆眼。

B型——气虚质

总体特征：元气不足，以疲乏、气短、自汗等气虚表现为主要特征。

形体特征：肌肉松软不实。

常见表现：平素语音低弱，气短懒言，容易疲乏，精神不振，易出汗，舌淡红，舌边有齿痕，脉弱。

心理特征：性格内向，不喜冒险。

发病倾向：易患感冒、内脏下垂等病；病后康复缓慢。

对外界环境适应能力：不耐受风、寒、暑、湿邪。

养生调护：基本原则应该以益气培元为主。

1.起居勿过劳

起居宜有规律，午间应适当休息，保持充足睡眠，避免劳动或激烈运动时出汗受风。不要过于劳作，以免损伤正气。

2.运动宜柔缓

可做些柔缓的运动，如散步、打太极拳、做操、练八段锦等。明代就有"谷道（肛门）宜常撮"的"养生十六宜"，意思是吸气收腹，收缩并提升肛门，停顿2～3秒之后，再缓慢放松呼气，如此反复10～15次。八段锦可重点做"两手攀足固肾腰"和"攒拳怒目增力气"1～3遍。不宜做大负荷、剧烈的运动和出大汗的运动，忌用猛力或做长久憋气的动作。

3.饮食调理

宜多吃具有益气健脾作用的食物，如黄豆、白扁豆、鸡肉、泥鳅、香菇、大枣、桂圆、蜂蜜、粳米、小米、黄米、大麦、豇豆、蚕豆、豌豆、土豆、白薯、红薯、山药、胡萝卜、鲫鱼、鹌鹑、鹅肉、羊心、羊肚、莲子、平菇、芡实、栗子、人参等，少食具有耗气作用的食物，如槟榔、空心菜、生萝卜等。

推荐食疗方：

（1）黄芪童子鸡：童子鸡1只，生黄芪15 g，葱、姜、盐、黄酒适量。制作：取童子鸡1只洗净，用纱布袋包好生黄芪，取一根细线，一端扎紧袋口，置于锅内，另一端则绑在锅柄上。在锅中加姜、葱及适量水煮汤，待鸡熟后，拿出黄芪包，加入盐、黄酒调味，即可食用。

（2）山药粥：山药30 g，粳米180 g。

制作：将山药和粳米一起入锅，加清水适量煮粥，煮熟即成。此粥可随时食用。

4.中药预防

补中益气汤加减：

生黄芪10 g，党参5 g，白术5 g，茯神8 g，当归5 g，柴胡5 g，陈皮5 g，枳壳5 g，冬虫夏草3 g，地龙3 g。

凉水浸煎，每服50～100 mL，每日2～3次，每日1剂，连服2周。后期是否需要继服，应根据自身情况而定。服用者还可根据自己的具体情况，对上方进行适当的加减调理。

5.穴位保健

选穴：足三里、关元、气海、神阙。

定位：关元穴位于前正中线上、脐下3寸；气海穴位于前正中线上、脐下1.5寸；神阙穴位于脐窝中央。

操作：平躺，借助温灸盒，对每个穴位进行温灸，每个穴位时间10 min，隔日一次，10天为1疗程。

6.眼睛保护

每日用生黄芪、防风、蝉蜕煎液趁热覆眼1～2次。

C型——阳虚质

总体特征：阳气不足，以畏寒怕冷、手足不温等虚寒表现为主要特征。

形体特征：肌肉松软不实。

常见表现：平素畏冷，手足不温，喜热饮食，精神不振，舌淡胖嫩，脉沉迟。

心理特征：性格多沉静、内向。

发病倾向：易患痰饮、肿胀、泄泻等病；感邪易从寒化。

对外界环境适应能力：耐夏不耐冬；易感风、寒、湿邪。

养生调护：应以温阳益气为基本原则。

1.起居要保暖

居住环境应空气流通，有条件者应该充分享受阳光，不宜在阴暗潮湿寒冷的环境下长期工作和生活。注意足下、背部及下腹丹田部位的防寒保暖，防止出汗过多。也不可恣意贪凉饮冷。

2. 运动避风寒

可做一些如慢走、慢跑、散步、做操、太极剑、太极拳等舒缓柔和的运动，八段锦的"背后七颠百病消"和"两手攀足固肾腰"加做1～3遍等温和的有氧运动，不宜大汗。也可每天以热水泡脚半小时。

3. 饮食调理

应多吃甘温益气的食物，比如牛羊狗肉、葱、姜、蒜、花椒、鳝鱼、韭菜、辣椒、胡椒等。少食生冷寒凉食物，如黄瓜、藕、梨、西瓜、荸荠等生冷寒凉食物，少饮绿茶。

推荐食疗方：

（1）当归生姜羊肉汤

当归20 g，生姜30 g，冲洗干净，用清水浸软，切片备用。羊肉500 g，剔去筋膜，放入开水锅中略烫，除去血水后捞出，切片备用。先将当归、生姜、羊肉放入砂锅中，加清水、料酒、食盐，旺火烧沸后撇去浮沫，再改用小火炖至羊肉熟烂即成。

（2）韭菜炒胡桃仁

胡桃仁50 g，开水浸泡去皮，沥干备用。韭菜200 g，择洗干净，切成寸段备用。麻油倒入炒锅，烧至七成热时，加入胡桃仁，炸至焦黄，再加入韭菜、食盐，翻炒至熟，可随意食用。

4. 中药预防

附子理中汤加减：

制附片5 g，灵芝5 g，桂枝5 g，白芍4 g，白术5 g，茯苓5 g，枳壳5 g，陈皮5 g，生姜4 g。

凉水浸煎，每服50～100 mL，每日2～3次，每日1剂，连服2周。后期是否需要继服，应根据自身情况而定。服用者还可根据自己的具体情况，对上方进行适当的加减调理。

5. 穴位保健

（1）体穴：足三里、命门、肾腧

定位：命门穴位于后正中线上、第2腰椎棘突下凹陷中；肾腧穴位于第2腰椎棘突下旁开1.5寸。

操作（艾灸法）：俯卧，对穴位进行温灸，时间10～15 min，隔日一次，10天为1疗程。

（2）耳穴：肾穴

定位：肾穴在对耳轮上下脚分叉处下方。

操作方法：将王不留行籽贴于肾穴上，用胶布固定，每穴用拇、食指对捏，以中等力量和速度按压40次，达到使耳郭轻度发热、发痛，每日自行按压3～5次，每次3～5 min；两耳穴交替贴压，3～5天一换，10天为1个疗程。

6.经络保健

采用摩擦腰肾法：以两手平掌的鱼际、掌根或两手虚拳的拳眼、拳背着力，同时做上下左右摩擦两侧腰骶部，每次15 min，每天2次，10天1疗程。做坐式八段锦的"闭气搓手热，背后摩精门，左右辘轳转，两脚放舒伸，翻掌向上托，弯腰攀足频"。

7.眼睛保护

每日用淫羊藿、枸杞煎液趁热覆眼1～2次。

D型——阴虚质

总体特征：阴液亏少，以口燥咽干、手足心热等虚热表现为主要特征。

形体特征：体形偏瘦。

常见表现：手足心热，口燥咽干，鼻微干，喜冷饮，大便干燥，舌红少津，脉细数。

心理特征：性情急躁，外向好动，活泼。

发病倾向：易患虚劳、失精、不寐等病；感邪易从热化。

对外界环境适应能力：耐冬不耐夏；不耐受暑、热、燥邪。

养生调护：应以滋阴降火为基本原则。

1.起居忌熬夜

起居应有规律，居住环境宜安静，避免熬夜、剧烈运动和在高温酷暑下工作。

2.运动勿太过

应保证每天半小时～1小时的有氧运动，适合选择太极拳、太极剑等动静结合的传统健身项目，八段锦的"五劳七伤往后瞧"和"两手攀足固肾腰"加做1～3遍。锻炼时要控制出汗量，及时补充水分。不宜洗桑拿。

3.药膳指导

适宜多进食甘凉滋润的食物，比如黑大豆、黑芝麻、蚌肉、兔肉、鸭肉、百合、豆腐、豆浆、瘦猪肉、猪头、猪髓、燕窝、银耳、木耳、甲鱼、牡蛎肉、鱼翅、干贝、麻油、番茄、葡萄、柑橘、荸荠、香蕉、梨、苹果、桑葚、柿子、甘蔗、绿豆、冬瓜等，少吃羊肉、狗肉、辣椒、葱、蒜、韭菜、葵花子等性温燥烈之品。

推荐食疗方：

（1）莲子百合煲瘦肉

莲子（去芯）15 g，百合20 g，猪瘦肉100 g，盐适量。制作：取莲子（去芯）、百合、猪瘦肉，加水适量同煲，肉熟烂后用盐调味食用。

（2）蜂蜜蒸百合

将百合120 g、蜂蜜30 g拌和均匀，蒸令熟软。时含数片咽津，嚼食。

4.中药预防

沙参麦冬饮加减：

沙参6 g，麦冬5 g，山茱萸5 g，地骨皮5 g，龟板8 g，霜桑叶5 g，陈皮5 g，丹参5 g，生薏苡仁8 g，蝉蜕3 g。

凉水浸煎，每服50～100 mL，每日2～3次，每日1剂，连服2周。后期是否需要继服，应根据自身情况而定。服用者还可根据自己的具体情况，对上方进行适当的加减调理。

5.穴位保健

（1）体穴：三阴交、太溪

定位：三阴交穴位于内踝尖上三寸、胫骨后缘；太溪穴位于足内侧、内踝后方、内踝尖与跟腱之间的凹陷处。

操作方法：用大拇指或中指按压三阴交和太溪穴，两侧穴位同时操作，每次按压操作5～10 min。每日2次，10天1个疗程。

（2）耳穴：肝穴、肾穴

定位：肾穴位于对耳轮上下脚分叉处下方；肝穴位于耳甲艇的后下部。

操作方法：将王不留行籽贴于肾穴及肝穴上，用胶布固定，每穴用拇、食指对捏，以中等力量和速度按压40次，达到使耳郭轻度发热、发痛。每日自行按压3～5次，每次3～5 min。两耳穴交替贴压，3～5天一换，10天为1个疗程。

6.眼睛保护

每日用珍珠明目液滴眼1～2次，或用菊花、金银花煎液趁热覆眼。

E型——痰湿质

总体特征：痰湿凝聚，以形体肥胖、腹部肥满、口黏、舌苔腻等痰湿表现为主要特征。

形体特征：体形肥胖，腹部肥满松软。

常见表现：面部皮肤油脂较多，多汗且黏，胸闷，痰多，口黏腻或甜，喜食肥甘甜黏，苔腻，脉滑。

心理特征：性格偏温和、稳重，多善于忍耐。

发病倾向：易患消渴、中风、胸痹等病。

对外界环境适应能力：对梅雨季节及湿重环境适应能力差。

养生调护：应以化痰祛湿为基本原则。

1.起居忌潮湿

居住环境宜干燥而不宜潮湿，天晴时尽量多打开窗户，保持室内空气清新。衣着应透气散湿，多进行日光浴。不要过于安逸。

2.运动宜适量、有效

因形体肥胖，易于困倦，故应根据自己的具体情况循序渐进，坚持运动锻炼，如打太极拳、做广播体操以及适合自己的各种舞蹈，八段锦的"双手托天理三焦"和"调理脾胃须单举"加做1~3遍等，开展有规律的有氧运动。

3.饮食调理

应以清淡为原则，多吃具有健脾、化痰、祛湿功用的食物，例如薏米、菌类、紫菜、竹笋、冬瓜、萝卜、金橘、芥末、海带、冬瓜等，少吃肥肉、甜及油腻的食物。

推荐食疗方：

（1）薏米冬瓜汤

薏米30 g，冬瓜150 g。制作：将二品置锅中慢火煲30 min，调味后即可饮用。

（2）山药冬瓜汤

山药50 g，冬瓜50 g，同放锅中，慢火煲30 min，调味后即可饮用。

（3）赤豆鲤鱼汤

将活鲤鱼1条（约800 g）去鳞、腮、内脏；将赤小豆50 g、陈皮10 g、辣椒6 g、草果6 g填入鱼腹，放入盆内，加适量料酒、生姜片、葱段、胡椒、食盐上笼蒸熟即成，分次食用。

4.中药预防

平陈汤加减：

苍术5 g，厚朴5 g，半夏5 g，陈皮6 g，神曲10 g，茵陈6 g，生姜5 g，紫草3 g，生甘草3 g。

凉水浸煎，每服50~100 mL，每日2~3次，每日1剂，连服2周。后期是否需要继服，应根据自身情况而定。服用者还可根据自己的具体情况，对上方进行适当的加减调理。

5.穴位保健

选穴：足三里、丰隆、水道

定位：丰隆穴位于外踝尖上8寸、胫骨前嵴外2横指；水道穴位于下腹部、脐中下3寸、距前正中线2寸。

操作方法：用大拇指或中指按压丰隆穴、水道穴，丰隆穴两侧穴位同时操作，每次按压操作5～10 min；每日2次，10天为1个疗程。

6.经络保健

将并拢的食指、中指、无名指按压中脘、气海、关元、天枢各30 s～1 min（中脘：前正中线、脐上4寸，或脐与胸剑联合连线的中点处；气海：前正中线上、脐下1.5寸；关元：前正中线上、脐下3寸；天枢：脐中旁开2寸）。

7.眼睛保护

每日用珍珠明目液滴眼1～2次，或用菊花、金银花煎液趁热覆眼。

F型——湿热质

总体特征：湿热内蕴，以面垢油光、口苦、舌苔黄腻等湿热表现为主要特征。

形体特征：形体中等或偏瘦。

常见表现：面垢油光，易生痤疮，口苦口干，身重困倦，大便黏滞不畅或燥结，小便短黄，男性易阴囊潮湿，女性易带下增多，舌质偏红，苔黄腻，脉滑数。

心理特征：容易心烦急躁。

发病倾向：易患疮疖、黄疸、热淋等病。

对外界环境适应能力：对夏末秋初湿热气候，或湿重及气温偏高环境较难适应。

养生调护：当以清热化湿为主。

1.起居避潮湿

居室宜尽量减少水汽氤氲，注意保持干燥、通风、温和。

2.运动宜增强

适合做高强度、大运动量的锻炼，如各种球类、武术、快走、太极拳、八段锦等。八段锦的"摇头摆尾去心火"和"调理脾胃须单举"加做1～3遍。不宜熬夜，避免过于劳累。要保持二便通畅，防止湿热郁聚。注意个人卫生，预防皮肤病变。

3.饮食宜清淡

多吃甘寒、甘平、清利湿热的食物，如薏苡仁、莲子、茯苓、赤小豆、绿豆、冬瓜、丝瓜、葫芦、苦瓜、黄瓜、西瓜、白菜、芹菜、卷心菜、莲藕、空心菜、苋菜等。少吃胡桃仁、鹅肉、羊肉、狗肉、鳝鱼、香菜、辣椒、花椒、韭菜、生姜、酒、饴糖、胡椒、蜂蜜等甘酸滋腻之品及火锅、烹炸、烧烤等辛温助热食品。

推荐食疗方：

（1）薏米绿豆粥

薏米30 g、绿豆30 g、大米50 g。将薏米、绿豆和大米一起入锅加清水适量煮粥，煮熟即成。此粥可在每日早晚食用。

（2）绿豆藕

粗壮肥藕1节，去皮，冲洗干净备用。绿豆50 g，用清水浸泡后取出，装入藕孔内、放入锅中，加清水炖至熟透，调以食盐进食。

（3）泥鳅炖豆腐

泥鳅500 g去腮及内脏，冲洗干净，放入锅中，加清水，煮至半熟，再加豆腐20 g和食盐适量，炖至烂熟即成。

4.中药预防

甘露消毒丹加减：

藿香5 g，白豆蔻5 g，茵陈8 g，黄芩6 g，连翘8 g，射干5 g，薄荷5 g，赤芍4 g，滑石10 g，郁金5 g，陈皮5 g。

凉水浸煎，每服50～100 mL，每日2～3次，每日1剂，连服2周。后期是否需要继服，应根据自身情况而定。服用者也可根据自己的具体情况，对上方进行适当的加减调理。

5.穴位保健

选穴：阴陵泉、阳陵泉。

定位：阴陵泉穴位于胫骨内侧踝下方凹陷处；阳陵泉穴位于小腿外侧、当腓骨小头前下方凹陷处。

操作方法：用大拇指或中指按压阴陵泉穴和阳陵泉穴，两侧穴位同时操作，每次按压操作5～10 min，每日2次，10天1个疗程。

6.眼睛保护

每日用珍珠明目液滴眼1～2次，或用菊花、金银花煎液趁热覆眼。

G型——血瘀质

总体特征：血行不畅，以肤色晦黯、舌质紫黯等血瘀表现为主要特征。

形体特征：胖瘦均见。

常见表现：肤色晦黯，色素沉着，容易出现瘀斑，口唇黯淡，舌黯或有瘀点，舌下络脉紫黯或增粗，脉涩。

心理特征：易烦，健忘。

发病倾向：易患癥瘕及痛证、血证等。

对外界环境适应能力：不耐受寒邪。

养生调护：以活血化瘀为基本原则

1.起居勿过静逸

作息时间宜有规律，保持足够的睡眠，可早睡早起多锻炼，避免寒冷刺激，注意动静结合，不可过于安逸，勿恼怒郁愤，以免气机郁滞而致血行不畅。

2.多运动，促血行

可开展一些有助于气血运行的运动项目，如各种舞蹈、步行健身法、徒手健身操等。每天有规律地有氧运动，避免剧烈以及过量的体育运动。可采用"步行健身法"；八段锦的"左右开弓似射雕"和"双手托天理三焦"加做1~3遍。

3.饮食调理

宜多吃如山楂、醋、玫瑰花、金橘、黑豆、黄豆、香菇、茄子、油菜、羊血、杜果、木瓜、海藻、海带、紫菜、萝卜、胡萝卜、金橘、橙子、柚子、桃子、李子、绿茶、红糖、黄酒、葡萄酒等具有活血、散结、行气、疏肝解郁功效的食物，少食肥肉等滋腻之品。应戒烟限酒。

推荐食疗方：

（1）黑豆川芎粥

川芎6 g，黑豆20 g，粳米50 g，红糖适量。

制作：川芎用纱布包裹，和黑豆、粳米一起水煎煮熟，加适量红糖，分次温服。

（2）山楂红糖汤

山楂10枚，冲洗干净，去核打碎，放入锅中，加清水煮约20 min，调以红糖进食。

4.中药预防

瓜蒌薤白白酒汤加味：

全瓜蒌10 g，薤白5 g，当归6 g，白芍5 g，川芎4 g，柴胡5 g，陈皮6 g，三七（另冲）3 g，白酒适量。

凉水浸煎，每服50~100 mL，每日2~3次，每日1剂，连服2周。后期是否需要继服，应根据自身情况而定。服用者还可根据自己的具体情况，对上方进行适当的加减调理。

5.穴位保健

选穴：血海、内关。

定位：

血海取穴法：屈膝，在髌骨内上缘上2寸，当股四头肌内侧头的隆起处。

内关取穴：于腕横纹上2寸、掌长肌腱与桡侧腕屈肌腱之间。

操作方法：用大拇指或中指按压血海穴及内关穴，两侧穴位同时操作。每次按压操作5～10 min，每日2次，10天1个疗程。

6.眼睛保护

每日用玫瑰花、益母草浸液趁热覆眼1～2次。

H型——气郁质

总体特征：气机郁滞，以神情抑郁、忧虑脆弱等气郁表现为主要特征。

形体特征：形体瘦者为多。

常见表现：神情抑郁，情感脆弱，烦闷不乐，舌淡红，苔薄白，脉弦。

心理特征：性格内向不稳定、敏感多虑。

发病倾向：易患脏躁、梅核气、百合病及郁证等。

对外界环境适应能力：对精神刺激适应能力较差；不适应阴雨天气。

养生调护以行气解郁为主：

1.适宜、丰富多彩的运动锻炼

例如：运动保健八段锦的"左右开弓似射雕"和"双手托天理三焦"加做1～3遍。

2.适宜起居

保持有规律的睡眠，睡前避免饮茶、咖啡和可可等具有提神醒脑作用的饮料。衣着方面宜选择宽松透气性好的款式，还应注意鞋袜也不宜约束过紧，否则易影响气血运行，出现肢体麻木或发凉等症状。居室环境宽敞明亮，温度、湿度适宜。

3.药膳指导

饮食调理多吃小麦、高粱、香菜、葱、蒜、萝卜、洋葱、苦瓜、黄花菜、海带、海藻、橘子、柚子、槟榔、黄花菜、海带、山楂、玫瑰花、梅花等行气、解郁、消食、醒神之品。睡前避免饮茶、咖啡等提神醒脑的饮料。

推荐食疗方：

（1）菊花玫瑰茶

杭白菊4朵，玫瑰花2朵，90℃水沏，可以经常服用。

（2）橘皮粥

干橘皮50 g，研细末备用。粳米100 g，淘洗干净，放入锅内，加清水，煮至粥将成时，加入橘皮，再煮10 min即成。

（3）菊花鸡肝汤

银耳15 g，洗净撕成小片，清水浸泡待用；菊花10 g，茉莉花24朵，温水洗净；鸡肝100 g洗净切薄片备用。将水烧沸，先入料酒、姜汁、盐，随即下入银耳及鸡肝，烧沸，打去浮沫，待鸡肝熟后调味，再入菊花、茉莉花稍沸，即可食用。

4.中药预防

柴胡疏肝散加减：

柴胡5g，枳实5g，佛手5g，酒炒白芍5g，川芎3g，陈皮5g，苦杏仁5g，炙百合6g。

凉水浸煎，每服50～100 mL，每日2～3次，每日1剂，连服2周。后期是否需要继服，应根据自身情况而定。服用者也可根据自己的具体情况，对上方进行适当的加减。

5.穴位保健

选穴：太冲、膻中。

定位：太冲穴位于足背第1、2跖骨结合部之前凹陷中；膻中穴位于胸部，当前正中线上、平第四肋间、两乳头连线的中点。

操作方法：用大拇指或中指按压太冲穴和膻中穴，太冲穴两侧穴位同时操作，每次按压操作5～10 min。每日2次，10天1个疗程。

6.经络保健

选取足厥阴肝经的循行路线，进行经络敲打，每次敲打1个来回，每日2次，10天1疗程。

7.眼睛保护

每日用珍珠明目液滴眼1～2次，或用菊花、柴胡煎液趁热覆眼。

I型——特禀质

总体特征：先天失常，以生理缺陷、过敏反应等为主要特征。

形体特征：过敏体质者一般无特殊表现；先天禀赋异常者或有畸形，或有生理缺陷。

常见表现：过敏体质者常见哮喘、风团、咽痒、鼻塞、喷嚏等；患遗传性疾病者有垂直遗传、先天性、家族性特征；患胎传性疾病者，具有母体影响胎儿个体生长发育及相关疾病特征。

心理特征：随禀质不同情况各异。

发病倾向：过敏体质者易患哮喘、荨麻疹、花粉症及药物过敏等；遗传性疾病如血友病、先天愚型等；胎传性疾病如五迟（立迟、行迟、发迟、齿迟和语迟）、五软（头软、项软、手足软、肌肉软、口软）、解颅、胎惊等。

对外界环境适应能力：适应能力差，如过敏体质者易对一定的物品过敏，季节适应能力差，易引发宿疾。

养生调护：特别调护。

所谓"特禀"，也就是过敏体质。临床可见有的人即使不感冒也经常鼻塞、打喷嚏、流鼻涕，遇到特定的药物（青霉素及乌梢蛇类中草药等）、食物（鱼、虾、桃、黄豆、荞麦面等）、动物（如螨虫等）的气味、花粉、季节时，即迅速出现哮喘、皮肤瘙痒，或起荨麻疹、紫红色点、瘀斑、抓痕，严重则出现休克乃至死亡。

特禀体质并非不可改变，其养生调护宜益气固表，具体可参考以下方法：

1. 起居避免过敏源

居室宜通风良好，保持室内清洁，被褥、床单要经常洗晒，可防止对螨虫过敏。室内装修后，应打开窗户，让甲醛等挥发干净后再搬进新居。春季室外花粉较多时，要减少室外活动时间，可防止对花粉过敏。不宜养宠物，以免对动物皮毛过敏。起居应有规律，保持充足的睡眠。

2. 适宜的体育锻炼

积极参加各种体育锻炼，增强体质。天气寒冷时锻炼要注意防寒保暖，防止感冒。

3. 饮食调理方

（1）黄芪山药粥

黄芪10 g，山药50 g，大米100 g。将黄芪、山药、大米一起入锅加清水适量煮粥，煮熟即成。

（2）乌梅黄芪当归粥

乌梅15 g，黄芪20 g，当归12 g，放砂锅中加水煎开，再用小火慢煎成浓汁，取出药汁，再加水煎开后取汁，用药汁煮粳米100 g，加冰糖趁热食用。

（3）葱白红枣鸡肉粥

粳米100 g，红枣10枚（去核）、连骨鸡肉100 g分别洗净，生姜10 g切片，香菜、葱适量切末。锅内加水适量，放入鸡肉、姜片大火煮开，然后加入粳米、红枣熬45 min左右，最后加入葱白、香菜调味服用，可用于过敏性鼻炎。

4. 中药预防

玉屏风散合桂枝汤加减：

生黄芪10 g，炒白术5 g，茯苓皮8 g，桂枝5 g，炒白芍5 g，当归5 g，防风5 g，鱼腥草6 g，陈皮6 g，生姜5 g，大枣5 g。

凉水浸煎，每服50~100 mL，每日2~3次，每日1剂，连服2周。后期是否需要继服，应根据自身情况而定。服用者还可根据自己的具体情况，对上方进行适当的加减调理。

5. 穴位保健

选穴：足三里、关元、神阙、肾腧。

定位：足三里位于外膝眼下三寸、胫骨前嵴外1横指处；关元穴位于前正中线上、脐下3寸；神阙穴位于脐窝中央；肾腧穴位于第2腰椎棘突下、旁开1.5寸。

操作：

（1）点按法：用大拇指或中指按压足三里穴，两侧穴位同时操作，每次按压操作5～10 min，每日两次，10天1个疗程。

（2）艾灸法：对足三里、关元、神阙、肾腧等穴进行艾柱温灸，也可借助温灸器，每次时间10～15 min即可，隔日1次，10天为1疗程。

6.经络保健

选取足少阴肾经的循行路线，进行经络敲打，每次敲打1个来回，每日2次，10天1疗程。

7.眼睛保护

每日用柴胡、防风煎液趁热覆眼1～2次。

当然，九种体质只是一个人体认识的模板，或称之为体质的"基因"，并不能囊括所有人的禀赋实际。在现实当中，一个人的实际体质，可能就是其中的一种，也许可以兼有其中的两三种（例如阴阳两虚、阳气两虚、气阴两虚兼痰湿等），故而每个人在制定自己的防护方案时，首先应对照以上标准确定自己的体质，然后选用适合自己的保健处方。在具体的治疗与养生护理上，也就一定要灵活辨证，因证而施，或是多法结合（例如阴虚体质与阳虚体质的防治方法相互兼容各取其半），此中切忌死板教条。例如，有人在问到自己能不能进食大蒜、辛辣时，我们绝不能简单地回答"可以"或是"不可以"，而是要在对照确定自己的体质类型后，再来做出判定，如像阳虚、痰湿体质者，就当放心食用，而对于阴虚、湿热体质者而言，却又属于慎用乃至禁忌范围了，尤需特别提醒的是，最忌乱用黄芪、人参、阿胶之类蛮补！

另外，由于体质也不可避免地受到生活地域条件的影响，故而每个人在确定自己的体质类型之后，还须参考当地的自然地貌（包括建筑状况）、气温、湿度、风力以及民风习俗等，特别是当地目下流行疫气的特点（例如：湖北省位居长江中游，加遇冬天寒冷，疫气性质极易合为寒湿为主；而山西省地处黄土高原，地气多燥，虽是同在冬季，而其疫气性质就可能以寒燥为主；同样，若在广东、海南，就很可能是湿热为主了），综合各方面因素，最后确定适宜的防治方案。若能如此，我们的预防治疗当会有良好的效果。

三、临床救治的思路与方法

在过去的几十年里，社会公众往往把中医称为"慢郎中"，我们的一些中医人，也是自认"擅长常见、慢性疑难杂病防治和养生保健……"，这种话语有时还泛起在政府的有些公文里，更多见的是自2003年抗击"非典"之后，中医往往被阻挡在重大公共卫生事件处理的门外边。这样究竟是否属实、公允？如果不析明这一答案，中医就永远是一只脚都踏不进传染病攻坚战的队伍里，当然要谈"振兴、发展"，也就只能是一种痴心妄想了。笔者从1985年起，就已把视焦瞄向了中医急重病救治的历史考察和现代验证，无论从经典著作还是随后的诸多典籍记载，大量的证据都表明，中医对于急重症救治，如同对普通常见病、多发病的治疗一样，都具有丰富多彩的方法及比较理想的疗效，至于因为多种原由所致的手术落后、医疗设备应用不足等，并不能代表主流，更不能以之覆盖全部，尤其是在应对十分特殊的瘟疫流行方面，中医学不仅有如前所述的精彩战略指导，同样也有很多令人叫绝的救治技艺，而且他们从《黄帝内经》到《伤寒杂病论》《瘟疫论》《温病条辨》乃至近代的诸多续篇，居然都是一脉相承，甚至在应对变幻多端的不同病种瘟疫时，一样地有效。回想1956年"乙脑"暴发，著名中医学家蒲辅周先生以既有的温病辨证理论为指导，用98个处方救治了167例患者，无一例死亡；2003年"非典"流行时，国医大师邓铁涛教授带领他的团队，依然以既有的温病辨证理论为指导，收治了58例病人，创造了全部治愈、没有病人转院、没有病人死亡、没有医护人员感染的"三个零"奇迹，类此者还有很多。这难道不是中医学强大生命力的表现吗？尤其是在与西医学的一种方法、一种药物只是对一种传染病有效相比时，那不更显得它是一种世界奇迹吗？所以在参与应对上，我们首先必须有足够的勇气与信心！

在面对瘟疫病时，无论何人，第一个下意识的问题，就是它由什么病因所致？对于本次全球流行的肺炎，现代医学在前期通过病理检验，已经认定是"新型冠状病毒"所致（之所以要冠以"新型"二字，缘在于与2003年的"冠状病毒"相似而稍异），它具有传染性强、潜伏期长、多靶点攻击（初始在肺，随后可波及肝、肾、脑等多个脏器及血管等）的特点。据报道，截至2020年2月25日，我国病理专家团队一共完成了11例新冠肺炎死亡病例的病理解剖，证实其病变与SARS有类似之处，从前期的病理结果来看，一些死者的肺部切面上，能看到有黏液性的分泌物，刘良教授提示说："在治疗上如果黏液成分没有化解，单纯用给氧的方式，可能达不到目的，有时候还会起反作用。因为正压给氧的时候可能会把黏液推得更深、更广，会加重患者的缺氧。"这也就从一个侧面印证了中药"清肺排毒汤"等系列方剂有效作用的重要机理。但在冬季已过、春季来临的时节，结合世界其他国家的既有情况报道，是否需要考虑病毒会否变异？其中是否有流感病毒的存在或替伏？在中医而言，大家立足于湖北地区紧依长江、冬季大雾、民众好食野生动物的习俗，公认为是"湿毒疫"致病，而从陕西方案临床证治以"寒湿束表"开头，甘肃方案临床证治以"温邪犯肺"开头、推荐处方为麻杏苡甘汤加味或羌活胜湿汤加减，可知西北地区病邪性质也有一定的差异，方邦江、齐文升等编著的《新型冠状病毒性肺炎中西医结合防控手册》将之整合为"湿、毒、瘀、闭"，王琦、张伯礼等编著的《新型冠状病毒性肺炎中医诊疗手册》更将之归结为"湿、热、毒、虚、瘀"，可见，由于地域等因素的影响，一病之下，病因、病机却是多样的，这也是中医的一大特点和优点。这些真知灼见，无不来自于开创带着护目镜望诊、隔着防护手套切脉先河，凭着仁爱精诚之心坚守患者身旁的一线同道们，在这里，我们理该为他们点赞、致谢！

病因既明，重点就是论治了。从现代医学而言，杀灭病毒就是毫不含糊的中心任务，问题是拿什么杀？能杀得了吗？从现有的事实看，几无理想药物和方法可用，即使既有的拿手药（例如免疫制剂、抗生素、维生素、激素等等），都是在以一例例鲜活生命的煎熬或消失而反证其勉强和无奈，2003年"非典"时侥幸获救却又生不如死的患者，更在不停地倾诉着超剂量激素的深重罪孽，唯一的救命稻草，只剩下新疫苗横空出世了，关键是这个间期需要多长？前期有效疫苗投入使用后，病毒会不会又发生了变异？……在过去，一些人总是习惯用西方文化的视角，对中医、中国文化甚至对中国的政体评头论足说三道四，而当像新冠肺炎这样残酷无情的瘟疫降临时，这个东西却又像一位十分威严的评价师一样，对中、西医乃至中、西方文化给出了一个公正的评判，足以使人们重新矫正失误已久的是非理念。

相反，大量的事实已经证明，古老的中医疗法在此却是依然有效，甚至是游刃有余。中医如何解释呢？就病因而言，它不像现代医学那样——完全陌生、从未谋面，而是"似曾相识"、并不陌生。但在治疗机理的阐述上，有一种流行说法：中医并不在于杀灭病毒，而只在于通过增强人体正气，使得病邪无法伤害人体，人与病毒可以并存。若如此说，经中医治疗过的人，岂不都成了一时间不会发病的病毒携带者？既有病毒携带，倘若人体阴阳气血受某种因素影响而失调时，会否复发？怎么能确保不会传染别人？以我之见，由外传入的病毒与原生于体内的肿瘤细胞不可同日而语，中医对于病毒致病的基本治疗机理，应该是使人体正气得到了有序调动和整合，从而一方面是改变原有环境，使得该病毒逐渐丧失生存、作祟基础，另一方面则是形成三维性正力，从而将该病毒逐步围而歼之，并排出体外，之后保留于体内的只是抗体，而不是病毒，大家绝不能牵强地用"带瘤生存"的机理去比拟理解。这一观点，还可从吴又可《瘟疫论》所述"时疫之邪，自口鼻而入""大凡客邪贵乎早逐""邪不去则病不愈""有邪必逐，除寇务尽"等精辟论述中得到印证。

关于新冠肺炎的救治，主体框架应该在外感病范畴。遥想当年仲景先圣曾述

"余宗族素多,向余二百,自建安纪年以来,尤未十稔,其死亡者,三分有二,伤寒十居其七""感往昔之沦丧,伤横夭之莫救,乃……为《伤寒杂病论》"。由此可知,其所言"伤寒"即是典型的瘟疫,这也是一部伟大著作诞生的直接原因之一。该书传至宋代,经林亿等人校编,遂分为《伤寒论》与《金匮要略》二书,后人又称前者为"我国第一部外感热病学专著""方书之祖",再奉为"四大经典"之二,随之,它的适用范围便从瘟疫一病扩大到了所有外感病种。这一衍化,也完全符合《素问·热论》"今夫热病者,皆伤寒之类也。"《难经·五十八难》"伤寒有五,有中风,有伤寒,有湿温,有热病,有温病。"的精神,目前的诊疗实践,也已证明了它的合理性与有效性。因此,无论辨病辨证论治法则(尤其是八纲、六经辨证纲领),还是论选方用药施治护理,《伤寒论》都是我们必当尊奉的首部宝典。

纵观全国各地的中医救治实况,中药口服是为主流,究其用方,有偏重仲景方者,有偏重温病方者,有兼而取之者,也有重用时方者,然而,无论有何侧重,归根结底,都离不开中医外感病学的主线,及其间伴随着的内伤杂病学发展成就,这些"博大精深"的丰富内涵,无疑都对此次抗疫发挥着巨大的支撑作用。

但是,当前的盛况并不能说明中医学的能力已经得到尽然的展示,其间仍然存在着一些学术上亟待完善提高之处:

1. "寒温统一论"的现实指导意义不可忽视

中医温病学派从唐、宋、元、明代孕育,至清代叶天士"卫气营血辨证"、吴鞠通"三焦辨证"创立为进入成熟阶段的标志,一改既往以温燥方药治疗热病的弊病,使外感病的防治进入了一个全新时代。延至20世纪80年代后期,北京中医学院赵绍琴教授著作《温热经纬》,提出把卫气营血辨证纲领与三焦辨证纲领合二为一,江西中医学院万友生教授则进一步提出把伤寒六经辨证纲领与卫气营血辨证纲领、三焦辨证纲领统归于八纲辨证纲领之下,进而推出了著名的"寒温统一论",在这杆旗帜下,古今外感病学派的成就即可得到大融合,对于临床证治具有更大的现实指导意义。面对当前的新冠肺炎救治,这一理论尤其显得适宜、实用、大有用场,实当掀起学习研究应用高潮。

2. 中药服用切当完全恪守辨证论治宗旨

"辨证论治"之辞正式首见于《伤寒论》,究其理义,一方面是指治疗大法,就是"观其脉症,知犯何逆,随证治之";另一方面强调在护理上,就是"桂枝汤将息法"——患者进服汤药后,就应该配合进服热稀粥之类的清淡温热饮食(切忌厚腻生冷等),如果病状经服一次药即解除,后面的药就可停服不用;如果病症尚在,就可隔2~4小时连服第二、三次,半天之内可把1剂药服完,1天24小时之内尚可进服2~3剂药，其中包括夜间也要按时服药。唐·孙思邈《备急千金要方》中，尚有其每日服药4次自治中风偏瘫者；金元·李杲《东垣试效方》更有将普济消毒饮1剂共为细末，其中半剂以蜜和丸逐一在口中含化，半剂以温开水冲服的范例。纵观当今新冠肺炎的防治，大家公认其基本病因是"湿毒"，存在寒化、热化的病理趋势，故而将清解湿毒列为一切预防与救治方案的基本原则之一，再根据具体情况分别采取化湿、燥湿、利湿以及清热祛痰等不同治法，因为证法合宜，故能少有失治者。但是问题在于能谨守后项者却系鲜见，憾在大多都是口喊辨证论治，实则大兴教条刻板、水不济火，若在生命垂危之际，还是每日1剂药分2次口服，真能见效者，理应谓之侥幸，实当认真反思！

3.重视体质分类是提高救治疗效的重要参照

"辨证论治"的第二大精髓，即是因人、因时、因地制宜，而"因人"的内涵之一，即在于强调患者体质类型的重要地位，它不仅体现在根据患者的体质类型而实施预防，更着重在临证时的处治上，切勿忽视对其体质状况的了解和融入。例如：平素湿浊偏重者，就可考虑在藿香正气或三仁汤的基础上去加减；平素如果偏肺脾气虚，此时就应考虑用四君子汤、补中益气汤之类去加减；平素如果是肾有虚、瘀，那么，以地黄汤加减去补肾养精活血化痰便应成为基本治疗思路之一……其余均可依次类推。尚需提醒的一点，还在于医者在对患者的自觉症状进行收集时，一定要严谨下笔，例如患者在自觉全身无力时，若有动则气怯（少），甚或心悸，即可用"乏力"描述，治则就应选用补气的方药；但若"身重如带五千钱"，胸闷体重，不愿挪动，或挪动吃力，就应该以"身体困重"来进行描述，施治选方无疑当以除湿为主了，二者有虚、实本质的不同，此时若还是以"乏力"来描述，诚属误导，为医者不可不知。体质与当下的病状之间，前者为本，后者为标，临证只有共性与个性结合、主次有别、标本兼顾，才能避免"虚虚实实"误诊误治之弊，切实发挥既定的救治功效。

4.治疗方法、途径多样化是实现既定治则的重要保证

清·徐灵胎曾著有《用药如用兵论》，提出对于一些病症的治疗应强调"多方以治之"，旨在阐明临证治疗必须想尽一切办法，以治疗目的的完整落实为准则，现今用之于新冠肺炎救治，亦然十分恰当。纵观本次的中医抗疫行动，可以说初期由于主在探索摸底，故而从披露的信息来看，其整体诊治都比较拘谨，治法主要是口服汤剂；再看10天后的报道，则是不仅方便对症的中成药一一出列，品种多样、应用简捷、疗效显著、贮存方便的中药免煎颗粒剂和中药注射剂也开始大显身手，更有喜者，在方舱医院里，心理、健身功及舞蹈、饮食等也成为重要治疗方法，有的医院里还出现了用针刺舒调肺气、有效改善患者呼吸功能的信息，

全国针灸学会也推出了相应的防治方案，"综合治疗"已然成为大家的共识。但是相比之下，真正投入的中药注射剂品种明显偏少，鼻饲中药、直肠滴注、穴位贴敷等法的应用也是少见，其实，患者在病情危重期间，由于口鼻遮盖着氧气面罩，口服中药不便时，这类给药法实可独辟蹊径，为中医药疗效的更好发挥提供有力支撑；再譬如：肾康注射液本由黄芪、大黄、红花组成，听其药名在为治肾，殊不知其按照中医理论分析，则是功在补气化瘀通腑，用于新冠肺炎救治岂非一员猛将？举此一例，余当类推。

5. 辩证看待现代医学检测指标

从2003年抗击"非典"，到本次新冠肺炎防治，重要特点是充分应用西医全程防护优势以保工作人员自身安全，全力开发现代仪器检测优势以利确诊，积极发挥中医药治疗优势以提高疗效，中西医的有机结合，大大减少了误诊率和副作用、治疗周期、后遗症，显著增进了有效率和痊愈率、康复水平，委实促进了新时期的中西医结合学科发展。但从近期的报道来看，有极少数经以西医药为主治疗后核酸检测阴性的患者，出院不久又重新出现核酸检测阳性，也就是说面临再次感染或传染的风险。据分析，此系前期治疗时应用了大量抗生素和激素，硬性压低了特征性指标，其内在环境却尚未能得到彻底改善，患者依然处在机能低下或失调状态，精神、饮食、二便等要素都还处于低水平，一旦用药停止，特征性指标也就很容易反弹。其实，这种情况原本是长期存在于西医临床中的，只是在此时出现，直接关系到控制传染的一系列重大问题，临证者不得不加倍注意。至于应对的办法，一是在早期治疗时就尽量少用或不用抗生素与激素；二是在既用之后及早介入中医药物和其它多种康复疗法，通过人体正气的迅速恢复，防止病毒因素的死灰复燃。临证者理应经常保持这种意识。

6. 建立整体的防护意识

先贤叶天士之所以被后世推崇为中国温病学第一大家，首在于他通过杰作《外感温热篇》树起了温病学的重要构架。例如在病因传播途径方面，他说："温邪上受，首先犯肺，逆传心包。"此之所谓"上"，大多学者都认为是指口鼻上窍，可是这次新冠肺炎的传播，有很多例证都显示，病毒有通过眼睛传播的可能，按部位而论，眼睛也在"上"的范围之中；另外，还有说从大小便中检出病原体者。所以，本次凡是进入隔离病区的医护人员，不但要穿着全身严实的防护服，而且新增了护目镜，实现了全身无一露外者。本人认为，无论是预防还是治疗、是否进入隔离病房，重视眼睛的常规护理和药物保护，都是不可忽视的一个重要环节。

总之，当前的最优化决策，应该是尽可能最大化地克服一切偏见、短见，最快、最大努力地发掘、应用眼前的一切有效措施，全力争取最快、最好的疗效。

　　有哲人说：多种病原体对人类的侵扰任何时候都不会休止，我们决不能停留在某一时段，只针对某一种病，而是要考虑长期的应对、防护措施。实在是高明之论！回顾近些年来发生的传染病流行问题，在中医看来，其实都是旧问题的重新排列组合，所以，我们这次应对新冠肺炎的理念与方法，同样也可用于今后其它病原体的防控。固然，不断加强对中医学的复习与深化，不断履行传承精华守正创新的广泛实践，不断提高根据体质经常性地进行调节，维持阴阳平秘，实现正气存内、邪不可干的能力，就应该是每个公民、尤其是中医、中西医结合学人的基本任务和神圣职责。

第六章　中医综合治疗实验录

　　历史总是在不停地演化着"波浪式前进、螺旋式上升"的自然规律。当我们的祖先及早就懵懵懂懂地意识到了综合治疗的实际作用、并能盛行一时之后，接下来便是对它的莫须有性忽略，可惜这一忽略太旷日持久了，它甚至把诸多黎庶的生命乃至民族的一切都当作了代价。作为时代的际遇儿，我接受过从1982年开起的临床问难、挑战、困惑，更经历了1985年以来的持续反复性"实践——思考——总结"，一个又一个教训，不仅无情暴露出了守一性"慢郎中"的致命弱点和中医命运的尴尬与危机；一个又一个成功，则是不断证实着现代中医综合治疗的巨大威力与潜力、中医科学的生命力与先进性、中医事业发展的前途与希望！兹特向大家出示如下一些我所经过的案例，兴许它能帮助大家对"中医综合疗法"有一些更深刻而全面的了解，并因此而建立牢固的学用信心！

第一节　躬践临证　集腋成裘
——个人经年临床验案40例

一、脑出血案（1）

　　李某，男，60岁，干部，1987年3月26日入院。因二日前短暂性目睛斜吊、神志不清发作而入院，我初用柴胡解郁汤加减以化痰开窍，症状得到控制。不料四天后，其又因家事不和，情志过激，致发神志昏蒙，二日无减，间有清醒时，但语言蹇涩不利，口角右歪，流涎不摄，四肢软弱，右上肢举力Ⅰ°，两手握力及下肢肌力Ⅱ°。三日无大便，腹中胀满，舌红苔白，脉弦滑，血压160/100 mmHg，血胆固醇236 mg/mL；胸透报告：心主动脉明显增宽；心电图报告：心电图异常。我再予四诊合参，辨病为中风（中脏腑），证属肝阳亢逆、痰热内闭，急予安宫牛黄丸1丸，分三次口服，继处天麻钩藤饮合大承气汤加减：

　　黄芩10 g，枳实10 g，竹茹10 g，钩藤10 g，天麻10 g，牡蛎20 g，石决明20 g，川牛膝20 g，大黄15 g，芒硝20 g（另冲），广三七12 g（另冲），甘草6 g。2剂，即时水煎取汁。

上午10时至下午5时饮进400 mL，吐痰增多，时欲言语；7小时后，大便软硬相杂而泻，腹胀大减，神志渐清。除邪务尽，故嘱夜间续服一剂，次日神志已清，再易地黄饮子、犀角地黄汤、导痰汤等方加减治疗。

未料五剂后，原病复发，二便不通，证型无改，故急再投前攻下熄风之方，但饮入即吐，再饮复吐，颇为棘手。时至晚11时，我苦思冥想，悟出此证乃阳明闭塞，风阳上越，法当釜底抽薪以消其冲，遂取芒硝20 g，用200 mL温水溶化，即予直肠缓慢灌入。半小时后，即导出二便；次晨继灌1次，神志已清，乃嘱续服原天麻钩藤饮合大承气汤加减液，格拒全失，可进饮食。

鉴于前期教训，效不更方，每日2剂饮尽，连服12剂，口歪已不明显，语言基本复常，肌力逐渐增强，可下床行走二十余米，且能自操餐具进食，但有头昏少寐，血压不稳定，舌质淡红、苔薄白，脉弦细。此为大邪已祛，本虚外露，故用天麻钩藤饮加川贝、僵蚕、熟地、白芍、柏子仁、菊花等，每日1剂，连服16剂，行动自如，饮食二便均正常。后因血压未稳，少寐、头昏之症未除，再易杞菊地黄汤加味8剂，诸症全失而出院。

【按】中风急作，全由肝气冲逆，挟肺、胃、大小肠及冲脉之气一并上攻，令一身阴阳不相维系。其中脏为生风之源，腑为宿风之宅；脏不清则风源不断，腑不利则风势难熄。所以，镇肝熄风、涤痰通络实为大法，又必兼清降肺胃，通利阳明。本例患者即因腑气未利，风邪羁留，俟机再发，导致风阳亢逆，药难入内，险象丛生，而中药灌肠突击治疗，足以釜底抽薪，驱使风阳迅撤，继以天麻钩藤饮合大承气汤加减每日2剂，连续12剂，大败痰瘀风火，使邪无抬头之机，再施敛肝、养阴、通络之剂，则顽疾从而得除。

二、脑出血案（2）

张某，男，70岁，退休教师。患高血压病史22年，常口服降压药治疗。近日来心烦易怒，大便3日未行，1997年10月26日因涉家事而情志不遂，晚6时突然从座椅上晕倒，霎时苏醒，当时左半身瘫软不用，语言蹇涩，自诉头部剧痛难忍，右颞侧为甚，诉完即进入昏睡。乃于当晚7时被家人送入院，测体温35℃，心率72次/分，呼吸18次/分，血压230/120 mmHg，面色泛红，意识蒙眬，双瞳等大等圆，直径2.5 mm，反射存，口舌不歪，问能应答，但语言重浊不清，颈部略强急，听诊心、肺正常，腹中胀满，左侧上、下肢皮肤湿冷，肌力均为Ⅰ°，手指、足趾关节功能0分，舌体蜷缩，舌质红绛，苔白而燥，脉弦滑。西医诊断属脑溢血，中医诊断为中风·静证·中脏腑（痰热腑实，风痰上扰，内闭外脱），值班医生即给静滴甘露醇、生脉针、能量合剂、清开灵、止血芳酸等，肌注利血平、静推20%硫酸镁，中药用通腑导痰汤加减：

大黄10 g, 芒硝15 g（另冲）, 天竺黄10 g, 郁金10 g, 枳实10 g, 菖蒲6 g, 远志6 g, 生地15 g, 白芍10 g, 柏子仁10 g, 钩藤10 g, 甘草6 g。1剂, 凉水浸煎500 mL, 频饲。

至次日凌晨, 神志好转, 患肢肌力恢复为Ⅲ°, 遂停用生脉针, 加输胞二磷胆碱, 中药液亦因患者不配合而几近停用, 仅施安宫牛黄丸保留灌肠1次, 静滴余药同前。

不料患者嗜睡、纳呆, 一延即逾10天, 甚至呼醒后只答一字便昏沉入睡, 二便可控, 舌脉未变, 病家惊恐不已。我查房时视其证, 拟以菖蒲郁金汤加减3剂, 化痰理气开窍, 液体守前方3天, 哪知证情丝毫无改, 又见尿少不利。于11月9日再细询其情, 乏力、气短, 扶坐片刻即要求平卧, 故辨为气阴两虚之像, 嘱改输生脉针, 其余药物一律停输, 中药不变, 病情见有好转, 然不甚明显。11月13日复予细诊, 嗜睡时间渐减, 唯颈软不支, 腹中虽3日未大便, 却不胀硬, 虽素有腰痛病史, 而近半月来疼痛尤甚, 患侧肢体发凉, 痛温感觉迟钝, 舌淡红, 苔白润, 脉大而无力, 左关唯滑, 顿悟此系邪却正虚、顽痰稽留、精气两亏证, 乃决定除续滴注生脉针外, 更于前化痰开窍方中加龟板胶30 g, 嘱分6次化服, 另与洋参丸, 嘱每服2粒, 一日3次。

11月15日查房, 全身肌力增强, 嗜睡大减, 起卧如常, 家属欣喜, 遂遵化痰通络、滋肾补中之法断后, 至11月21日痊愈出院。

【按】本例暴风之作, 标在风火, 本在精亏不摄, 临床实不多见。但因前期畏惧邪实, 所用静滴、口服中西药主在通腑降痰、解郁宁神, 虽然同时依据经验加用了滋阴养心益气之品, 终属水不济火, 以致虚极之像日益显著。随后深知其本虚为急为重, 遂从静滴、口服（其中又包括中药汤剂和丸剂并服）大举补气养阴填精固本, 乃得悬崖勒马转危为安, 足见多法诸品分路轮番综合齐进, 确能力挽欲垮大厦于顷刻, 尤其在息风固脱方面堪为范例!

三、脑出血案（3）

任某, 女, 58岁。2004年12月4日下午2时急诊入院。主诉: 头晕、头痛伴右侧肢体强直5天, 加重1天。入院症见: 神志昏蒙, 呼吸深长, 喉间痰鸣, 右侧肢体强直, 肌力Ⅱ级, 舌红, 苔黄腻, 脉弦滑。查血压180/120 mmHg, 头颅CT示: 1.左侧基底节区血肿形成并破入脑室系统（出血量约30 mL, 有占位效应）; 2.左侧基底节区及右侧脑室体旁脑梗死。西医诊断为: 1.脑出血; 2.脑梗死; 3.原发性高血压（Ⅲ期）。中医诊断为中风·动证·中脏腑（痰热腑实, 风痰上扰）。西医治疗以脱水、降压、调节水电解质平衡、对症、支持治疗为主, 中医治疗以平肝潜阳、熄风开窍为主, 用天麻钩藤饮加减。不料患者昏迷加深, 烦躁不安,呼吸不稳，并出现右侧肢体反复抽搐，喉间痰鸣音明显，乃于入院第6天下病危通知。因家属有放弃治疗之想法，我故应徒弟之邀前往会诊，中医诊断为脑衄·动证（肝风内动，邪入营分），治法当以滋阴潜阳、降痰宁神为主：

（1）方以三甲复脉汤合菖蒲郁金汤加减：

龟板15 g，鳖甲15 g，牡蛎30 g，麦冬15 g，白芍15 g，麻仁30 g，菖蒲10 g，郁金10 g，胆南星15 g，竹茹20 g，生地15 g，大黄10 g，桑叶15 g。1剂，水煎鼻饲，每次150 mL，1日3次；

（2）取本人经验方降痰宁神协定方20粒合痰咳净粉化液60 mL，持续覆吸。

经用上法，患者意识障碍当日逐渐减轻，肢体抽搐发作及喉间痰涎减少；6日后患者神志完全清醒，呼之能应，便拔除胃管，给进流质饮食，后以补阳还五汤合金匮肾气汤加减，并辅以中药制剂血塞通、黄芪注射液及营养神经药物静滴，住院18天好转出院。

【按】本患者为重症脑出血合并脑梗死，在中西医结合常规治疗的基础上，按照自创中风病辨证理论体系，辨证为脑衄·动证，并遵"动者治之以静"之法，遣方用药，配用自创覆吸疗法，使药物从鼻、咽、喉三道持续安全吸入人体，从而起到醒神开窍、安神定志、豁痰顺气、调理阴阳、降逆固本之功。足见精当的辨证施治，合之以多途径给药疗法，在本病的治疗中彰显了殊功。

四、脑出血案（4）

赵某，女，63岁，汉族，农民。形体消瘦，素罹头中昏痛病症，均未在意。1986年6月13日因家事不和而生怒，前症再发，并见手足麻木，神疲纳呆，复于当月15日用力劳动，猝然昏倒，醒后依然头额剧痛，且伴语言蹇涩，口中酸腐，左侧肢体中度瘫软，面红目赤，爪甲淡滞不荣，右手拇指呈匙状，皮肤粗糙，舌体左偏，质黯红，苔白，脉弦滑；测得体温36 ℃，呼吸20次/分，心率65次/分，血压184/94 mmHg，心脏二尖瓣区可闻及Ⅲ级收缩期吹风样杂音，左侧膝腱反射亢进，右侧上、下肢间有搐动，故于晚8时被同道收住入院，拟西医诊断为：①高血压危象；②脑血栓形成。中医诊断为：中风·中经络（肝阳暴亢，风火上扰证）。遂处天麻钩藤饮合镇肝熄风汤加减液与服，配合静推20%硫酸镁、50%葡萄糖，肌注利血平，静滴低分子右旋糖酐。不料至16日中午，出现烦躁、双瞳孔缩小，即改给止血敏等静滴，中药继饲。

至17日，神志时而恍惚，时而昏迷鼾睡，面色潮红，目闭口干，牙关强急，口气秽臭，小便失禁，左上、下肢肌力均为0°，独有右侧上、下肢时而扰动，舌质绛红，舌苔白厚，舌体短缩，脉现细滑而芤，四测结果基本同前，我应邀接诊，乃修改西医诊断为脑溢血；中医诊断属中风·中脏腑型（痰热内闭，气阴两脱），遂立治法如下：

（1）人参精 50 mL＋苏合香丸 1/3 丸＋安宫牛黄丸 1 丸＋五味子冲剂 1 包，胃管鼻饲；

（2）中药处方为：玉竹 10 g，山药 10 g，麦冬 10 g，五味子 10 g，菊花 10 g，菖蒲 5 g，竹茹 10 g，甘草 10 g，1 剂，凉水浸煎取汁 500 mL，每隔 4 小时鼻饲 60mL，同时配合静滴能量合剂。

经用上方治疗，神志复苏。

然至 6 月 20 日，适交"夏至"节令，患者又转神昏、躁扰、瞳孔时大时小，一夜间全身出现黄豆粒大小的红斑 52 个，小便色赤，化验尿常规报告：红细胞满视野，蛋白（＋），白细胞 10～15/H，颗粒管型 0-1；测知呼吸 14 次/分，血压波动在 100～148/80～90 mmHg 之间，舌象同前，脉现细滑无力。症属热入营血，气阴两脱，故守方出入：

玉竹 20 g，麦冬 20 g，五味子 10 g，元参 10 g，龙骨 15 g，牡蛎 15 g，菟丝子 10 g，柏子仁 10 g，竹茹 10 g，菖蒲 6 g，天竺黄 6 g，犀角（冲）6 g，羚羊角（冲）3 g，三七片（融）4 片，甘草 6 g。水煎取汁，每隔 4 小时鼻饲 60 mL，间饲炼乳汁，昼夜连续，停用一切西药。

延至 23 日，患者神清虑定，饮食、二便如常，遗唇干、乏力、口眼右歪，左上肢肌力Ⅰ°，左下肢肌力Ⅲ°，左手指关节功能 1 分，左足趾关节功能 1 分，舌淡红，苔白干，舌面有少量血渍，脉细弱。大热已祛，气阴不足显甚，故再处方：西洋参 6 g，麦冬 10 g，五味子 6 g，柏子仁 6 g，菖蒲 8 g，天竺黄 6 g，生地 10 g，丹皮 10 g，银花 10 g，芦根 10 g，蝉蜕 5 g，三七片 6 片，拔除饲鼻管，改用口服，每日 1 剂；同时，配合瘫侧肢体点穴、按摩。

6 月 29 日查房，诸症明显好转，故守前方，加入山萸、怀牛膝等益肾之品，每日煎服，精神日日转佳，肢体功能几近完全恢复，故于 7 月 30 日在家人护送下自己步行出院。

【按】风火炽盛，内陷厥阴，为外感热病的特异证候，温病大家吴鞠通在其《温病条辨·上焦篇》中出安宫牛黄丸方，并嘱明："脉虚者人参汤下"，即示人以内闭外脱症的效法。孰知中风病中脏腑型者尤多此证，而今治者多不顾及。本例患者即是不仅有痰热闭窍，犹有热陷营血，精血虚脱，实属中脏腑之典型，故治疗师从吴氏之意，结合本人经验，初施清营开窍之剂合人参制剂，继倡类人参之玉竹、柏子仁等药，合以犀角、羚羊角及清凉潜镇之品，末以益气滋阴、填精固本，总以滋济之品贯彻始终，有效防止了脱证的羁留和蔓延，促进及早康复，提示实热盛极之期及时行补，是熄风救危的得力之举。

五、脑出血案（5）

王某，女，53岁，农民。患者平素有高血压病史，一直服药维持，1个月前在家突然晕倒，并伴剧烈呕吐，家属急送往天水市某医院治疗（具体诊断及治疗经过不详），经治2周后，病情缓解，出院返乡。1天前头痛又有加重，遂于2016年6月2日10时急送我院（成县中医院），头颅CT示：1.右侧基底节区出血，血肿形成，出血量约21 mL，有占位效应，脑水肿。因病情危重，主管医师立请我会诊，当时可见：神志欠清，精神差，头痛，面红身热，口眼歪斜，颈项强直右偏，不能自转侧，左侧肢体偏瘫，肌力0；咯痰黏稠而多，腹胀，大便干，3日未行，舌质光红少苔，脉弦细滑。诊断：中风·中脏腑（脑衄）·动证（风火上扰，痰浊阻滞），治以平肝熄风，化痰通腑。

（1）处以天麻钩藤饮、羚角钩藤汤合导痰汤加减，处方如下：

　　天麻颗粒1包，钩藤颗粒1包，牡蛎颗粒1包，羚羊角颗粒1包，石决明颗粒1包，胆南星颗粒1包，瓜蒌颗粒1包，枳实颗粒1包，大黄颗粒1包，山萸颗粒1包，柏子仁颗粒1包，仙鹤草颗粒1包，葛根颗粒1包，薄荷颗粒1包，厚朴颗粒1包，木香颗粒1包，半夏颗粒1包，陈皮颗粒1包，砂仁颗粒1包，青蒿颗粒1包，桑寄生颗粒1包，僵蚕颗粒1包。

（以上颗粒为广东一方制药生产）

上方以开水200 mL溶化，分两次服用，每日一剂。

（2）以清开灵40 mL、血栓通300 mg，静脉滴注。

（3）持续低流量吸氧。

（4）针灸、理疗（具体方案述略）。

2016年6月8日9时查房：患者神志转清，颈项强直消失，头痛明显减轻，左侧肢体功能略改善，二便正常，舌质红，脉弦滑。证型如前，故继以前方加减进行治疗。

经治15天，诸症改善，病情平稳，饮食、二便如常，复查CT报告：血肿影明显淡化，故于2016年6月17日带前方10剂出院。

【按】中风之作，原以肾阴亏损肝阳暴亢为基本病机，若兼痰热腑实，则为虚实夹杂，救治便是难上加难。值此之际，采用口服中药泻实固本为基点，同时伍以中药注射剂、针灸、理疗、给氧诸法殊途共进，各取所长，合力进击，便能获得固本潜阳、涤痰化瘀、通腑降火之功，较之单一方法救治，有功效互补、量大力宏、迅速投入、悬崖勒马、避免贻误之长，故能挽危命于顷刻，尽显中医疗法之优。

六、脑出血、腔梗并尿潴留案

安某，女，73岁，因"意识不清，右半身不遂1周余，并尿潴留4天"于2010年7月30日急诊入院。患者1周前无明显诱因而突然出现意识不清，右半身不遂，4日后出现腹胀、尿少，即在乡村医生处诊治，因效果不显而续被家人急送至我院（成县中医院）。主班医生即查颅脑CT示：1.左侧基底节区脑出血并血肿形成，有占位效应（出血量约23 mL）；2.双侧基底节区腔隙性脑梗死，3.脑缺血。彩超提示：膀胱充盈、内壁粗糙。查体：体温36.7 ℃，呼吸20次/分，血压140/90 mmHg，浅昏迷，心音有力，心率68次/分，各瓣膜听诊区未闻及病理性杂音；双肺呼吸音粗糙；腹水征（-），膀胱区鼓胀，叩之呈浊音。中医诊断为中风（中脏腑）伴发癃闭，西医诊断属脑出血、腔隙性梗死继发尿潴留。先予脱水、控制血压、抗感染及支持治疗，并行留置导尿；以平肝潜阳、化痰通络中药小剂量饲服，经中西医结合治疗10天，神志转清，肢体功能有所恢复，小便出量正常，遂拔除导尿管。但逾一日后，患者又现膀胱充盈有如儿头，小便细流不畅，复给插管导尿，小便量有所增加，然膀胱充胀形态不减。于此之际，急请我会诊，经回顾前期诊治，全面复行四诊，观其总体病机，是属肝肾亏虚，阴损及阳，痰瘀痹阻，三焦受困，由于膀胱气化失约告急，故而提出目前救治当以中风为本，癃闭为标，相对而言，标急而本缓，故当即予内外合治、治本之时首重其标：

（1）外以成方腰肾膏贴敷背部双肾区；

（2）以本人验方消胀散贴敷膀胱前区，隔日更换，导尿管暂时保留，直至小便完全正常；

（3）内以金匮肾气汤加减配用小剂量速治法：

附片5 g，肉桂5 g，熟地6 g，山茱萸6 g，丹皮6 g，砂仁8 g，枳实5 g，茯苓6 g，泽泻10 g，黄连5 g，龙骨15 g，吴茱萸6 g。每日1剂，凉水浸煎，频服。

以上法治疗5日后，肢体运动功能与膀胱收缩功能均有所恢复；8月17日复查头颅CT示：左侧基底节区脑出血剩余量约7 mL，血肿已消失。我应邀再次查房，指出尚应在着眼肾虚的同时，重视气虚血瘀证的治疗，以图肢体与膀胱之气长久康复，具体应将外贴膀胱区的消胀散改为镇江膏药，双肾区继用腰肾膏贴敷，中药方以补阳还五汤合金匮肾气汤加减：

黄芪50 g，黄精30 g，白术15 g，当归10 g，川芎10 g，熟地10 g，茯苓15 g，山茱萸10 g，枸杞子15 g，桃仁10 g，姜黄10 g，木瓜10 g，地龙10 g，附片10 g。

凉水浸煎，每日（昼夜）5次分服，每服100 mL，每日1剂。

经连续以上方10余剂口服后，患者已能下地行走，尿潴留亦完全消失，遂继以补肾行气、化痰活血之药调整善后。

3年后随访，生活自理，精神良好。

【按】本例患者为中风重症并发癃闭，经初期治疗后，病情得到控制，但尿潴留一度成为主要症结，并使治疗陷入僵局，故而邀我会诊，洞析其机宜，乃在于患者年老，肝肾积损而大虚之基酿成，气血渐衰则痰饮瘀血遂生，偶遇诱因，则肝阳暴亢，阴血随之暴脱，风中脏腑则神明失守，神昏肢瘫之余，自现膀胱气化无权而尿不得出，尤其是后期膀胱充盈，实系水腑麻痹不收，而非水液内盛所然。既是顽疾大症，其复杂程度绝非常病可比，治疗自然急须补肾益气以固其本，涤痰逐瘀以通其经，振奋其气化是为全盘之重，而具体能否真正治如人愿，机巧便在内外合法。其中腰肾膏功能补肾通络，消胀散效在理气活血，镇江膏药化瘀散结，三者外施，既可通达全身，更在直抵病灶，可收巧妙之用；相兼以内服中药金匮肾气汤与补阳还五汤加减作主力，有峻力补阳通经之效，诸法合用则成大兵压境强攻之势，自能获逐邪复本之奇功。急症急治，强攻大邪，实为辨证论治精意的良好诠释。

七、外伤性中风案

王某，男，38岁，农民工，因3小时前乘坐摩托车途中发生车祸，致头部及全身软组织损伤伴昏迷3小时，而于2011年7月27日收住我院（成县中医院）外科，当时症见：右侧瞳孔直径约为6 mm，对光反射消失，左侧瞳孔直径约为3 mm，对光反射、间接反射迟钝，局部痛觉敏感，呼之不应，左侧肢体时有躁扰，右侧肢体瘫痪，胸部呼吸活动度较弱，右足第5趾掌侧基底部有一长约6 cm的弧形伤口，边缘不齐，渗血不止，深达骨质，可见骨碎片。胸部CT提示：右侧气胸、右侧胸腔积液、右肺挫裂伤？头部CT提示：额叶挫裂伤、蛛网膜下腔出血、脑水肿。右足X射线片提示：右足拇指近节趾骨骨折。综合以上，主管医生拟西医诊断为：1.重度脑挫裂伤；2.蛛网膜下腔出血；3.脑水肿；4.右肺损伤并血气胸；5.右足拇指开放性骨折；6.全身多处软组织损伤。即予吸氧、心电监护、头置冰袋、留置导尿，同时静滴降低颅压、脱水、止血、抗炎、纠正酸碱平衡及电解质紊乱液体。经守方治疗5天，患者病情无明显改善。故于2011年8月1日上午邀我会诊，查看病人并详阅病历后提出以下意见：根据患者的持续昏睡，喉间痰鸣，右侧肢体偏瘫，大便不通，舌红，苔黄腻，脉滑而大等症候，同意西医诊断，并立中医诊断为外伤型脑中风·中脏腑·静证（痰热瘀阻，蒙蔽清窍）。治则应以豁痰通腑，逐瘀开窍为主，具体宜予中医综合疗法：

（1）首方予菖蒲郁金汤合黄连温胆汤加减配方颗粒：

菖蒲1包，郁金1包，半夏1包，陈皮1包，枳实1包，大黄1包，厚朴1包，三七1包，黄连1包，吴茱萸1包，柏子仁1包，蝉蜕1包，水蛭1包，山茱萸1包，竹茹1包，胆南星1包，天竺黄1包（广东一方制药生产）。先将一剂溶入200 mL开水中，凉至37～40 ℃，行直肠缓慢滴注，6～8小时后依法再进，每日2次。

（2）取吴茱萸1包，用祖司麻膏贴敷于双侧涌泉穴，2天更换一次。

（3）取自制降痰宁神协定方10粒，用温开水溶化，覆吸罩1副，取浸渍该药液，覆于患者口鼻部。

（4）继守西药脱水、抗感染、支持等治疗，另加清开灵60 mL、醒脑静10 mL、脉络宁20 mL分别稀释后静脉滴注。

（5）局部伤口换药。

（6）另外，若病人烦躁不配合治疗，可给予安定或氯丙嗪、异丙嗪肌注以镇静安神；若体温升高，给予羚羊角注射液肌注。

8月4日二诊：经以上法治疗3日，大便已通，神志稍苏，大声能唤醒，并发出简单的"啊"等声音，右侧上、下肢肌力约2级，能进饮少量稀饭等食物。故遵上法继续治疗。

8月9日三诊：患者神志较前继有好转，唯叫醒后号哭不止，经安抚睡后安稳。复查CT报告：额叶挫裂伤、蛛网膜下腔出血已基本吸收，遗轻度脑水肿。故于原方基础上去胆南星、天竺黄、半夏、大黄，加杏仁、薄荷、灯芯草、龟板、青礞石各1包，其余宗前法。

8月15日四诊：患者继续嗜睡，但较前易唤醒，醒后烦躁不安、号哭，能少进饮食，右侧上肢肌力同前，下肢肌力提升至3级，右足拇指开放伤口已愈合，舌红，苔黄厚，脉滑。治守醒脑开窍、化瘀逐痰法，处方如下：

菖蒲1包，郁金1包，陈皮1包，三七1包，黄连1包，吴茱萸1包，蝉蜕1包，山茱萸1包，柏子仁1包，青礞石1包，龙骨1包，姜黄1包，百合1包，柴胡1包（广东一方制药生产），直肠缓慢滴注。

液体用西药常规营养、支持、抗感染外，同时配合天麻素0.6 g、醒脑静20 mL、脉络宁20 mL稀释后静滴，以加强醒脑开窍之力。

8月19日五诊：近3日来，患者一反嗜睡之习，严重时昼夜不眠，情绪时好时坏，烦躁不安，打人毁物，不识家人，拒绝饮食，而患侧肢体力量亦较前增大，大便不通，小便黄赤不爽，舌红，苔黄厚腻，脉滑。细析其情，当属一派中风合并癫狂病状，证属痰热腑实，心火上炎，治当豁痰通腑、清心宁神，方选星蒌承气汤合礞石滚痰汤加减，为增强祛邪之力，今易配方颗粒剂型为原药饮品煎煮汤剂：

大黄20 g（后下），芒硝20 g（冲），枳实10 g，厚朴10 g，全瓜蒌30 g，胆南星10 g，菖蒲10 g，青礞石60 g，黄芩10 g，郁金10 g，三棱10 g，吴茱萸5 g，

白芍10 g，柴胡10 g，百合30 g，青黛10g（冲），天冬10 g，生地10 g，先取1剂，凉水浸煎，取200 mL直肠缓慢滴注，间隔6小时后，再煎一次，用法同前。

疑虑诸药混杂，痰火难清，故立嘱停掉所有西药液体，只用一组5%葡萄糖加醒脑静20 mL稀释静滴，以加强清心开窍之力。

8月21日六诊：经施前法，疗效明显，故次日守法再进。从昨日（8月20日）起，患者1日2次大便，小便通利，神志全清，瞳孔直径与视力复常，可与家人进行正常交流，食欲、睡眠尚可，肢体肌力继续改善，舌淡红，苔黄厚，脉滑。药已中的，故今继续停输一切液体，仅守上方中药继续治疗，并改前期直肠滴注为每次100 mL、每日6次口服。

8月28日七诊：患者神清志定，饮食增进，右侧上、下肢肌力已达到4级，可自行下床活动，舌脉接近正常，唯感气短乏力。是属病邪已退，正气亦衰，遵除邪务尽、正复则邪去之旨，乃嘱8月29日出院，带药如下：

大黄10 g（后下），枳实10 g，厚朴10 g，黄连10 g，青礞石60 g，胆南星10 g，郁金10 g，青黛10 g（冲服），地龙10 g，熟地10 g，旱莲草15 g，白术10 g，茯神10 g，杜仲15 g，寄生15 g，鱼鳔胶10 g，桑枝15 g，川牛膝10 g，竹茹15 g，3剂，凉水浸煎，口服，每日4次。

之后坚持门诊，续以清心开窍、补肝肾、强筋骨、活血化瘀、舒经活络为大法继续门诊治疗，逾半年时随访，神志清楚，右侧肢体功能完全正常，仅觉轻度乏力，右足拇指骨折亦愈合。

【按】中风一病，自古列属内科"四大病"之首，皆是内伤七情或外感六淫所致，至今尚未见到因外伤所致者。而本病例则实属特异，即因外伤振动而致颅内软组织发生损伤，颅外却并无皮毛破损，而且出现了全身思维意识失常与半身肢体功能障碍，这就符合了中医中风病的基本诊断指征。

因此，在诊断上，我们谨守病机，不为外观表象所惑，尤其是在各个阶段不同证候出现时，一方面谨遵《灵枢·邪客篇》"心者，精神所舍也"，《灵枢·口问篇》"悲哀愁忧则心动，心动则五脏六腑皆摇"，《三因方》中"忧伤肺者，夜寐不安"，"悲气伤心胞，善忘不识人"之训，紧扣神情的变化；另一方面，十分重视整体脏腑气血阴阳和痰饮瘀血气火诸邪对神志的作用，针对本病例的特点，提出其因为外伤袭扰，气血津液运行因之而逆乱，有如《景岳全书》所谓"津凝血败，皆化为痰"；痰瘀羁滞，瘀而生热化火，则肢体、情志异变随起，是为其病理之释。

在治疗上，充分运用中医综合疗法，全盘战略战术体现出三大特点：一是紧扣血脉受损后，痰瘀郁滞脑窍，蕴热下迫闭腑，上扰心神，从而导致昏睡、号哭、狂躁的失神病机，始终以安神为大战略，具体则将其分为三阶段，初期重在醒神开窍，中期合并癫狂时重在清心平狂，后期重在和调阴阳而宁神，使得整个病机持续好转。二是于认定患者生死定夺之时，坚持在准确辨证、建立总体战略的基础上，遣药清温补泻各选其宜，选法上兼取静脉滴注、中医灌肠突击疗法、覆吸疗法、肌肉注射法、穴位贴附法、换药法等，配以生命体征监护、室内温度调节、流质饮食供给、二便调理等，做到整体辨治、局部灵活。三是明白此病例属于典型的外科病合并内科病，强调治疗时要明辨内、外科的重点，做到内外结合、中西结合治疗，在外科病平稳期间，重在内科病的治疗，治法各选其宜，尤其在面对患者苏醒后出现中风病合并癫狂的情况下，果敢停掉全部西药，全然以中医疗法承担后续治疗，直至患者痊愈。四是在选方用药中，除屡施大承气汤类方以连续攻坚外，特别是将性味咸平、功擅清心豁痰、平肝定惊、软坚散结的青礞石用量每剂最高达 60 g，超出常规用量数倍，果能立即起到斩关夺隘、力挽狂澜之效用；同时，也须时时处处顾及正气养护，并能根据疗效进展逐渐加大养阴固本药物的药味和剂量，从而使整个病情变化随心而动。

由此可知，"中医综合疗法强调整体辨治、局部灵活，要求医者应该具备全面而扎实的理论与实践功底，通晓诸法之用，临证面对具体发病必有一个全盘战略，并且能够从容调遣、高效地付诸实施、最大限度地争取佳绩"实非虚言，临证当切切加悟。

八、脑出血颅内血肿清除术后案

宋某，男，51岁。患者因1个月前突发神志昏迷、左半身肢体偏瘫等症状，经在本县某医院治疗无效，遂急送某市级医院，经影像检查，报告为"脑出血"，即行开颅血肿清除术、对症治疗40天，病情得以缓解，乃返回县，于2014年11月10日14时入住我院（成县中医院），当时症见：神疲乏力，面色㿠白，反应欠灵敏，问答切题，言语声低，痰少难咳，不思饮食，左半身偏瘫，腹软，二便失禁，舌润少苔，脉沉弱。主治医师诊断为：中风（气虚血瘀证），处以补阳还五汤加减益气化瘀，另外予以刺五加 60 mL，曲克芦丁脑蛋白水解物 4 mL，加入 5% 葡萄糖注射液 200 mL 中静脉滴注，同时配合针灸治疗。

次日患者家属仓皇来告，患者昨晚又现嗜睡，并伴头部手术区肿大，体温、血压均上升。因病情反复，病机复杂，故请我前往会诊，当时证见：嗜睡，颈项强急，头偏向右侧，不能自转侧，头部手术区肿起，触之发热，双侧眼珠向右斜视，左侧上、下肢功能Ⅲ级，二便失禁，舌红、苔薄而干，脉弦紧。虑其发于"立冬"，因天气交变所诱，遂成阴阳错乱之势。故拟诊断：中风·中脏腑（脑衄）·动证（痰热内阻，风火上扰）。治则：平肝潜阳，化痰熄风，养阴柔筋。

（1）天麻钩藤饮合羚角钩藤汤加减，处方如下：

天麻1包，钩藤1包，石决明1包，黄连1包，薄荷1包，桑叶1包，川牛膝1包，白芍1包，川芎1包，竹茹1包，羚羊角1包，三七1包，山萸1包，龟板1包，胆南星1包，牡蛎1包。

（广东一方制药生产）

上方以开水200 mL溶化，分2次服用，1日2剂，分4次服完。

（2）20%甘露醇125 mL，醒脑静10 mL、喜炎平200 mg，分别以5%葡萄糖注射液200 mL稀释，静脉滴注，1日1次；

（3）取本人验方"降痰宁神胶囊"10粒，以温开水100 mL稀释，行直肠滴注（40滴/分）；

（4）头部弹力帽包扎头部手术区。继续观察。

2014年11月12日9时查房：患者神清，精神尚可，头部手术区平复，但有轻度昏眩，颈项可自由转动，左侧肢体功能同前，手指发麻，双眼干涩，痰少难咳，纳佳，吃饭之时能自行擦拭嘴角余沥，腹微胀，大便干，舌红，苔薄干，脉弦细。证系肝肾亏损，虚风内动，治宜养阴柔肝、潜阳熄风。调整治法如下：

（1）口服剂易处三甲复脉汤加减：

龟板10 g，鳖甲10 g，牡蛎30 g，白芍10 g，山茱萸12 g，鱼鳔胶10 g，天麻10 g，钩藤20 g，竹茹15 g，菊花10 g，天竺黄10 g，枳实10 g，陈皮10 g，太子参20 g，柏子仁15 g。

上方以凉水浸煎500 mL，分3次服用，每日1剂。

（2）以清开灵40 mL、葛根素0.2 g，分别以5%葡萄糖注射液200 mL稀释，静脉滴注，每日1次。

后以此方随证加减，连续治疗，至2014年12月8日，诸症基本消除，唯感轻度乏力、头昏，乃带上方中药加减5剂，好转出院。

【按】脑出血作为中风病急重症候，往往是顷刻之间即决生死，现代医学在患者符合条件之时，迅速采取血肿清除，确可降低脑压、减轻瘀血对大脑的压迫，避免后续的一系列不良反应，但该法的缺陷，也在于仅能对局部病态予以有限的控制，却不能解除脑出血发生的根本机制，自然难免复发之虞。当此之际，观其脉症，病机在于肝肾亏损、虚风内动，及时采用养阴柔肝、潜阳熄风治法，以口服与静脉两途分头并进，固其本而抑其标，故能使患者整体阴阳气血归于平和，阳气不再冲逆上越，则诸症得消。憾在现今医者多不明此理，中西医分道不合，或是偏重于清热凉肝、平肝潜阳，而忽视滋养肾阴以涵育虚阳，病症便多反复，我故特记此案，以供后来者参考。

九、脑梗死案（1）

姚某，男，30岁，农民。因涉冤案而暴怒，于1993年1月间突然出现左侧肢体瘫痪，同侧面部麻木，口眼歪斜，语言謇涩，当即在多处门诊部用中药汤（丸）剂、针灸及扩张血管、能量合剂等西药治疗，历时9个月，除下肢可勉强站立外，余症同前，并感乏力、畏寒、腰部疼痛。延至1993年9月7日，由家人搀扶来我院（成县中医院），见其神志清晰，身体瘦弱，表情呆滞，面色㿠白，左侧面部刺痛，反应迟钝，口角左斜，时流清涎，语言不利，左侧肢体皮肤发凉，上肢肌力Ⅰ°，左下肢肌力Ⅲ°，左手指关节功能0分，左足趾关节功能2分，舌体右歪，舌质淡红，苔薄白而润，脉细弱。送外地做CT摄像报告：颅基底部可见一3.5 mm×3.2 mm大小的阴影；心功能检测仪报告：低搏血，低心泵力；化验血象报告：Hb 145 g/L，Bpc 125×10^9/L，WBC 8.5×10^9/L，其中N 0.63，L 0.33，E 0.04；四测报告：体温36.7 ℃，呼吸20次/分，心率82次/分，血压130/90 mmHg。西医诊断属脑血栓形成，中医诊断为中风·中经络（气虚血瘀，肝肾亏损）；治取补气温阳、化瘀通络法。处方如下：

（1）补阳还五汤合补元煎加减方：

生黄芪120 g，桃仁10 g，红花10 g，川芎10 g，仙灵脾10 g，仙茅10 g，附片6 g，桂枝10 g，白芍10 g，干姜10 g，水蛭5 g，地龙15 g，红参15 g，龙骨30 g，鸡血藤30 g，炙甘草10 g，冰片5 g（冲）。凉水浸煎，取汁1000 mL，每服200 mL，每日3次，每剂服1日半。

（2）10%葡萄糖注射液、维生素C、维生素B$_6$、三磷酸腺苷、肌苷、低分子右旋糖酐，分组静脉滴注。

1993年10月5日查房，可见其面色较前好转，精神明显增进，故再守方出入：

炙黄芪160 g，红参15 g（另炖），白术20 g，茯苓10 g，元肉15 g，炒枣仁15 g，当归30 g，木香10 g，怀牛膝30 g，川断20 g，仙灵脾10 g，巴戟10 g，枸杞10 g，陈皮10 g，砂仁10 g，葛根20 g，炙甘草10 g。

煎服法同前。

针灸治疗：取穴为百会、太阳、下关、肩髃、大椎、曲池、后溪、关元、气海、环跳、足三里、悬钟、三阴交等。

后续拟定每服1个月为1疗程，间隙期为10天，主方不变，中途稍事出入，临时随机改用保和汤、藿香正气散，以消导开胃，化湿解表，共进198剂。其间曾试图以攻邪破结为主治疗，每每肌力随药饮入而即减退，唯守益气培本之方为稳妥。至1994年9月查房，显见其患侧肌力日益增进，口眼形态复常，语言流利，及至左上下肢肌力均达Ⅴ°，左手指关节功能3分，右足趾关节功能4分（正常），双臂可挥动劳动工具，用肩挑水，并可驾驶自行车、拖拉机；复查CT报告：基底节区可见3 mm×1 mm阴影，心功能检查报告正常，乃至1995年5月28日，欣然告别出院。

【按】清代大医王清任创补阳还五汤之说，谓人本有十分元气，因伤损其五分，且归并于一侧，乃为中风，治当用"四两黄芪为主药"补之，是强调补气之品不仅当用，尚须量大力宏，言下之意是少则不济，但其所补是在脾、肺之气。本例患者则气虚血瘀之外，并伴有肾元亏损，徒升举则下元愈亏，下亏则上无根基，便难收功。故治以中药汤剂补上元与益肾本并行，先后二天共培固，又重黄芪之量，寓通于补，少佐化瘀涤痰通络之品，同时辅以西药能量、改善循环剂阶段性输液、针灸佐治，则使沉痼之痹阻得以渐消，瘫痿得愈，是为精气同补，而重补阳之确证。

十、脑梗死案（2）

谢某，男，50岁，2011年6月26日初诊。自诉1个多月前，突感头晕、头痛、乏力伴右半身麻木，曾赴某医院做头颅CT检查示：左侧颞叶脑梗死；脑萎缩。诊断为脑梗死。当即反复诊治，但疗效终不显著，方转来我处，刻诊：舌质淡，苔白厚腻，脉沉滑。乃拟中医诊断：中风·脑痹·中经络·静证（气血亏虚、痰瘀痹阻）。治宜熄风开窍，痰瘀同治。

（1）方选半夏白术天麻汤化裁，处方如下：

天麻15 g，白术15 g，陈皮10 g，半夏10 g，桃仁10 g，红花10 g，生地黄15 g，当归15 g，茯苓10 g，全蝎10 g，蜈蚣2条，甘草6 g。

每日1剂，凉水浸煎，分3次服用。

（2）针灸治疗：主穴取人中、内关、尺泽、极泉、委中、三阴交，采用石学敏院士所创的醒脑开窍针刺法；配穴取百合、太阳、风池、肩俞、曲池、合谷、环跳、阳陵泉、绝骨、丰隆，采用平刺平泻手法。

（3）葛根素注射液0.4 g、天麻素注射液0.6 g分别加入5%葡萄糖注射液250 mL中，静脉滴注，每日1次。

2011年6月29日复诊：经以上方治疗3天，患者症状减轻。故守法继续治疗2周，诸症消失，复查头颅CT报告：左侧叶梗死灶阴影淡化。遂独守前中药方连服12剂，一切复常。随访6个月，未再复发。

【按】本例患者是由于劳倦伤脾，健运失司，导致水谷不能化精微，聚湿生痰，痰湿中阻，而致清阳不升，浊阴不降，加之病久耗气，清窍失养，遂发为中风。本例患者就诊时已处于缓解期，按照中医综合疗法的第二原则——"在充分考虑患者的身体接受能力、爱好以及诸方面的条件支持度，紧紧围绕总目标，接着设定诸项子目标的基础上，选取最佳的多种疗法配合治疗方案，并力求精确估算各种疗法分担的治疗量，及时如法付诸实施，各个击破，全力保证治疗总目标的圆满、安全完成"，立即采用熄风开窍、痰瘀同治之法，以中药汤剂、针灸、中药注射剂各占治疗总量的1／3，三位一体，标本兼治，恰合机宜，乃得诸症皆安。

十一、腔隙性脑梗死案

张某，男，50岁，2009年5月11日来诊。患者于2年前突感眩晕、耳鸣、恶心呕吐、面色苍白、心悸、出汗、闭目卧床、不敢翻身，经某医院诊断为内耳性眩晕症，给服谷维素及镇静药物后，症状稍有减轻。但近1个月来，前症每1～2日即发作一次，本次又因劳累而再度引发上述症状，故急诊来院救治。我诊其舌质淡，苔白厚腻，脉沉滑。CT检查报告：右侧颞叶腔隙性梗死；脑缺血。遂立西医诊断：腔隙性脑梗死。中医诊断为眩晕，证属气血亏虚，痰浊上蒙。治宜补益心脾，化痰熄风。

（1）方药选归脾汤合半夏白术天麻汤化裁：

黄芪30 g，白术15 g，天麻10 g，陈皮15 g，半夏10 g，茯苓10 g，当归10 g，龙眼肉10 g，远志10 g，酸枣仁15 g，木香10 g，甘草10 g。

凉水浸煎，分3次服，1日1剂。

（2）针灸太溪、足三里、神阙、中脘、气海、内关、神门、耳门等穴；

（3）生脉注射液50 mL，天麻素0.6 g，清开灵40 mL，分别加入5%葡萄糖注射液200 mL中静滴。

以上法经治3日后，诸症明显减轻；续治3日，眩晕由原来的1～2日发作1次减为3～4日发作1次。因患者惧于针刺，乃停用针灸及输液，出院在家单用前口服方继治1个月，复诊时自诉眩晕未发作，耳鸣轻缓，听力如常，观舌正常，脉缓和，因虑其久病，非一时可根治，故嘱其再服前方1个月以巩固疗效，6个月后随访未再复发。

【按】腔隙性脑梗死相当于中医"眩晕"病范畴，关于其病机，《素问·至真要大论》有"诸风掉眩，皆属于肝"等论述，《景岳全书》则强调"无虚不做眩"，主张补肾定眩，《丹溪心法》则倡"无痰不作眩"之说，主张"治痰为先"。而本例患者由于劳伤心脾，心血不足，健运失司，以致水谷不能化精微，聚湿生痰，痰湿中阻，则清阳不升，浊阴不降，清窍失养，而发眩晕，病位在清窍，病机主在气虚痰阻，本虚标实，非骤调不足以挽沉疴。故采用中药汤剂、针灸、中药注射液三位一体综合治疗，共图补气养血、健脾宁心、化痰熄风之功，因恰合机宜，是以其证皆安。

十二、失眠痼疾案

董某，女，56岁，退休教师。近5年多来，一直失眠、心烦、头昏、身困、潮热、无可名状性痛苦，曾因之而往多处医院就诊，经行常规检查及CT、彩超、心电图、经颅多普勒、脑电图、生化检验等多项检查，均报告"无明显异常"，便连续口服、静滴营养神经剂、抗生素等，均无明显效验；即使至临近深夜时口服大量"舒乐安定片"等镇静剂，也只能维持2～3小时浅睡眠，遂于2个月前转来我处就诊。初察其证，除前述诸症外，并见头昏如裹，时有掣痛，耳鸣，眼干浑眵，颈项强痛，咽中干噎，咳少量白稠痰，胸闷憋痛，善太息，心悸，烦躁，纳呆，口干苦而不欲多饮，腹中胀满，大便时现干结，小便淡黄，月经终止已5年，无白带，舌淡红，苔白腻，脉弦滑。总合诸症，拟西医诊断为顽固性失眠，中医辨病为不寐，辨证为痰热扰胆，即以清热化痰、清心宁神立法，给处瓜蒌薤白合黄连温胆汤加减，前后零星间断服用十余剂，疗效不显。直至2019年3月16日复诊，自诉最近彻夜难眠，头中并感阵阵掣痛，精神极差；察其舌脉同前，体温、脉率、血压如常。据此，调整思路如下：

西医诊断：1.顽固性失眠；2.女性更年期综合征。

中医诊断：不寐、经断前后诸症（肝阳上亢，痰火瘀滞，心阴受损）。

治法：镇肝潜阳，涤痰清热，息风通络，养心安神。

处方如下：

1.耐心细致的心理疏导。

2.自拟清心安神汤加减：

夜交藤60 g，龙骨60 g，青礞石60 g，柏子仁30 g，酸枣仁30 g，丹参30 g，葛根20 g，灵芝15 g，夏枯草15 g，郁金10 g，枳实12 g，白芍10 g，芦荟10 g，半夏10 g，黄连6 g，蜈蚣1条，全蝎6 g，羌活6 g。

3剂，凉水浸煎，每服120 mL，白日3次，夜间1次。

3.温水泡脚：每晚睡前1次，每次30 min。

4.头身四肢分段自行按摩：每次每段50遍，早晚各1次。

2019年3月30日复诊：自诉经用前方，睡眠显著改善，继而头昏掣痛、颈项强痛等诸症日渐减轻，尚感乏力、口咽干苦、不欲多饮、胸中时有刺痛、时咳白痰、小腹胀满、大便转稀；望其颜面有光，表情喜悦，舌脉同前，可知亢阳得抑、盛火已减、络瘀疏通，故而心神渐宁。但久羁之邪短时难除，患者却因长期服药，加之本方用量超前，心生畏惧，故而当有显效时，便有服药懈怠之情，以致顽疾获得喘息之机，心肾不交之本势显露，亟当乘胜追击，故守前方加减如下：

夜交藤60 g，龙骨60 g，青礞石20 g，酸枣仁30 g，丹参40 g，郁金20 g，枳实10 g，白芍10 g，芦荟10 g，半夏20 g，黄连6 g，太子参30 g，木香10 g，柴胡15 g，龟板15 g，鳖甲15 g。

2剂，煎服法同前。

心理、按摩、泡脚诸法继行不息。

2019年4月6日再诊：经用前方，失眠、头昏胀痛、口苦、心烦等症再度减轻，但因近日多食水果、冷饮，遂生脘腹中冷、阵阵挛痛、牵及两胁、大便稀溏，此为阴虚阳亢，复加脾胃寒湿，今故再守前方加减如下：

夜交藤60 g，龙骨60 g，青礞石20 g，酸枣仁30 g，丹参40 g，郁金20 g，枳实10 g，白芍10 g，半夏20 g，黄连10 g，太子参30 g，木香10 g，柴胡15 g，醋龟板15 g，鳖甲15 g，红花10 g，肉桂10 g，白豆蔻10 g。

2剂，煎服法同前。

心理、按摩、泡脚诸法循前不变。

经用前方治疗，患者睡眠大为改观，诸症随之渐消，精神状态明显改善。之后继守前方加减9剂，病情阶段性告愈。

【按】失眠一病，其因本有多端，大部分病理更是纷繁复杂，无论中医还是西医都将其列为疑难病范围，全球失眠学会的成立与高效运转，更证明了该病的多发性、难治性和高关注度。本例患者的发病，特殊在与女性更年期综合征相互纠缠、痰热扰胆、心肾不交之外，更兼有肝热阳亢和脑络瘀阻，且有长期服用西药镇静剂的既往史，故而应用常法实难奏效。所以笔者在后期的治疗上，一反常态，果断处以大剂量平肝潜阳与养心安神之品，以刚烈平治暴亢，辅以清肝泻火、搜风通络之剂，联合心理安慰、自我全身按摩、睡前泡脚等法，安其本根，和其外围，如此多法综合、刚柔相济、因情而变、标本兼调，故能稳获奇效，特别是在对顽固性失眠的特殊治疗方面，可以说具有较好的启发意义。

十三、孕期头痛案

王某，女，32岁。主因怀孕8个月余、头部持续性昏胀并阵发性剧痛1天，而曾往二所市级医院妇产科就诊，初查报告：平素月经正常，5年前曾顺产1男婴，本期末次月经为2018年7月28日，预产期为2019年5月5日。产查报告：体温37.5 ℃，心率88次/分，呼吸28次/分，血压140/90 mmHg；腹部膨隆，宫底脐耻间，触及胎体，闻及胎音，胎动正常；彩超提示：晚孕，单活胎（头位、孕34周），胎盘成熟1度，胎儿脐绕颈1周，左心室强光斑。西医诊断：1.神经性头痛；2.妊娠34周，脐绕颈。鉴于病情特殊，故被建议改求中医诊治，后经人介绍，方于2019年3月21日10时38分来我处就诊。当时自诉除感头部剧痛外，并觉寒热往来，时有眩晕，烦躁，失眠，颈部强急不适，手足发麻，胸闷气憋，心悸，善太息，咳痰不利，咽干音嘶，口苦，恶心，纳呆，腹胀，大便干，2～3天1次；望其神情疲惫，面容苦楚，面色晦暗，自动体位，步履维艰，双下肢无水肿，口唇干，舌淡红，苔白干，切之寸脉浮滑、关尺细滑。乃拟中医诊断为：头痛、孕8个月（风痰上越）；遂立治法为：化痰和中，潜阳熄风。

处方如下：

1.情志疏导安慰：全力稳定情绪。

2.柴胡加龙骨牡蛎汤加减免煎颗粒：

柴胡12 g，黄芩10 g，姜半夏10 g，胆南星10 g，煅龙骨20 g，煅牡蛎20 g，琥珀10 g，柏子仁10 g，茯神15 g，竹茹15 g，麸炒枳壳12 g，炒建曲20 g，川芎6 g，炒蔓荆子6 g。（北京康仁堂生产，下同）

先取3剂。每剂分4等份，每服1份，每份均以开水融化，乘温进服，每次间隔2小时，夜间连续。

3.鲜生姜3片，鲜竹叶10片，开水浸泡，代茶频饮。

4.嘱咐加强保暖，清淡流质饮食，注意胎动。如有胎动每12小时小于20次，或阴道流血、流液、腹痛、胎动异常、皮肤瘙痒等情况，须及时到医院专科就诊或救治。

2019年3月23日15时二诊：经用上方调治，当天下午头昏剧痛等症状即渐现减退，情绪亦转稳定，食欲渐增，二便通调，夜能安枕；今日唯遗轻度头部隐痛、睡眠不实、鼻咽不适，余无明显异常。可见药中病的，故续守前方，去姜半夏、煅牡蛎、琥珀、胆南星、川芎、炒蔓荆子，新加陈皮10 g，首乌藤30 g，紫苏叶8 g，桑叶10 g，山萸肉10 g，蝉蜕6 g。

5剂。分作10份，每份均以开水融化，乘温进服，每天白日口服3次，夜间继服1次。

后随访，经前治疗，头痛消失，逾2个月，足月诞下一婴，发育良好。

【按】孕期头痛病，实为妇产科与脑内科边缘带急重症，机理复杂，诊疗颇为棘手，稍有不慎，即可引发一系列危象发生。于此之际，细审其病机为胎元久滞，肝胃气机运行失常，加以情志失和，引致风阳升腾，痰随风动，上犯清窍，乃生诸变，故而首以情志抚慰安定其心、釜底抽薪，继以柴胡加龙骨牡蛎汤加减剂清热化痰、疏肝和胃、潜阳熄风、安神定痛，以鲜生姜饮和胃养阴，辅之以小量频饮，于徐缓连进之中不断地克敌锐势，有类温水煮青蛙之理；再嘱相关护理配合，在防尾随之虞复加袭扰。如此多法贯珠而作，标本同治，故能于平淡之中稳收救急扶危之功，既为医者临证之得，亦为患者遇难之幸！

十四、精神分裂症案

袁某，男，35岁。主因嗜睡、阵发性精神狂躁反复发作8年，加重3天，于2016年10月3日下午5时30分经人引荐，设法送来住院。

据病家诉：该患者8年前曾先后出现精神癫痴狂躁，经辗转多处治疗一年余而解除，之后身体健壮，从事房地产开发，境况吉良。但因最近与人合作开发时受到委屈，心绪不畅，直至三天前，显见神志恍惚，偏喜独居，语伦不定，遇人询问则烦躁不宁，甚至对其家人拳脚相加、语言粗暴，拒绝饮食，小便短少，大便秘结不利，就近延医治疗却不合作，无奈之际，方来我院诊治。

当时我受徒弟之邀，望其面色晦暗，目光凶疑，口唇干燥，舌质红，苔黄腻；切其腹胀，不甚合作，肤温如常，脉弦滑。经查头颅CT报告：右脑室较左侧扩大，心电图、血、尿常规均未见明显异常。

四诊合参，拟西医诊断：精神分裂症；中医诊断：癫狂（痰火扰心证）。

治则：以中医综合疗法豁痰通腑，解郁安神。

处方：

1.菖蒲郁金汤合礞石滚痰汤加减免煎散剂：

菖蒲10 g，郁金10 g，半夏10 g，陈皮10 g，青礞石30 g，天竺黄15 g，胆南星10 g，枳实10 g，厚朴12 g，大黄10 g，桂枝10 g，白芍10 g，沉香10 g，柏子仁15 g，水蛭6 g，百合15 g，柴胡15 g。

（广东一方制药厂生产）

先取2剂，分4次口服，每4小时一次。

2.苏合香丸1丸，温开水化液，一次性口服。

3.静脉滴注：

（1）5%葡萄糖注射液200 mL+痰热清30 mL；

（2）5%葡萄糖注射液200 mL+疏血通注射液4 mL；

（3）5%葡萄糖注射液200 mL+脑蛋白水解物120 mg。

10月4日8时查房：患者昨日尚能良好合作，故未另用镇静剂。经如法治疗，今日精神明显稳定，燥热表征明显减轻，余症如前，故继处前方中药2剂，嘱其同前法口服，静滴药液不变。

10月5日8时查房：神志转清，表情如常，查体合作，问答切题，喜与人语言交流；唯显精神疲惫貌，自诉头部昏晕，经治疗后排稀便数次，新感肛门灼热不适，小便正常，乞求停用泻下药，余无其它不适。观其舌脉同前，病情已有大减，说明药中病的，但药力尚欠。故嘱液体继守前方，中药方剂不变，仅将下药加量至：青礞石50 g，厚朴15 g，沉香12 g，百合20 g，郁金15 g，另加丹参30 g，如前法口服，并守静滴方，继观。

10月6日8时查房：因昨日16时许又受精神刺激，复现表情淡漠，时而神志不清，精神躁扰，呼吸喘促，目赤口臭，舌红苔黄腻，脉弦滑。当即给以低流量吸氧，速效救心丸6粒含服，苏合香丸1丸化服，本人验方降痰宁神协定方6粒口服。至入夜后，逐项复常。今晨自诉除头部不适外，余症全消。故守前方与用法再观。

10月8日9时查房：已无明显不适，故嘱带药出院。

【按】精神分裂症原系精神失常类疾病，中医以其主症略有不同，或将情志抑郁者称之为"癫证"（民间俗称"文痴"），精神亢奋者称之为"狂证"（民间俗称"武痴"），但临床往往互见，故多笼统称之为"癫狂"。本例患者即是二者并见，难以明分。所患在于思虑太过，所求不得，又不能发，遂至肝脾气结，痰浊内生，腑气闭阻，郁而生火；痰火上逆，蒙蔽心神，则见以上诸症。于此之际，当下即以菖蒲郁金汤合礞石滚痰汤加减，同进芳香开窍剂苏合香丸，豁痰逐瘀泻浊、清心开窍宁神验方"降痰宁神协定方"（胶囊剂），痰热清注射液等大剂清泻之品海陆空并行，即使见其大便下泄，也不减少药力，意在综合围歼，乘胜追击，直取病机，使邪无复燃之机，故可收获速愈之功。

十五、肺心病并发癫痫案

卢某，男，82岁，农民。素患肺心病10余年、癫痫病8年，3年前做"左侧股骨头置换术"，1个月前因不慎感寒，又出现咳嗽、胸闷、心悸、烦躁，近10天来，继现全身水肿、频发不规律性肢体抽搐、大便秘结、三五日一行等症状，经在当地行中西医治疗（具体药物不详），效果不佳，且病情日渐加重，故于2017年1月13日下午邀我往诊。

当时可见：患者神志恍惚，半卧于床，颜面水肿，双目难睁，面唇青紫，半卧于床，胸廓呈桶状，气息喘促，咳声重浊，喉中痰鸣，腹部胀满，腹背温热，四肢逆冷，手足躁扰，小便失禁，舌体短缩，语言不清，舌质紫暗，苔黄厚腻，脉促疾而滑。因虑其病情危重，住家又远处深山，医治不便，故在征得病家同意后，于当日19时将患者急运至我院救治。

入院后体查：体温38℃，呼吸26次/分，心率142次/分，血压160/100 mmHg。心电图报告：心房颤动（过速性），室性早搏，T波低平。血液检验报告：WBC 7.67×10^9/L；RBC 4.91×10^{12}/L；HGB 148 g/L；PLT 148×10^9/L；ALT 69 U/L，AST 35.6 U/L，TBIL 38.4 μmol/L，DBIL 15.6 μmol/L，IBIL 22.8 μmol/L，TB 63.0 g/L，ALB 36.3 g/L，CO$_2$ 34.2 μmol/L，TG 0.6 μmol/L，TBA 16.9 μmol/L，APO-A 0.72 μmol/L，APO-B 0.53 μmol/L。听诊双肺呼吸音粗糙，伴痰鸣音，心音低弱而速，肠鸣音减

弱。经四诊合参，初拟医嘱如下：

西医诊断：1.肺心病并心衰Ⅲ°、慢性Ⅰ型呼吸衰竭；2.继发性癫痫。

中医诊断：1.喘证（痰瘀阻肺，宗气外泄）；2.癫痫（风痰闭窍）。

治法：豁痰化瘀，熄风通络，固脱开窍。

1. 清气化痰汤加减散剂，处方如下：

苦杏仁10 g，瓜蒌30 g，枳实10 g，半夏12 g，陈皮15 g，黄芩10 g，葶苈子10 g，益母草15 g，红花10 g，全蝎10 g，地龙10 g，灵芝10 g，菟丝子15 g，柏子仁15 g，胆南星10（广州一方制药厂生产，下同）。

2剂，开水融化，少量频饲。

2. 中药注射剂静脉滴注：

（1）5%GS200 mL+痰热清注射液30 mL；

（2）5%GS200 mL+灯盏细辛注射液90 mg；

（3）5%GS200 mL+丹红注射液30 mL；

（4）5%GS200 mL+刺五加注射液40 mL。

3. 自拟消胀协定方贴覆神阙穴。

4. 降痰宁神胶囊10粒（自拟协定方）用温水融化，借助覆吸罩持续覆吸。

5. 大黄、厚朴、芒硝、枳实、瓜蒌配方颗粒各1袋，以开水120 mL溶化，过滤待温，行中医灌肠突击疗法。

6. 呋塞米20 mg肌肉注射。

7. 低流量持续吸氧。

8. 留置导尿。

9. 心脏监护仪严密观察。

2017年1月14日8时查房：患者经行前期治疗，夜间排大便1次（约100 mL），小便3次（约2000 mL），继而腹胀渐缓，咳痰减少，水肿减轻，四肢转温。当下可见其神志清晰安定，表情和悦，问答切题，语音清亮，呼吸虽尚可闻及痰鸣音，但气息转和缓，食欲渐开，全身水肿若失，双眼开合自如，手足温和，舌体柔软，舌质及舌苔如前，脉转数结而滑。足证前治得当，疗效可观，故嘱：今日治法除减去前呋塞米肌注外，余药不变。

2017年1月15日8时查房：患者昨日白天神情清爽，饮食大增，二便通利，水肿几无，不料在今日凌晨3时、5时、7时时，癫痫又连发3次，值班医生曾给肌注地西泮10 mg，神情返回原状。刻下见：神志迷蒙，呼吸喘促，面色晦暗，舌脉如前。此乃痰热郁久，损伤肝阴，虚风内动之象，遂嘱在前中药直肠滴注方基础上新加北沙参、琥珀、山萸肉、天竺黄、黄连各10 g（仍系配方颗粒），继以开水溶化，以30滴/分速度行直肠滴注；另以苏合香丸1丸、降痰宁神协定方6粒，共用温开水融化后，湿覆口鼻，以之芳香化痰、降浊开窍；给氧改为间歇输送，余方药保持不变。

2017年1月16日9时查房：昨天患者病情继续好转，但在今早8时，又出现神志不清、双目直视、口眼扭曲、口吐浊沫、四肢抽搐，持续约2 min，经值班医生行针刺人中、涌泉穴强刺激，并予以地西泮5 mg肌肉注射，自诉醒后咽中干噎。刻下见：昏睡，喘息，喉中痰鸣，余症同前。我故嘱将前口服方去半夏，加射干10 g，散剂处方如下：

杏仁10 g，瓜蒌30 g，枳实10 g，陈皮15 g，黄芩10 g，葶苈子10 g，益母草12 g，红花10 g，全蝎10 g，地龙10 g，灵芝10 g，菟丝子15 g，柏子仁15 g，胆南星10 g，沙参10 g，琥珀10 g，山萸肉10 g，天竺黄10 g，黄连10 g，射干10 g。

3剂，1剂溶为中药液200 mL，经直肠以30滴/分缓慢滴注；另2剂分3等份，每份以开水溶化口服，每隔3小时1次。

其余静滴、覆吸、穴贴方治疗同前。

2017年1月17日8时30分查房：经前治疗，患者抽搐再未发作，神情、呼吸、饮食、二便、起居皆近正常，故治法守前不变。

2017年1月18日查房：生命体征平稳，唯呼吸略带痰声，腰腿乏困，不耐久坐，舌红、苔白腻，脉结。此乃大病久攻，邪去正伤之证，急当扶元固本，兼以涤痰除热，口服方选景岳左归饮加减散剂：

熟地10 g，山萸肉12 g，炒山药20 g，枸杞12 g，菟丝子15 g，杜仲30 g，桑寄生30 g，独活10 g，天竺黄15 g，瓜蒌30 g，厚朴12 g，苏子10 g，枳实10 g，川牛膝10 g。

3剂，服用法同前。

其余治法保持不变。

2017年2月15日查房：患者经前综合治疗，心悸、咳喘、水肿、抽搐等症再未发作，已能下床自理生活，仅现乏力、轻咳、头昏等一般性症状，实与年老、久病并皆有关，绝非一时可除。经与病家协商，继处左归饮加减方散剂10剂，于当日好转出院，回家再事长期调理。

半年后随访，患者水肿、癫痫等病未再发作。

【按】根据西医病理学介绍，肺源性心脏病（简称肺心病）是指支气管－肺组织或肺动脉血管病变所致肺动脉高压引起的心脏病，急性发作时，可出现肺、心衰竭以及其他器官损伤等严重危害。癫痫病则是大脑因多种缘故引起局灶兴奋性增强，诱发大脑异常放电，进一步影响呼吸，加重脑缺氧，形成恶性循环，可谓肺、心、脑同时发病。二病一般单独发作，极少有并发者。

本案患者已年逾八旬，久患肺心病之际又罹癫痫病，适遇外邪侵袭，再现重度心衰，其病机之复杂，病情之危急，确有九死一生之虞。临证所见，就四肢冰凉、面唇青紫而言，仿佛一派寒凉之象，但紧扣其腹背温热、手足躁扰、舌苔黄厚腻、脉促疾而滑等症状，则当认定此为痰热郁结，其余神志迷蒙、全身水肿、喘息心悸、腹胀便少等症，皆属阳气郁滞、经脉闭阻、气机升降出入失调之证，故在标急之期，首以清气化痰汤加减以清热化痰降浊、活血开窍醒神、益肺养心补肾固本，并遣诸中药注射、覆吸与直肠滴注等多途共进，以超强扫荡之势驱逐顽劣鸱张之邪。次则瞄准邪退正损之机，守前驱邪之法，再合入山萸肉等补阴填精之品，攻补兼施，推进疗效。大战之后，因年老与病伤，本虚自成康复关键，故处左归饮酌加化痰熄风之品以资巩固。如此稳扎稳打、快速推进，遂使热清火降，气顺痰消，血活瘀化，本固标舒，继之则心神复、肺气利、喘痛止。

清代著名医家徐大椿曾言："用药如用兵""多方以治之"。即是说，一名精诚大医，就要像优秀的军事家一样，不仅要具备灵活机智、洞察秋毫的应变能力，更要有运筹帷幄、决胜千里的雄才大略，其法之所使、药之所遣，必须切中病机、胜于病势。在本病例救治过程中，首先辨清其病证的寒热真伪，继而主以中医综合疗法作指导，巧妙运用中药口服、覆吸、直肠滴注、静脉输注合施，兼以肌肉注射、穴位贴覆、给氧，以及生命体征监护、室内温度调节、适宜饮食供给、精神调护等法辅助，整体辨证，局部专攻，既得斩关夺隘，又能复元固本，如此则邪去正安，危症得解，何不快哉！

十六、肺心病并重度心衰案

李某，男，52岁。家人代诉：因常年操劳，加之饮食不节，相继罹患慢性支气管炎、支气管哮喘、高血压、心肌缺血、肺气肿、肺心病等病，胸闷、心悸、咳痰不利反复发作10余年，近日来持续加重，至2009年10月28日凌晨时，神志时而迷蒙，呼吸阵阵难续，心悸有从口中脱出之感，脘腹胀满，二便不畅，乃于当日10时急来邀诊。我察其形体矮小肥胖，全身发凉，步态维艰，难以平卧，颜面青紫，双目欲闭，点头呼吸，虚里大动，心悸不宁，咽中痰声辘辘，咳痰呈泡沫状，脘腹胀满，四肢水肿，按之凹陷，二便量少，舌质暗红，边有齿印，苔白滑，脉微细；体温36 ℃，呼吸28次/分，心率96次/分，血压180/110 mmHg。乃拟西医诊断：1.高血压性心脏病；2.肺源性心脏病；3.心功能Ⅳ级；4.慢性支气管炎急性发作。中医诊断：心悸、喘证、水肿（心肾阳衰，痰瘀痹阻，水气凌肺）。迅即嘱由弟子收住入院，嘱明治法：回阳救逆，涤痰化瘀，蠲饮通痹。据此遂处下方：

1.真武汤合五苓散加减：

黑附片6 g，桂枝6 g，干姜6 g，红人参5 g，炒白术10 g，茯苓10 g，泽泻6 g，砂仁6 g，香附6 g，枳壳6 g，陈皮6 g，当归6 g，炒白芍5 g，紫苏子5 g。

先取1剂，即刻用凉水浸煎，接连少量频服。

2.中药注射剂静脉滴注：

（1）5%葡萄糖200 mL+参附注射液40 mL；

（2）5%葡萄糖200 mL+灯盏细辛注射液20 mL；

（3）5%葡萄糖200 mL+刺五加注射液40 mL。

按照30滴/分速度连续滴注。

3.持续低流量给氧。

2009年10月29日8时查房：经用前诸法治疗，患者至下午3时即先后排小便2200 mL，继而呼吸、心悸逐渐转平稳，故于晚6时续嘱再取前口服方1剂，如法继服，夜间胃气渐开，略可平卧安枕。今晨病情保持稳定，乃嘱守前静脉输液方继续滴注，口服汤剂方药不变，剂量由前每日小量2剂并为一日1剂，列方如下：

黑附片15 g，桂枝10 g，干姜10 g，红人参10 g，炒白术15 g，茯苓15 g，泽泻10 g，砂仁10 g，香附10 g，枳壳10 g，陈皮10 g，当归10 g，炒白芍10 g，紫苏子10 g。

凉水浸煎，每服120 mL，白日3次，夜间1次。

2009年10月31日9时查房：经依前方连续治疗，现已全身温和，面目、四肢水肿均消失，面色转为暗红，咳痰白稠，心神安定，呼吸平稳，夜间能平卧睡觉，饮食渐增，二便如常，唯感神疲乏力，动则气短，腰腿酸软。是为邪去正衰，今故再守前法，停止吸氧，静脉给药守前方去第2组（5%葡萄糖200 mL+灯盏细辛注射液20 mL），口服剂调整如下：

黑附片10 g，桂枝10 g，干姜10 g，红人参10 g，熟地10 g，山萸肉10 g，菟丝子15 g，砂仁10 g，香附10 g，枳壳10 g，陈皮10 g，益母草15 g，茯苓10 g。

每日1剂，凉水浸煎，每服120 mL，白日3次，夜间1次。

2009年11月3日9时查房：病情基本同前，今故续守前方，口服方另加柏子仁15 g，新加每日针灸肺腧、心腧、肾腧、膻中、中脘、气海、关元、足三里、三阴交诸穴30 min。

2009年11月9日8时查房：近来精神明显增进，饮食、二便如常，故而停止全部输液，仅续中药口服及针灸治疗。

2009年11月17日8时查房：经前续治，除略感气短、乏力外，其余诸症基本消除，今故嘱带前方药加减5剂出院。

后来回访，患者自出院后，一方面续服中药半年，同时又坚持10年每日早、晚步行锻炼，饮食有节，心神安逸，所以形体一改既往之肥胖怠惰而为适中，血压、呼吸无过大波动，现在虽已年过六旬有三，精神矫健有如四旬之人，言及往日救治，不胜感慨与赞叹！

【按】《素问·生气通天论》曰："阳气者，若天与日，失其所则折寿而不彰。"该患者因于既往长期养生失节，导致精气日衰，及至阳气大亏，遂发大病。我等在救治中始终紧扣温阳固脱主纲，兼及五脏气血痰瘀，法遵口鼻静脉经穴多途并进，意取量大力宏速疾，故能挽危机于顷刻，使真阳得以迅回，且因多法坚持不懈，脏腑、气血、精神赢得远久康复，此实为单一治法远不所及！

十七、肺癌晚期顽固性呃逆案

胡某，男，86岁，天水市退休干部。因胸闷、气短、乏力、间有咯血，甚则不能平卧2年余，先后在本地及西安市等医院检查，确诊为"肺小细胞癌晚期"，及时按照现代医学最新权威方案接受化疗和支持治疗3个月余，病情得到初步控制，但自近半月来，又出现胸胁胀满，频频呃逆，且呃声低沉，似断似续，以致呼吸更觉困难，坐卧不宁，精神难支，虽经多方治疗，然终无效。无奈之际，遂于2018年7月9日15时被家人以轮椅送来我诊室，刻诊可见：形体消瘦伛偻，四肢发凉，呃逆连连，时有泪出，咳少量白稠痰，纳呆，脘腹轻度胀痛，大便3日未解，小便色深黄而不利，舌红，苔薄白而滑，两关脉滑、尺脉细小。中医诊断为呃逆（脾肾阳虚、肝胃不和）；治当温补脾肾、疏肝和胃、解痉止呃：

（1）旋覆代赭汤合枳术丸加减方散剂：

旋覆花10 g，煅赭石20 g，党参10 g，麸炒白术10 g，茯神15 g，淫羊藿10 g，麸炒枳实10 g，佛手10 g，炒白芍10 g，当归10 g，陈皮12 g，大腹皮10 g，丁香6 g，生姜10 g，竹茹10 g，全蝎5 g，黄连3 g。

（北京康仁堂中药饮片公司生产）

3剂，每剂分作3等分，每服1等分，每日3次。

（2）并教家属按摩内关（双）、神门（双）、足三里（双）、太冲（双）、期门、中脘、气海、关元，每穴5 min，每日2次。

2018年7月12日复诊：经前治疗，呃逆明显减轻，精神有增，今故守前方，将原全蝎加量至10 g，新加炒建曲30 g，继予6剂，再观。

2018年7月18日三诊：呃逆已转为轻微噫气，胸中渐觉宽松，呼吸平稳，饮食渐增，大便已转为每日1次、质稀，小便渐为淡黄色，可平卧休息，并自行下床做小幅度活动，唯有食欲尚不理想。今故再守前方，将原方中的党参改换为西洋参10 g、枳实改换为枳壳15 g，新加鸡内金20 g，炒麦芽30 g，再与8剂，以资巩固。

【按】呃逆为大病后期常见病症，多示精气虚极、肝胃气逆，时有虚脱之势，若不及时有力控制，常易发展为阴阳离决。本例患者年事已高，又罹肺癌晚期，加之化疗，正气接连受戕，实难支撑，故出频频呃逆，实为生命危象。当此之际，一方面使用温补脾肾、疏肝和胃、降逆解痉之免煎颗粒持续内服，另一方面又用相应的穴位按摩从外调补，既简便易行，又可避免口服剂难以大量运行的不足，如此互相补充，既能足量行施治疗，又不会使患者产生剂量过大难以接受的"虚不受补"之弊，从而达到及时调和五脏，俾气机恢复正常升降之序的目标，故能使该实难救治之顽疾快速得以平息，亦可谓"四两拨千斤"之举。

十八、外感内伤合病案（1）

刘某某，女，55岁。主因恶寒发热、全身酸痛、胸闷气憋、频繁咳嗽半月，曾先后在某院连续口服中西药、输注抗生素等，均无缓解，1天前病情且有加重，故于2019年10月16日17时经人介绍来诊。当时并见精神不振，表情苦楚，面色发灰，流清涕，口唇干燥，咯黄稠痰，自觉头部昏沉，心中烦闷，耳鼻腔瘙痒，咽中干痛，咳嗽、说话时尤为明显，胃脘胀满，纳呆，恶心，泛酸，大便3日1行，质干；察其舌淡红，苔白，脉左寸浮滑、右沉细滑。

西医诊断：1.感冒；2.急性支气管炎；3.慢性胃炎。

中医诊断：感冒、咳嗽、胃痞（风寒束表，热郁肺胃）。

治法：疏风散寒，清肺和中。

处方：

1.荆防败毒散加减散剂

荆芥10 g，羌活10 g，桑寄生20 g，瓜蒌20 g，前胡10 g，枳壳15 g，茯神15 g，煅瓦楞子30 g，淡竹叶15 g，蝉衣10 g，生姜10 g，生甘草6 g。

6剂，分为12份，每取1份，开水溶化后服，每隔3小时1次。

2.外用清解散剂：

板蓝根1袋，金银花1袋。

6剂，每次各取1袋，开水50 mL溶化，晾温，频繁漱口。

（以上方药系广东一方制药生产）

2019年10月22日复诊：经服前方，当晚身痛诸症即明显减轻，尽剂后，除遗有轻微咳嗽、咳黄痰外，诸症全失，但觉气短，每日夜尿2次，是为邪退正损，今故改施清气化痰汤加减：

苦杏仁10 g，瓜蒌20 g，枳实10 g，陈皮15 g，射干10 g，竹茹15 g，黄芩10 g，炙桑白皮10 g，百合15 g，地龙10 g，灵芝15 g，芡实20 g，荆芥10 g。

5剂，分为10包，每次1包，每日2次，开水溶化服，以断其后。

（上方为北京康仁堂生产的免煎颗粒）

【按】对于风寒（或是夹湿）外束、内生郁热者的治疗，明·张时彻《摄生众妙方》曾创制荆防败毒散，因其疗效颇佳，后世多有效仿，但从临床实际来看，其疏风散寒解表之功确无可疑，而就咽中干痛等肺胃郁热之症实言，往往有鞭长莫及之虞。基于此感，笔者在面对该类患者时，采取了一面效仿先贤方义，自拟解表和里方，通过短间隔冲服以速求解表和中之功，同时又取板蓝根、金银花颗粒口咽含漱，就近用药，迅速清解肺胃之门，并保口咽免受羌活等燥品的伤害，如此双管齐下、分头进取、寒热兼顾，故能速获综合治疗驱邪扶正的理想疗效。由此可见，古法新用，善莫大焉！

十九、外感内伤合病案（2）

郑某，男，26岁，航空地勤人员。自诉近3日来，全身酸楚困重，胸闷，纳呆，延至2019年1月3日，继现全身酸痛，恶寒发热，无汗，鼻塞，流清涕，咳嗽少痰，脘腹不适，恶心，大便溏稀不爽，故来就诊。察其舌质暗红，苔白腻，脉浮紧。诊断为感冒（风寒夹湿，脾胃不和）；治以疏风散寒除湿，和中解表，给处荆防败毒散加减方如下：

荆芥10 g，防风10 g，羌活10 g，独活10 g，苍术10 g，葛根15 g，神曲30 g，炒薏苡仁20 g，川芎6 g，竹茹10 g，生姜10 g。

先取1剂，凉水浸煎，每服120 mL，每日3次。

2019年1月4日12时30分二诊：因前证尚未解除，又坚持在凛冽寒风中上班，昨晚再度进食麻辣火锅，今晨遂现全身寒战、高热、酸痛，体温39.8 ℃，时而全头痛如刀劈、伴发神情狂躁、高声吼叫，颈项不利，胸中憋闷，咳黄稠痰，唇干舌燥，口苦咽干，恶心，脘腹胀满，大便不爽，小便灼热，舌质暗红，苔黄厚腻，脉浮弦。此乃外感风寒夹湿夹积、邪郁三阳，急当表里通解，易方如下：

（1）柴葛解肌汤加减：

柴胡10 g，黄芩10 g，葛根15 g，生石膏30 g，羌活10 g，独活10 g，苍术10 g，白豆蔻10 g，滑石20 g，太子参20 g，竹茹10 g，藁本6 g，蔓荆子6 g。

1剂，凉水浸煎，每服120 mL，每隔2小时1次。

（2）针刺百会、太阳、印堂、风池、曲池、合谷、足三里、阳陵泉（泻法），大椎、十宣放血。

逾2小时后，症状减轻不明显，遂继服中药汤剂，再次十宣、太阳、印堂放血，速见头身汗出，进而剧痛、高热、寒战、呕恶渐退，至1月4日19时20分，患者安和，唯感身困、无眠，故守上方，新加炒酸枣仁15 g，续与1剂，嘱每隔4

小时口服1次，并及时进饮热稀粥。

2019年1月5日12时30分三诊：全身寒热疼痛俱除，睡眠良好，唯感腰腿酸软，汗多，乏力，气短，纳呆，舌暗红，苔白干，脉细。此为邪去正虚，亟当补气解表、扶正祛邪，续处下方：

桑寄生30 g，防风10 g，紫苏叶10 g，柴胡10 g，黄芩10 g，神曲20 g，白豆蔻10 g，白芍10 g，五味子10 g，党参10 g，茯苓10 g，竹茹10 g，鲜生姜3片。

2剂，凉水浸煎，每服120 mL，每隔4小时1次。

经连服上方2天，诸症悉除，仅余身困乏力，教其饮食调养收功。

【按】感冒虽为常见、多发病，然其往往兼加它邪发病，临证一般性发作者，可缓图之，而如此例者，一则首须鉴别其是否确系感冒或其它大病，二则需在确认感冒后，采取及时有力措施以截断扭转之。在处治过程中，笔者谨遵《伤寒论》"服已须臾，啜热稀粥一升余，以助药力。温复令一时许，……若不汗，更服依前法。半日许令三服尽。若病重者，一日一夜服，周时观之。……乃服至二、三剂。""太阳病，初服桂枝汤，反烦不解者，先刺风池、风府，却与桂枝汤则愈。"之训，关键时刻针药并施，尤其在首次针刺放血不力之时，果断再次放血，与汤液合而猛攻，巨力强逼诸邪从出路快速排泄，使正气迅速撤去危害而获安，随后再续施扶正祛邪之剂，俾病体阴阳再复和秘。如此之治，有似平湖之中伏有暗礁，须当多法全力快划，方能避过覆舟之险，是以记之！

二十、心肌梗死案

张某，男，76岁。2004年3月5日上午10时由门诊收住入院。主诉：高血压病30余年，脑出血病史7年，胸痛、恶心呕吐反复发作1天；平素情绪易激动。自昨日晨起9时左右开始出现胃脘及腹部阵痛，并伴有身热面赤，头昏目眩，五心烦热，腰腿酸困，恶心、呕吐反复发作，二便不利，急行彩超诊断，报告为胆囊结石、胆囊炎；入院后结合病史、症状、体征及辅助检查，拟西医诊断为：①胆囊结石并炎症；②中风后遗症；③高血压病（Ⅲ期）。中医诊断为：①眩晕；②胁痛（肝肾阴虚，肝胆气滞）。初经中西医结合治疗后诸症明显减轻，精神好转；但因于3月9日傍晚进食油腻之品而又出现剑突下疼痛，全身大汗淋漓。急查心电图示：左房负荷过重，急性下壁、前壁心肌梗死，左前支传导阻滞。乃修改西医诊断为心肌梗死。治疗以抗栓、对症、支持治疗为主。中医诊断为胸痹（胸阳不振、气滞血瘀）；治法以温通心阳、活血行气为主，以灯盏细辛注射液20 mL加入葡萄糖注射液中静滴，1日1次，病见好转。但至3月11日下午，又现神志不清，烦躁言多，急请我会诊，察其显见以上诸症外，并可见其舌红苔腻，脉弦滑，故辨证为痰热阻闭，阴虚阳亢，当以清热化痰、滋阴潜阳为治疗大法。嘱咐停用西药，纯以中药治疗：

（1）5%葡萄糖注射液150 mL+清开灵40 mL；

5%葡萄糖注射液150 mL+葛根素0.2 g。

静脉滴注，30滴/分，1日1次。

（2）三甲复脉汤加减：

龟板10 g，鳖甲10 g，牡蛎10 g，白芍6 g，麦冬6 g，山茱萸6 g，茯苓6 g，柏子仁6 g，丹参12 g，全瓜蒌15 g，竹茹15 g，芦根10 g。

凉水浸煎，频频滴服，1日1剂；连用2剂。

（3）另以安宫牛黄丸1丸化液持续覆吸。

2日后，患者由躁扰转为嗜睡，呼之能应，我应邀再诊之，视其心率均匀，脉浮滑，辨证为痰热蒙窍，确立治法为清热利湿、化痰开窍，方以茵陈蒿汤、菖蒲郁金汤、三仁汤三方合一加减：

茵陈15 g，黄芩10 g，半夏10 g，石菖蒲10 g，郁金10 g，陈皮10 g，白豆蔻10 g，厚朴10 g，竹茹15 g，丹参20 g，滑石30 g，通草6 g。

凉水浸煎，连续频饲，续以前方中药注射剂静滴。

2004年3月9日查房：服上方2日后，患者神志转清而宁静，后复转以三甲复脉汤加减十余剂，精神振作，饮食起居皆复正常，胸部不适全失，复查心电图有所改善，因家中生变，故嘱带药出院，再缓图之。

【按】本患者由于饮食不慎而诱发心肌梗死，甚至出现神志昏迷，诊断治疗较为棘手，与此之际，放胆停用西药治疗，改用纯中医疗法，且在关键之机充分发挥独创的小剂量速治法，续以中药注射剂静滴，全程灵活辨证，急病急治，遣方用药，"治刚以柔"，准确恰当施治，故而取得满意疗效。

二十一、扩张型心肌病案

患者，女，60岁，2011年5月23日初诊。主诉：胸闷、气短、呼吸困难反复发作10余年，加重半个月。曾因此而多次住院，给予西医治疗并间断服用中药，短暂得到控制，半月前因情绪波动而病情加重，遂前来就诊。现症：胸中憋闷，时作隐痛、心悸，动则益甚，伴倦怠无力，声息低微，痰多气短，舌质紫暗、有瘀斑，苔薄，脉弦涩。心电图检查示：心房颤动，心率80次/分，频率500次/分；心肌供血不足；不完全性右束支传导阻滞。心脏彩超检查示：全心扩大，以左房为著；左房室瓣关闭不全；心肌缺血；心包积液；主动脉硬化；肺动脉高压；左室收缩功能减低；左房室瓣反流（大量），右房室瓣反流（中量）。胸部X射线片检查示：慢性支气管炎伴渗出。西医诊断：①扩张型心肌病；②心功能不全（Ⅲ度）；③肺部感染。中医诊断：胸痹（痰瘀痹阻、胸阳不振）。治宜痰瘀同治，宣痹通阳，多路同治。

（1）遵小剂量速治法，予瓜蒌薤白半夏汤合桃红四物汤加减：

瓜蒌6g，薤白6g，半夏6g，桃仁6g，红花6g，生地黄6g，当归6g，川芎6g，陈皮6g，苏子6g，白芥子6g，莱菔子6g，炒枣仁6g，远志6g，甘草3g，生姜3g。

每日1剂，水煎频服。

（2）丹红注射液30 mL加入5%葡萄糖250 mL中，缓慢静脉滴注，每日1次。

（3）去乙酰毛花苷注射液、抗生素等西医常规治疗。

经治3天，上述症状有所缓解，唯心慌、气短较明显，伴有汗出，故守前口服中药方，新加黄芪10 g、五味子6 g，其余治疗不变。

2011年5月26日查房：经前治疗，诸症日渐明显改善，故将前小剂量中药方改为成人常规量加减，并保持其余治疗不变。守前方药续治2周，患者精神进一步好转，遂停用全部西药，仅以前方加减中药口服方维持半月，精神、饮食、二便皆转正常，遂出院在家疗养。随访半年，病情平稳。

【按】本例患者为先天禀赋不足，后天失养，导致脾肾阳虚，痰浊内滞，日久瘀血亦生，痰瘀互结，积于胸中，久则胸阳不振，难敌外邪乘袭心脉，继则气虚血阻。当此之际，治疗以痰瘀同治、益气活血为大法，给予瓜蒌薤白半夏汤合桃红四物汤加减，并采用自创小剂量速治法，通过简捷煎煮、持续内服，后转为成人常规剂量继服，达到较快、持续地发挥药物疗效的目的；同时给予西医常规治疗和丹红注射液静脉滴注，总体通过以中医疗法为主，西医治疗为辅，中药汤剂和注射液协同运用，增加了给药途径，提高了近期和远期临床疗效，体现了综合治病的显著优势。

二十二、中毒性痢疾案

汪某，男，3岁。1991年2月27日上午排出黏液便一次后，续见发热哭闹，就近在卫生所肌注"庆大霉素""柴胡针"，口服"四环素"等。下午3时，又现高热、呕吐、四肢抽搐、双目斜视、牙关强急、大便停止，经用指掐"人中"穴无效，而于当日下午4时急诊来院。我察其神志昏迷，指掐毫无反应，瞳孔反射微弱，面色黯红，腹部胀满，指纹红滞现于气关；体温39.8 ℃，呼吸24次/分，心率160次/分。乃诊断为疫毒痢（疫毒内壅，上扰神明），即给：

1.针刺十宣、人中、合谷等穴；

2.牛黄至宝丸化汁频饲；

3.配合治菌痢液体疗法。

30 min后，神识复苏，抽搐消失。继而化验血象：Hb 112 g/L，WBC 12.5×10⁹/L，

其中N 0.80，L 0.20。当夜大便一次，色质黏绿如鱼脑，次日又转赤白色，赤多白少，化验报告为脓血便，遂续以氨苄青霉素、庆大霉素及纠正酸碱、电解质平衡失调剂静滴，另处芍药汤加减液口服，守治二日，便色全赤，每日十余次，乃改静滴白霉素、卡那霉素，辅药同前，中药改处黄连解毒汤合白头翁汤加减液。二日后，患儿仍面色浮红，目眶下陷，口唇干皲而不多饮，腹中胀满，大便赤下无度，舌质淡红、苔白，指纹隐红。前后苦思，是为中焦虚寒，摄纳无权而致，急停输液及其它一切西药，投以理中汤合参苓白术散加减：

党参6 g，白术10 g，茯苓6 g，炮姜6 g，扁豆15 g，莲籽10 g，山药10 g，薏苡仁10 g，陈皮6 g，砂仁6 g，白芍6 g，肉桂3 g，黄连3 g，甘草6 g。

嘱其家属先以凉水煎取1剂频饲，全日须饮进500 mL。

次日查房，言大便已减至全日6次，便中亦出现黄色。药中病的，故守方加煨葛根6 g续服。

第三日下黄色大便3次，赤色全失，小便增多，精神大振，唯眼眶下陷未复，口唇仍干，故再守方，并以沙参10 g易党参，去肉桂、黄连，再服2剂。

3月8日查房，大便次、色、质均转正常，诸症消失，复查血象无异常，仅余神疲乏力，嘱出院后以参苓白术散、健脾糕续治。1个月后适逢，蹦跳嬉闹，精神全复。

【按】古贤有云：治痢须分气血，而白主气主寒，赤主血主热；西医则凡见赤、白，皆谓之痢疾杆菌感染，又加之泻下频繁，必兼脱水，须当大量补液、抗感染，此与中医治赤痢主以清解之常法颇多吻合。而本例患儿病机为毒邪大举入侵后，正气拼死搏击，形成同归于尽之趋势，故而热退神清后，血便不已，清化之药与抗感染、纠正酸碱与电解质平衡之剂非但无助于祛病，反致脾肾气虚而血无所摄。当此之际，温补脾肾以复其摄纳之用，方为有力之举。在西药使用方面，笔者既往亦曾以大量ATP等能量合剂与止血剂，力图速止重度泻痢，实与中医补法雷同，唯有腹胀或加重腹痛之弊，相比之下，仍以中药温化为上。

二十三、带状疱疹合并心衰案

郭某，男，80岁，汉族，退休职工。主因胸闷、气喘、心悸、反复发作十余年，左心前区至左臂内侧皮肤突发密集疱疹痛痒不适半月，而于2017年6月10日上午10时入院。细询病史：既往有肺心病、直立性低血压、多发性脑梗死、慢性阻塞性肺气肿、多发性动脉硬化、颈椎病、肝囊肿、胆囊息肉伴胆囊炎、肾囊肿等病史多年，曾反复出现胸闷气短、心悸不宁、头痛眩晕、疲乏无力、小便频数不利等症，多次在本县（成县）及天水、兰州等医院诊治，好转出院。2016年10月15日于餐后突然晕厥，并见手足冰凉，小便失禁，持续约4 min，经家属对症给药而缓解；2016年10月17日于晚饭后，前症再次出现，即被家人送往甘肃省某三级医院住院治疗，经治半月好转出院，之后即长期口服药物对症治疗，但前症每月仍有数次反复，每每自行吸氧、沙丁胺醇雾化吸入治疗后得以缓解。至2017年5月20日许，又现左上肢内侧及左胸部隐痛不休，逾二天余，病痛部位先后涌现大量小豆大小的疱疹，痛痒难忍，即就近延医用中西药治疗，因疗效欠佳，且出疹日益增多，精神日衰，遂于2017年6月10日10时来我院（成县中医院）就诊，被即刻收住入院。主管医生给做理化检查：T 36.9 ℃，P 88次/分，R 20次/分，BP 140/80 mmHg。血常规：MCHC 300.0 g/L，PCL 0.102%，Lym 0.66×10⁹/L，EOS 0.16×10⁹/L，Lym 15.6%，PLT 21.00×10⁹/L，余（－）；尿液分析：LEU 1+，Pro 1+，NIT +－，LEU 20个/μL；心电图：心率88次/分，窦性心律，不完全右束支传导阻滞，T波改变（低平）。故给首用清热解毒、活血化瘀、抗病毒及支持等药液常规治疗，左胸前区与左上肢内侧疼痛症状有所减轻，但至下午4时许，又见呼吸喘促不能平卧等呼吸衰竭之危候，故急邀我查房会诊，结果如下：

经查阅病历、临床四诊，知患者曾罹头晕、喘息、乏力十余年，近半月前左上臂内侧又出现成片状疱疹，渐及左胸，隐痛难忍，遂就近施治，并无显效，且再度引发既往痼疾，情急之下，乃转我院救治。当时可见患者面色发灰，睑胞浮肿，神志呆顿，精神疲惫，胸如桶状，呼吸时张口抬肩，气息迫促，难以平卧，间有少量白色黏痰咳出，需家人扶持以勉强维持伏坐，左乳区可见频发搏动，语言短少，肢体乏力，时有汗出、震颤，腹胀纳差，大便溏少，小便频数，夜尿4～5次，量少味臊，四肢逆冷，小腿按之深陷，左前胸大部与左前臂肩腋段至手腕横纹段手太阴肺经、手少阴心经、手厥阴心包经循行方向密布如小豆粒状疱疹，皮色暗红，疹色发紫，触痛反应迟缓，双下肢轻度浮肿、无疹；舌质暗红，苔微黄而滑腻，两寸脉细涩，右尺略滑。

西医诊断：1.带状疱疹；2.肺心病；3.慢性心衰Ⅲ°；4.慢性肾衰；5.前列腺肥大。

中医诊断：1.蛇串疮（邪毒内陷）；2.胸痹（心肾阳衰）；3.喘证（肾不纳气）；4.癃闭（阳衰湿阻）。

治法：伏邪与新感兼顾，扶正与祛邪并举，主以回阳固脱救逆，兼以化瘀利水解毒。

1.参附汤合真武汤、五苓散加减散剂：

附片10 g，红参10 g，白术10 g，茯苓15 g，白芍10 g，桂枝10 g，丹参20 g，猪苓10 g，泽泻10 g，大腹皮15 g，地肤子15 g，桑枝10 g，益母草10 g，紫花地丁10 g，重楼10 g，陈皮10 g，蝉蜕10 g。（广东一方制药，下同）

先予2剂，每剂分为2份，每份用开水120 mL溶化后温服；每隔4小时口服1次，2剂至次日天亮时服完。

2.用梅花针将重大疱疹顶尖处点刺放血，继而常规消毒后，把季德胜蛇药片研细末，用温水调成糊状，直接涂抹患处。

3.氧气低流量持续吸入。

4.余药一律停用。

鉴于病情尚在剧烈变化之中，特嘱各值班医护人员在家属密切配合下昼夜严密观察，随证灵活及时处置，期待正复邪去之转机。

2017年6月11日9时查房：患者呼吸与精神、四末温度均较前有所改善，夜休尚可，疱疹肿痛不适减轻，未见新发，但总体仍显喘息乏力，低频咳嗽，咳痰色白黏稠而不利，口干不欲多饮，纳差腹胀，昨日大便未行，小便如前，舌苔转为黄厚、略干，余症同前。可知昨日下午所用大剂中药单刀直入方案已经奏效；目前该病病机虽为风、湿、热三毒互结，但心、肾阳衰仍为根本，当下治疗应继续按前医嘱，停用所有液体，专注内服中药（在前方基础上新加杏仁散剂10 g、桃仁散剂10 g、白花蛇舌草散剂15 g，以加强润肠通便、清热解毒之效，再取2剂，嘱在一日内分4次服尽），另加本人经验方"消胀散"外敷小腹，促通腑气；再将蛇药片研末化汁，涂覆疱疹患区。请各班医护人员继续严观！

2017年6月12日9时查房：经前治疗，患者食欲有增，虽仍呼吸气促，但咳嗽咳痰减轻，夜能平卧安眠，左前臂内侧疱疹渐有脱落，胸部疱疹面积亦渐减小，且钝痛不适感减轻，24小时尿量约1800 mL，舌脉如前，均是正复邪去之兆；目下口虽干却不欲多饮，实为阳气衰弱之证；腹胀，大便2日未排，尿色黄、味臊臭，正是下焦湿热互结之据。故嘱在口服前方中药的基础上，另取大黄散剂6 g、芒硝散剂3 g、木香散剂6 g、当归散剂10 g，诸药共和，以开水化汁200 mL直肠滴注，以加强理气通腑之功，余法不变。

2017年6月13日8时30分：患者经昨日10时行中药直肠滴注后，至15时排稀便一次，量约60 mL，24小时尿量约2000 mL，疱疹面积与密度继续缩小，局部肿痛不适感进一步减轻，精神明显好转，食欲增进，咳痰渐有力，余症同前，舌苔虽显黄厚略干，但不欲多饮，实为虚阳上浮之象，所以仍应坚持扶阳与排毒同行，守服前参附汤合真武汤、五苓散加减散剂方：

附片10 g，红参10 g，白术10 g，茯苓15 g，白芍10 g，桂枝10 g，丹参20 g，猪苓10 g，泽泻10 g，大腹皮15 g，地肤子15 g，桑枝10 g，益母草10 g，紫花地丁10 g，重楼10 g，陈皮10 g，蝉蜕10 g，杏仁10 g，桃仁10 g，白花蛇舌草15 g。

2剂，每剂分为2份，每份用开水120 mL溶化后温服，每隔4小时口服1次。继续沿用蛇药片研末调敷患区。

2017年6月14日9时查房：患者昨夜凌晨1时许又突然出现张口抬肩，端坐呼吸，心悸烦躁，胸腹胀满，痰涎壅盛，咳出不利，口干不欲多饮，夜班医生即给多索茶碱0.2 g、纳洛酮1.2 mg、盐酸洛贝林18 mg、尼可刹米1.125 mg分别于5%葡萄糖注射液中静脉滴注，地塞米松5 mg从小壶滴入，心宝丸3丸口服，氨茶碱0.25 g、地塞米松5 mg雾化吸入，吸氧，延至今晨，呼吸渐转平稳。今再诊其舌质暗，苔黄厚、略干，双寸脉滑、尺脉弱，病机仍属老年本虚，加之久病耗损，心、肾益衰，当下"夏至"将临，"一阴"萌发，天气阴阳乖变之际，正气无力应变，风邪即乘虚而入，与内在痰瘀合贼，顷刻之间即可阻肺伤心饯肾，酿成大祸，故今宜在坚守前法的基础上，加大补消力度，在继守前方中药的同时，再予参附注射液20 mL、痰热清20 mL分别加入5%葡萄糖注射液中静脉滴注，继续扶阳逐痰解毒。

2017年6月15日8时30分：患者经昨日白天口服、静滴中药，晚间继用氨茶碱0.25 g、糜蛋白酶4000 μU、地塞米松5 mg口腔雾化后，已能咳吐大量白色黏痰，呼吸明显改善，今晨查房，臂部及胸前疱疹已呈散在性晦黯斑迹，双肺仍可闻及哮鸣音，偶见张口呼吸，小腹仍胀满，大便2日未行，24小时尿量约1800 mL，尿味臊臭，舌质暗，苔黄而滑腻，脉细滑。今故嘱在继服前方中药的基础上，再以大黄散剂6 g、枳实散剂6 g、木香散剂6 g、芒硝散剂3 g、杏仁散剂10 g，诸味合和，化汁200 mL直肠滴注，急治其标；另外，鉴于前期病情反复，显示扶正之力尚欠，今故在前输液方基础上加白蛋白10 g静脉滴注，以填精扶正，托毒外散；患病皮肤再行局部常规消毒后，继以蛇药片研末，温水调敷患处，表里兼治。

2017年6月16日8时40分查房：患者昨日经中药直肠滴注后，排大便一次，量约60 mL，24小时尿量约2200 mL，色淡黄，晚间休息良好，今日呼吸较前日略平稳，听诊双肺仍可闻及哮鸣音，咳嗽减轻，咳痰量减少，腰部渐有力，可独立端坐，并自行饮食，下肢已不浮肿，胸、臂部疱疹瘀斑已成花白斑状，舌脉同前。足证其肾气渐复，痰瘀渐化，今故全盘治守前方，再观其变。

2017年6月17日9时查房：今日患者诸症继续减轻，精神继增，舌、脉同前，但呼吸哮鸣音尚有羁留。仍系心肾阳衰，痰瘀阻肺，治则当以加大温肾回阳、温肺化饮之力，以速断其后，除中药守原方继续口服外，输液方调整为丹红注射液30 mL、痰热清注射液20 mL、参附注射液40 mL、灯盏细辛注射液45 mg分别加入5%葡萄糖注射液100 mL中静脉滴注。

2017年6月18日8时40分查房：患者病情继续好转。虑其素体亏虚，久病及肾，五脏受损，易致邪毒稽留，所以仍需内外兼顾，标本同治，静滴中药处方守前不变，口服中药再处下方（散剂）：

附片6g，红参5g，白术10g，熟地10g，山萸肉10g，菟丝子10g，白芍10g，丹参20g，蝉蜕6g，大腹皮10g，地肤子10g，茯苓10g，泽泻10g，桑枝15g，益母草15g，紫花地丁10g，陈皮6g，杏仁10g，白花蛇舌草15g，天竺黄6g，枳壳6g，桔梗5g。2剂，用法同前。

2017年6月19日9时查房：经前连续治疗，患者呼吸、饮食、精神诸症均有明显改善，昨日已可自行下床活动，臂部疱疹完全结痂脱落，唯胸部留有面积约2.0cm×2.0cm大小的晦黯斑迹，局部仅感轻度不适，近三日大便未行，遂有腹胀，舌、脉同前。故予谆嘱：1.继守前方口服；2.再取大黄散剂6g、芒硝散剂3g、木香散剂6g、当归散剂10g、杏仁散剂10g，将诸药以开水融化至200mL，即行清理灌肠；3.输液方药同前。

2017年6月23日8时30分查房：患者经前谨守温阳固脱、化痰活瘀托毒之法，中药口服，中药注射剂联合静脉滴注，蛇药片外敷，梅花针点刺，气管扩张剂雾化吸入，间断低流量吸氧等多途径多方药综合治疗，邪毒得除，正气得复，心、肾阳气大为回升，乃见神志清晰，脸现笑容，面色渐有光泽，呼吸基本恢复平稳，可自然平卧睡觉，心中觉安，精神状态日趋好转，已能自行下地活动，饮食基本正常，腹无胀满，二便和调，舌脉大致正常，疱疹仅心前区约1.0cm×1.0cm大小的晦黯斑迹，无明显不适。今同意其再带上方中药5剂好转出院，特嘱注意保暖，适调饮食，和怡情志，并嘱随时来院复查续治，以期巩固疗效，力获久安！

2019年10月访知，老人仍健在。

【按】"带状疱疹"系现代医学皮肤病名，中医称之为"蛇串疮""缠腰火丹"，均指皮肤上骤然出现成簇水疱，其面积可呈小片或大片状分布，发病迅速，痛如火燎者。《医宗金鉴》等诸多典籍载述其病因、病机，皆谓其多因郁怒伤肝，郁火发于皮毛；或忧思伤脾，或饮食失调，损伤脾胃，脾失健运，湿浊内停，郁久化热，湿热灼伤营卫；或外受湿热火毒侵袭，邪毒熏蒸皮肤而发病；但截至现今的全国大专院校教材，均未见有因本病邪毒内陷而见肺气与心、肾阳衰者。本例患者素体羸弱多疾，加之年迈，肺、脾不足，气、血、津液日衰，且运行乏力，以致痰、瘀久积，痹阻心肺，损耗元阳，继则引致肝、脾、肾失助而气机升降错乱，外至营卫失和，难抵外邪侵袭，乃有胸中憋闷、气息喘急、心中悸动、皮肤粗糙不荣反复发作十余年。此次复遇风、湿、热毒邪暴袭，邪毒浸淫手三阴皮部，所辖营卫奋力抗争，则为左胸部延及左前臂内侧密布小豆粒大小疱疹且痛痒不适；邪毒暴戾，又加元气本亏，无能拒阻其内攻，故而使邪毒迅即内陷，致宗气与原气俱伤、心肾阳气衰惫，殃及太阴脾肺，则顿现神志呆钝，面色灰白无华，呼吸喘促不能平卧，心中悸动，颈项软弱无力，全身难以独立，肌肤时有震颤、汗出，小便频数不利，夜尿4～5次；邪毒内陷，脾胃转输升降失司，则见腹胀、纳差、二便不调；阳气受损，血失温养，则发疹区疼痛不适，唇甲紫绀，舌质暗红，寸脉浮弱；津液不得温运，则现喉中痰声辘辘，两肺闻及湿啰音与哮鸣音，下肢水肿，尺脉细滑；湿热外邪与内在痰饮相协为害，津液施布失常，则见尿黄而臊，舌苔黄燥。本病位置之特殊、范围之广泛、来势之凶猛，实属临床罕见。病机如此复杂，实初学者难以料及。

本案的成功救疗，既缘于纷繁多变之中识清其特殊病机，更在救疗中不为典籍所载受局限，从一入手，即审时度势，谨遵《伤寒论》第371条"先温其里，乃攻其表"之旨，以回阳救逆、扶正祛邪为总则，急用真武汤合参附汤、五苓散加减剂口服为主，配用患区梅花针点刺、蛇药片涂覆与中药直肠滴注表里分消病邪；中期则在守前方的基础上，结合参附、丹红、灯盏细辛、痰热清等注射剂静脉滴注，消胀散、蛇药片局部外敷，中药灌肠通腑等多管齐下；末期更以右归饮加减剂口服为主，辅以前方多法合治，终获力挽狂澜、邪去正安之功。纵览古今带状疱疹治疗验案，大剂量应用真武汤、参附之剂者实属少见，由此可证，"中医综合疗法"确能指导医者练就韩信用兵之势，于临证中广纳博采而取之，多途多方而治之，遂获鬼斧神工之妙！

二十四、胆结石并化脓性胆囊炎、心功能不全案

患某，男性，90岁，退休教师。2013年5月4日初诊，主诉：腹痛、腹胀反复发作2天余，伴大便不通。查体：神志不清，痛苦面容，形体肥胖，查体欠合作，心率106次/分，心律不齐，心音低钝，舌红，苔黄腻，脉滑。彩超示：（1）肝囊肿（多发）；肝内混合性包块，考虑肝脓肿，建议进一步检查；（2）胆囊肿大，考虑化脓性胆囊炎症、胆结石（多发）、胆汁淤积、胆泥团形成；（3）胰、阑尾显示不清晰。腹透示：腹部右半肠腔见大量充气阴影，余（-）。心电图示：过速性房颤，心室率106次/分，室内传导阻滞，左前分支传导阻滞，ST-T异常，左心室肥大，异常心电图。血常规示：WBC 16.25×10^9/L，CRT 77.4%。西医诊断考虑：（1）胆结石并化脓性胆囊炎；（2）肠梗阻；（3）心功能不全Ⅱ°；（4）腹部占位待排。中医诊断：腹痛、胸痹（湿热壅结，痰瘀痹阻）。请外科主任查房后认为年龄偏大，心功能不全，无法手术探查。遂向患者家属交代病情，建议转上级医院诊治，但患者及家属虑其年迈病重，恳求就地尽力救治。我应主管医生之邀前往会诊：同意前作诊断及治疗方案；患者年龄大，病情复杂，目前表现为烦躁不安，自揭衣被，手足凉，舌红苔腻，脉滑，当辨证为痰瘀痹阻，寒热错杂，内闭外脱，中医治疗以补肾固脱，痰瘀同治，寒热平调：

（1）参附注射液20 mL、茵栀黄注射液30 mL、肾康注射液20 mL各加入5%葡萄糖150 mL中静滴，每日1次。

（2）大柴胡汤加减：

茵陈10 g，黄芩10 g，枳实10 g，厚朴10 g，大黄6 g，川楝子6 g，败酱草10 g，大腹皮8 g，白芍6 g，三七10 g，竹茹6 g，附子4 g，西洋参5 g，生姜5 g。

凉水浸煎，取液150 mL直肠滴注，每日3次。

次日查房，神情渐定，睡眠渐安，故守前方继进。

守上法加减变化调整3天后，患者诸症明显缓解，大便通畅；继续治疗1周后，好转出院。续以中药在家调整，半年后追访，病情平稳。

【按】本例患者年龄显大，又遇此急腹症，病情危急，于此之际，按照"急症急治"和保守抢救的原则，及时大剂量应用中药制剂静滴，同时施行中医灌肠突击疗法，并贯穿于始终，两途合治，突击抢险，大大地提高了临床疗效，也充分展示了中医灌肠突击疗法、小剂量速治法在口服药物不便情况下特有的优越性。

二十五、心胆综合征伴发休克案

赵某，女，67岁，于1992年9月20日13时被人搀扶入院。主诉：右胁前后掣痛反复发作，伴胃区胀痛、恶心呕吐、频频泄利反复发作7年，加重半天。我察其神志疲惫，呻吟不已，双手掩腹，痛苦面容，面色发青，白睛发黄，口唇干燥，舌红、苔白而干；触其腹皮绷紧，胃区压痛明显，莫菲氏证（+），肝脾不大，胰区压痛（–），手足发凉，脉细滑；四测结果为：体温37.8 ℃，呼吸20次/分，心率96次/分，血压160/100 mmHg；血常规化验报告：Hb 100 g/L，WBC 11.2×10⁹/L，N0.86，L 0.14；做B超影像显示：胆囊壁毛糙；心电图报告：右束支传导阻滞，心肌缺血。结合临床，综合诸项辅助检查报告，拟诊为：慢性胆囊炎急性发作、高血压、风心病。即给抗感染、扩容、调节酸碱及电解质平衡液静滴，后因疗效不显而加针刺中脘、天枢、肝腧、胆腧、胃腧、内关、阳陵泉等穴，配合胸腹背健脾疏肝按摩法，然疼痛缓解不足2小时，即又复作，乃继行肌注阿托品、654-2、胃复安、V-B₁、V-K₃、酚妥拉明注射，协以低流量持续吸氧等，延至夜间1时，面唇紫绀加重，四肢凉及肘膝，呼吸微弱，疼痛呼喊仅现为口唇微动，声音全无，舌难伸出，体温不升，呼吸16次/分，心率58次/分，血压100/50 mmHg，显系心胆综合征伴发休克之症。值此无奈之际，遂起以艾灸一试之念，急取艾棒三支，同时点燃，悬灸腹背，主取中脘、神阙、期门、关元、气海、命门等穴，外加四肢诸穴，不料灸至20 min，患者手足渐温，声音能出，语言渐复；灸至40 min，诸症竟然全失，且索食开水泡馍约50 mL。次日继以艾灸加真武汤加味液口服，精神日增，至第三天复查诸项理化检查，均报基本正常，故而带药出院。

【按】临床胆囊炎、胆结石症，见诸痛泻者颇多，而合并心痛者尚少，伴发休克者尤少，依理而论，以抗感染、扩容、调节酸碱及调节电解质平衡之法，足当取胜。然就此案例而言，则有例外，况有针刺乏力之嫌，就在百法无用之际，治以单一艾灸之法，悬灸脾、肾、肝、胃诸经穴位，期以激励元阳，驱散阴霾，调理气机之升降出入，达到通畅阴阳之功，竟收理想疗效，因此证实，此法确有纠正休克、改善循环、抗感染作用，临证切不可轻视。

二十六、肠麻痹合并肺水肿、休克案

安某，男，32岁。主因右下腹持续疼痛、阵发性加剧3天，而于2000年5月10来我院就诊。经B超检查，报告未见包块，化验WBC14×10⁹/L，GR0.82、LY0.16、MI0.02，但因经费拮据而要求门诊观察，接治医生给氨苄青霉素、庆大霉素等静滴，腹痛大减，及坚持治疗三天，腹痛几无。不料到第四日黎明，右下腹突发剧痛，大汗淋漓，即入住普外科，诊为化脓性阑尾炎，脓肿破溃，伴急性腹膜炎，合并休克。迅速采取手术清扫、引流，并行抗感染、抗休克、纠酸、调节电解质平衡液体疗法，休克扭转。然术后又现胸中憋满，端坐呼吸不能平卧，时时咳吐泡沫痰，腹部胀大，鼓之如鼓，压痛不甚明显，主管医生即给肛管排气、胃肠减压、多种改善胃肠功能及抗感染药交替使用方法，而病情不减。至下午4时，查体：心率112次/分，体温38.6℃，呼吸28次/分、血压90/70 mmHg，两肺漫布大小水泡音，面唇紫绀，小便涩少，腹部胀满，上身前倾，两手撑持，状如青蛙，点头呼吸，四肢发凉，双眼半闭，神气衰微，两关脉细数而滑，舌淡红，苔白厚，故而急请我会诊，综合上述，拟西医诊断属肠麻痹合并肺水肿、休克，中医诊断为鼓胀（痰瘀阻隔、阴阳逆乱）；急治如下：

（1）以"痰咳净"末一匙含服；

（2）沉香、红花各5g，捣为粗末，以温水和饼，敷于脾腧、胃腧二穴区。

半小时后，口中唾涎渐多，喉中渐利，小便先后尿出1500 mL，矢气通，腹中宽利；2小时后，呼吸平稳，余症相继改善，一夜安枕。次晨查房，生命体征正常，危候彻底消除，复以常规疗法收功。

【按】肠麻痹为西医外科术后颇为棘手之症，伴有肺水肿时则更为危急之候，故前虽用诸西医疗法，不仅无功，反致病情有加，我故于此放胆改用广药集团生产的"痰咳净"涤痰开窍，泻肺利廓，通调水之上源，导气之上主；同时，重以沉香调三焦之气机，红花通肠腑之瘀滞。二药并用，既以口中含化遵守了外科手术后禁食的护理原则、以就近贴敷而不使伤口遭受人为感染，又能方简力宏，使术后之残余迅速得除，腑气通调，则麻痹得解，进而起到宣降肺气，水精四布、五经并行的作用。药理虽简单而疗效奇特，堪为外科尊法。

二十七、麻疹合并肺炎案

陈某，女，8个月，1990年11月17日急诊入院。主诉：5天前出现哭闹不安，发热，流清涕，延本村医生以"治感冒药"治疗3日，身热益增，又见腹部红疹隐隐，不料至16日，红疹骤没，喘息加重，乳食不进，面唇发绀，大便稀少，小便不利，就近治疗无功，故而送来我院。同道察其神识迷蒙，精神极差，形体胖大，胸腹可见隐隐粟粒样暗红色丘疹，延及后背，四肢及耳背则无，鼻翼煽动，口唇燥裂，舌淡红而润，指纹青紫而现于气关，四肢尚温（体温38.4 ℃），脘腹胀满；听诊双肺呼吸音粗糙，左肺下野可闻及小水泡音，呼吸 30次/分，率尚齐，胸部 X 射线透视报告：右上肺显示大片密度增高阴影；化验血常规报告：Hb 110 g/L，WBC $3.8×10^9$/L，其中 N0.86，L0.14。据此，拟西医诊断为麻疹合并肺炎，中医诊断则为麻疹（风寒外闭，麻毒内陷），遂处以透疹解毒汤加减方、麦迪霉素等药，嘱频频交替口服。然而，时逾2日，病并未退，复察其证，辨为湿热内蕴，易惯用之三仁汤加味以透化，同时肌注链霉素、静滴氨苄青霉素等，效果亦差，至20日清晨，体温升达39.4 ℃，嗜睡不醒，目眶深陷，点头呼吸，心率180次/分，举家皆慌。待我接值班时，再三分析前期无功之由，悟知此系心肾阳衰，水气凌肺，虚阳外越所致，故嘱：

（1）立即停用前期诸药，改处参附汤合真武汤加减方：

红参5 g，附片3 g，白芍4 g，白术5 g，茯苓6 g，生姜3 g，紫草3 g，丹皮3 g，蝉蜕3 g，陈皮3 g，灯芯2 g。

先取 1 剂，凉水浸煎，频饲。

（2）间断低流量吸氧。

服药2小时后，体温竟速降为37.2 ℃，夜间时小便渐多，病情趋于稳定。因前方已见显效，同道是以次日守方再进，迎来神识转清，哭声渐出，胸腹出疹转为鲜红。足证药中病的，遂在后续日再守前方，去生姜，加干姜6 g，元参3 g，每日一剂煎服。

24日复查血象：Hb 115 g/L，WBC $11.3×10^9$/L，其中 N 0.73，L 0.24，E0.3，喘息、唇燥已除，出疹渐退，唯神疲纳呆，乃继守前方，新加焦三仙各6 g、丹参5 g，每日一剂频饲。到12月2日，诸症消失，精神全复，饮食、二便及化验结果亦示正常，乃康复出院。

【按】本案系麻疹变证，源于自身元气不足，复遇外感，而现一派实证假象，引致前期治疗有误。后期则遵仲景真武汤要旨，又仿《续名医类案》参附汤加桂枝法，辅以自身经验，合以固本而解标，虚邪去而危候得解，患儿身体复归于和，提示透过假象抓本质尤当切练才是。

二十八、铅中毒案

李某，男，23岁，冶炼厂工人。2005年6月3日因突发上腹部剧痛伴大便不通而急诊入院。即刻查体：急性病容，全身乏力，四肢发凉，面色苍白，纳呆，恶心，腹软，中上腹有明显压痛，无反跳痛及肌紧张，腹部B超提示肝、胆、胰、脾、肾无异常，实验室检查：WBC $8×10^9$/L，GR 45.2%，RBC $3.0×10^{12}$/L，HB 95 g/L，肝功能：ALT 65 U/L，AST 445 U/L，血、尿淀粉酶正常，血铅 2.35 μmol/L。结合其工作性质，遂予西医诊断为急性铅中毒，中医诊断为寒毒内闭，处治如下：

（1）大黄附子细辛汤加减：

附片10 g，细辛10 g，干姜10 g，桂枝10 g，炒白术10 g，茯苓15 g。

1剂，凉水浸煎，取液250 mL，其中100 mL直肠滴注，余液频频口服。

（2）急施针灸（中脘、天枢、神阙、足三里、合谷）。

（3）5%葡萄糖注射液250 mL、甲氰咪胍0.6 g、丁胺卡那霉素0.6 g静脉滴注，胃复安10 mg、654-2 10 mg、维生素K₁ 38 mg依次加管；5%葡萄糖200 mL、参附注射液20 mL、灯盏细辛注射液10 mL分2组静脉滴注；5%葡萄糖250 mL、依地酸钙钠1.0 g静脉滴注；青霉胺口服。

经以上法治疗3天，患者全身四肢转温，大便畅通，腹痛消失，面有红色，食欲渐增，但仍感乏力嗜卧。为除余邪，今故续前输液方，中药汤剂改用附子理中汤加减方：

附片10 g，桂枝10 g，干姜10 g，细辛10 g，当归10 g，党参10 g，炒白术10 g，茯苓10 g，炙甘草10 g。

凉水浸煎，每日1剂，分3次口服。后续以前法治疗1周，诸症解除，康复出院。

【按】铅中毒为现代医学之病名，在中医尚无独立命名，本例患者根据其临床表现及体征，应归属中医"腹痛"范畴，治之之法，自当以治痛为目标。《医学真传·腹痛》有曰："夫通则不痛，理也，但通之之法，各有不同。调气以和血，调血以和气，通也；下逆者使之上行，中结者使之旁达，亦通也。虚者，助之使通，寒者，温之使通，无非通之之法也。"此则以中医辨证当属中虚脏寒、阴邪内阻之证，故而治疗主以温通为法，方选大黄附子细辛汤、理中汤、四逆散加减，功在健脾益气，温里散寒，通腑泻下，祛瘀通络，但在具体用药渠道上却又有妙趣，其中直肠滴注方旨在取近取重，大剂辛散，迅速温通以治其标；口服方重在谨守常治，甘温缓守，健中扶正以治其本，二方各有巧取，殊途而能同归；再协以依地酸二钠等西药排铅剂静滴，如此诸药和合，配伍精当，故能共图除铅解毒、温复脾阳之异功，且可明显缩短疗程、消减副作用，促使患者及早康复。我还曾以此法论治多例同病患者，疗效均佳，确实值得记取。

二十九、急性肠梗阻案

何某，女，65岁。主因腹痛、恶心、呕吐反复发作，大便不通3天，而于2007年3月2日入院。当时证见：神清，痛苦面容，腹胀明显，全腹轻度压痛，无反跳痛，肠鸣音减弱，舌红，苔白腻，脉沉弦。腹部透视示：全腹可见肠管扩张及液平。主管医生拟西医诊断为急性肠梗阻，中医诊断属腹痛（腑气闭阻）。因患者畏惧手术而求保守治疗，乃予西医禁食、持续胃肠减压、抗炎、维持水及电解质平衡、纠正酸中毒、支持治疗为主，同时以中药硝黄液200 mL直肠滴注，每日1次。但经治疗6天，几无效验，乃请我会诊，询问病史及前期治疗，观察当下证情，分析为患者因饮食不慎伤及脾胃，中气不足，寒邪乘虚而入，结于肠胃而出现寒湿阻闭于腑证，前期虽用通下之法，方药却系苦寒清泻，复伤中阳，故生加重寒湿之嫌。目前治疗急当峻行温补以速通腑气：

（1）以附子理中汤加减：

附子30 g，白术30 g，红参15 g，莱菔子20 g，川芎15 g，甘草10 g。

凉水浸煎，每次取液150 mL，行深部直肠滴注法，1日2次。

（2）针灸神阙、中脘、天枢、气海、足三里、内关等穴，每日1次。

经依此法连续应用，患者当日即腹痛减轻，次日后大便通利，泻下诸多干结大便，诸症得解，乃行逐步添加饮食。第3日查房，精神、饮食俱佳，遂停直肠滴注，改以附子理中汤加减每日口服，6日后痊愈出院。

【按】本患者病情在西医诊断属急性肠梗阻，一般而言，速当手术排除，前治却尊重患者意见，选择了保守治疗，并以中医辨证为腑实不通，选择了直肠给药途径，但因失之于寒下为治，以致前期所行的中西医诸法均告纯然无力。值此羁绊难解之际，迅即改为参附汤加味及针灸诸穴，旨在经温阳补气而行通闭化滞之功，再取肠道与经穴施治，一则减轻胃腑压力，避其久伤，一则巧取捷径，俾药功力专，如此始得一举而阴霾尽消，气化得复，患者生命在轻巧之间得以挽回。由于既往中医治疗多是谨守口服一途，面对此类急腹症，常因一个"禁食水"医嘱而束手远离，久而久之，便使中医"自废武功"，患者也因之而徒受窘困，鸣呼哀哉！

三十、阑尾炎穿孔案

武某，男，16岁，因"腹痛反复发作1周余"而于1997年8月9日急诊入院。主管医生望其双手按护右下腹，辗转不宁，呻吟不已，切其阑尾点反跳痛强烈，拟诊为化脓性阑尾炎，经与其家人商议后，决定及时行阑尾切除手术。但当腹腔打开后，可见阑尾仅留残蒂，脓液浸淫肠间，腹膜明显充血，只好在彻底清理内腔后，对外留置引流管，关闭腹腔，随后静滴先锋霉素、丁胺卡拉霉素及支持治疗液体，并按常规禁食水。然仅及一周，家属因资金紧缺而欲中断配合治疗，无奈之际，主管医生请示我作何处置，答曰：终止西药输注，由老中医邓医师负责，改用中药治疗，主管医生配合，每天局部以西医常规方法换药，随时清除渗出脓血。延至8月23日，主管医生先后两天换药时，均发现伤口深达7 cm，出口处并流出西瓜籽，证实患者私自进食水果，且肠腔已与腹外直接相通，每天脓液涌出不止，可知创口未愈，瘘道又生，难题复出。面对现状，众位医生皆感惊慌。我因职为业务副院长，获知此悉后，果断决定：自己亲自接管该患者，并细察其精神疲惫，面色萎黄，语声低怯，纳呆，腹软不胀，伤口脓液虽多，但色如米泔，其质清稀而无奇臭，舌质淡红，苔薄白而润，脉细弱。据此而析，前期内外合治而不力之由，本缘在于气血亏虚，湿毒羁留是为其次，故复立补气养血、化浊祛瘀之法：

（1）托里消毒散加减：

黄芪30 g，熟地10 g，当归10 g，川芎10 g，苍术10 g，砂仁10 g，薏苡仁30 g，败酱草10 g，木香10 g，皂刺6 g，山甲6 g。

2剂，凉水浸煎，每剂煎3次，每服60 mL，每日6次，间隔3小时进服。

（2）嘱换药室每日以生肌玉红膏局部换药。

再诊时，患者食欲明显增进，精神日加，伤口脓液渐有减少。可见首战告捷，遂继于前方加入红参10 g，续与3剂，嘱凉水浸煎，每服120 mL，每日3次，每日1剂。

三诊时，患者已自如下地活动，伤口脓液全部消失，乃去前方中山甲、皂刺，新加杜仲、三七各10 g，再与2剂，煎服法同前。

至9月5日，换药医生及患者父亲欣喜回告：伤口已完全平复，病体康复，请求出院。虑其病久，正气伤损，短时难痊，故准其续住4天后，带前方中药加减剂出院。

两个月后随访，患者已全然康复而继续上学；暇间戏询改用中药治疗期间内外合疗费用，仅计280余元。2010年续访之，已娶妻生子。

【按】急性阑尾炎系现代医学临床急腹症之一，处于化脓穿孔期者治疗尤为棘手，其惯用方法一是往往疗效不甚满意，二是医疗费用多至巨额，经济困难家庭常为连续治疗而打折扣，又转而影响疗效，甚至数月难愈。该病在中医学中相当于"肠痈"，常规而言，早、中期多以清热解毒化瘀排脓为治，但本例患者虽系青年，却显素体羸弱，患病后继而凸现正不敌邪，故而久不向愈，并且形成瘘道。

本次治疗谨守辨证论治之理，不为常法所囿，紧扣正虚邪害之机，大胆使用补气养血、托邪外出之法，内服选用《医宗金鉴》托里消毒散加减方，外施《外科正宗》生肌玉红膏方，内服药与外敷药合用，遂使正气得复，脓毒得除，伤口速愈，肠腑自安。可见执内治之理而应外病之变，亦能立于不败之地！

三十一、肠梗阻并阑尾炎案

周某，女，46岁。主因1天前因饮食不慎，引发腹中胀痛、恶心呕吐、大便不通诸症，故于2012年10月21日来院就诊。察其神清，精神疲惫，痛苦面容，阑尾点压痛明显，肠鸣音消失，舌红，苔白腻，脉沉细涩。查彩超示：（1）肠管扩张并积液，考虑肠梗阻；（2）考虑单纯性阑尾炎。腹部X射线透视示：左中腹区见一液平阴影，考虑肠梗阻。

据此，西医诊断属急性肠梗阻并单纯性阑尾炎。中医诊断为肠痈（肠腑气滞，寒热错杂）。治以行气通腑、寒热同治为主。

（1）大黄附子汤加味：

大黄12 g（后下），附片12 g，细辛6 g，枳实12 g，桃仁20 g，红花10 g，川芎12 g，麻仁20 g，甘草6 g，生姜6 g。

1剂，凉水浸煎，取药液150 mL，凉至37～40 ℃，直肠滴注，每日2次。

（2）西医治疗以禁食水、补液、调节水/电解质平衡、对症、支持治疗。

如此连续5天，大便通畅，诸症明显缓解，故嘱恢复流质饮食，中药守上方，用法改为口服，再续治疗1周，痊愈出院。

【按】肠梗阻与阑尾炎均为常见急腹症之一，具有病因复杂，病情多变，发展迅速之特点，一般多为单发，西医多采取手术治疗。而本患者却为同时发作，治疗重用中医灌肠突击疗法，同时辅以西药支持治疗，遂得满意疗效，免除了手术之苦，足见在辨证准确的基础上，改变中药用药途径，扬长避短，相机而行，实属"奇袭"之术，终得二病一治，巧取全功，无论从减少患者痛苦，还是保护患者脏器健全，都可谓至上之策。值得思考的是，今后中医人面对此类病症时，确应振作精神、开发智慧，若能做到"巧妙"，急腹症便不再成为中医疗法的禁区！

三十二、糖尿病足案

侯某，男，46岁。患糖尿病2年余，并发右足溃疡3个月，曾在多家医院诊所求治，皆谓不治之症，劝其转省级医院治疗，但因其家中经济困难，遂经人介绍改请求我治。察其精神尚可，面色淡红，纳差，小便频少，夜尿10余次，双小腿肿胀，腿部有蚁行感，双手发凉，右足背无名趾、小趾附近有一4 cm×3 cm的溃疡，深约3 mm，能看到肌腱外露，部分已有烂断现象，疮面周围湿润、嫩红，局部有较多黏稠脓液；舌质红，苔薄黄而润，脉缓。中医辨病为消渴伴发痈疽，辨证属气阴两虚，络脉瘀阻，蕴毒成脓。治宜益气养阴，除湿解毒，化瘀通络；法当内外合治：

（1）内服方

黄芪30 g，麦冬15 g，五味子10 g，天花粉20 g，山萸15 g，山药30 g，生地12 g，丹皮10 g，知母10 g，黄柏10 g，金樱子10 g，桑螵蛸10 g，三七粉10 g（另冲），独活10 g，益母草10 g，黑蚁10 g，桑枝10 g，五加皮10 g。

每日1剂，凉水浸煎，口服，每次120 mL，每日3次。

（2）外洗方

黄柏10 g，苍术10 g，苡米30 g，川牛膝6 g，三七10 g，蒲公英30 g，地丁30 g，地榆20 g，海蛸20 g，贝母20 g，枯矾10 g（另包），冰片5 g（另包），白芨10 g，黄芪20 g，天麻10 g。

将上药加水3000 mL，浸没药，常法煎煮半小时，取液2500 mL，后将枯矾、冰片掺入药液内溶化，乘热熏洗患足，待药液温度适中后，再将患足置入药液中浸泡30 min，每日3～4次，熏洗后用干净纱布块敷盖患处。

经用上方治疗4剂后，患者每日小便次数减为夜尿1次或无，双小腿肿胀较前有所加重，患足溃疡边缘已结痂，略红，脓液明显减少，舌淡红，苔润，脉缓。故在上方内服药基础上减五味子、山萸、金樱子，加苡米30 g、白蔻10 g、大腹皮15 g、鸡内金30 g，煎服法同前。外洗方不变，再予4剂。

前法尽剂后，精神增进，食欲良好，双小腿已无肿胀，溃疡面已收口，并见红色新鲜肉芽组织生长，偶见少量脓液，舌淡红，苔白，脉缓，乃继守前方4剂。7天后，患足溃疡面已经完全愈合，3年后随访未复发。

【按】糖尿病足本系糖尿病并发症之一，其病机既有糖尿病阴虚燥热，久而伤阴耗气，终至气阴两虚，甚至阴阳两虚之机，更有气虚血运无力，阳虚血脉失煦，而成瘀血痹阻血脉，致肢端失养而形成痈疽；或由于过食肥甘厚腻，损伤脾胃，痰浊内生，如《素问·生气通天论》所谓："高粱之变，足生大丁，受如持虚"；或病程日久，脾失健运，湿浊内生，痰湿阻滞脉络，郁久化热，热胜肉腐，久则成脓，如《灵枢·痈疽篇》说"荣卫稽留于经脉之中，则血泣而不行，不行则卫气从之而不通，壅遏而不得行，故热。大热不止，热胜则肉腐，肉腐则为脓"。关于该病的治法，《外科正宗·痈疽治法总论》有载："凡疮痈溃后，五脏亏损，气血大虚，外形虽似有余，而内脏真实不足……而误用寒凉，谓之真气虚而益虚，邪气实而益实"。所以本案的治则是益气养阴，以资其化源；健脾通络，佐以化瘀，以治其标。方中黄芪、山药、山萸健脾固肾，益气生津，一则使脾气升，散精达肺，二则使肾气固，封藏精微以缩尿；知母、黄柏、花粉滋阴清热，润燥止咳；鸡内金助脾健运，运化水谷精微，"化饮食中糖质为津液也"（《医学衷中参西录》）；五味子助山药补肾固精，收敛阴津以缩尿，使精微不至于下趋；五味子伍山茱萸，酸甘化阴，配合麦冬养阴润肺，化水生金；生地滋阴增液清燥热，桑螵蛸补肾固精、收敛缩尿，五加皮补益肝肾，强壮筋骨，益母草利水消肿，桑枝以枝达肢，合独活通经活络，引药下行，佐以三七活血化瘀，攻补兼施。诸药合用，有益气、健脾、固肾、养阴、生津、活血化瘀之效。另以四妙丸加入清热除湿解毒、化瘀止血生肌之药，用其药液熏洗浴足，可使药气直达病所，以达舒筋通络、去腐生新的效果，配合内服药，则标本兼治，一补先天，一补后天，内外合治，故能效如桴鼓，使溃疡面脓腐去，新肉生，终达痊愈。

三十三、糖尿病坏疽案

胡某，女，65岁。主诉：糖尿病史30余年，右足溃烂发黑、流脓逐渐加重1年余，时发较重眩晕，乃于2009年5月21日上午10时由门诊收住入院。当时证见：精神疲惫，痛苦面容，右足大部分已溃烂、发黑、流脓，疼痛引致夜间不能入睡。右足X射线片示：右足骨质密度较低，骨纹理稀疏。西医诊断为糖尿病坏疽，在某院反复诊治，效果不显，建议外出截肢治疗，患者因畏惧手术而转来我院。接诊医生例行入院检查，检验报告：空腹血糖为12.1 mmol/L，头颅CT报告：左侧基底节区多发腔隙性脑梗死、脑缺血、脑萎缩。乃拟西医诊断为糖尿病坏疽、脑梗死，故以抗炎、扩管、降糖、对症、支持治疗为主；中医诊断为消渴、脱疽（后期——坏死期）、眩晕（阴虚火旺，痰瘀痹阻），故而治以活血化瘀，滋阴潜阳，方用天麻钩藤饮配合祛瘀通脉汤加减。经治半月后，患者头晕明显缓解，右足溃烂似有好转，但却烦躁不安，一再吵嚷要放弃治疗。于此之际，我受邀会诊，综合诸项情况，即辨证为阴虚湿痹、气虚血瘀，乃立益气养阴、逐瘀除湿通络之法，具体处方如下：

（1）内服方：

黄芪30 g，当归10 g，白芍10 g，川芎10 g，龟板胶15 g，熟地15 g，川牛膝15 g，山茱萸10 g，木瓜10 g，砂仁15 g，鸡血藤30 g，蜈蚣1条，黑蚁10 g，甘草6 g。

凉水浸煎，每服120 mL，每日3次。

（2）外洗方

苦参30 g，白藓皮30 g，大黄30 g，赤芍30 g，丹皮20 g，白芨15 g，三七粉10 g（另包后下），防风10 g，雄黄（另包后下）10 g，冰片（另包后下）6 g，枯矾20 g（另包后下）。

3剂，每剂药用凉水浸煎倒出，后将另包3味药兑入。每次将全足浸泡30 min，每日1～2次。

经守上法治疗1周后，患者右足渗液明显减少，皮肤黑色逐渐消减，褪皮、麻木、疼痛诸症逐渐减轻，已能踏地行走，夜间安然入睡；2周后溃疡已大部吸收，皮色如常，唯余甲盖大小，少有渗液。但因家中突生变故，因而提前好转出院。

【按】糖尿病合并坏疽，临床虽为少见，但其致残率较高，治疗颇为棘手，往往多以截肢终结。本例即是根据《素问·金匮真言论》"北方黑色，入通于肾，开窍于二阴，藏于肾，故病在溪，其味咸，其类水，其畜豕，其谷金，其应四时，上为辰星，是以知病之在骨也，其音羽，其数六，其臭腐。"之旨，紧扣糖尿病多以阴虚为本，燥热为标，久病必虚，久病必瘀，血瘀日久则郁热内生，继而化脓腐肉生臭的病理，果断停用西医常规疗法，迅即改以中医益气养阴通络、补肾祛浊生肌方药内服为主，配用清热除湿、解毒化腐方药外洗，终获收湿敛疮、速起治病之奇效。

三十四、骨瘤术后伤口久不愈合案

李某，女，33岁，2008年1月10日由门诊收住入院。主诉右腕关节肿痛1年余。察其神清，精神尚可，右腕关节周围皮肤无发红，局部有一1.5 cm×1 cm大小的硬质圆凸物，按之肿胀、钝痛，腕关节活动明显受限，经X射线拍片诊断为右桡骨远端软骨瘤。遂于2008年1月11日行软骨瘤切除术，手术过程顺利，但术后2 cm伤口久不愈合，屡用西医加强换药、抗炎、营养等治疗，均无明显改善，乃于2008年2月18日请我会诊。查知患者主症为手术切口久不愈合，稍一放松缠绕绷带即见鲜血渗出，局部无脓液及其它杂物，同时月经滴沥不尽已40余天，伴见乏力、身热、口干、夜梦多，舌红，苔白腻，脉细涩，结合患者有皮埋避孕剂史，辨证为湿热郁滞，血不归经。治以清化湿热、凉血止血、透营行气、益气养阴为主，处方如下：

（1）茵芩清化汤（本人经验方）合两地汤加减：

茵陈15 g，黄芩12 g，陈皮10 g，半夏10 g，炒苡米20 g，滑石20 g，青黛10 g（冲），生地炭15 g，地骨皮15 g，三七粉10 g（冲），秦艽10 g，龟板15 g，桑叶10 g，白人参10 g，甘草6 g，水煎分服，2日1剂。

（2）局部保持换药。

（3）停用一切抗生素。

经用上法治疗，次日伤口渗血及阴道流血已完全控制；守法1周后，伤口即全部愈合，诸症消失，故告痊愈出院。

【按】伤口不愈合为外科常见问题，也是困扰术后患者身体康复的顽疾，西医治疗尚缺乏行之有效的办法。而从中医角度来看，手术本身可以耗气伤津，加之患者饮食失节、情志失调等，极易导致脏腑功能紊乱，脾胃首当其冲。一旦脾虚失运，即可湿浊内生，郁而化热，而生湿热之邪，加之脾虚运化不足，生化之源，气虚与湿热相杂，一方面引致气血运行受阻、血热妄行，另一方面则是水谷精微不能通达患肢肌肉，致使伤口濡养失源，伤口自难愈合。当此之际，治以茵陈、黄芩、陈皮、半夏、炒苡米、滑石清化湿热解毒敛疮以撤其邪；青黛、生地炭、三七、地骨皮凉血止血复其宁；白人参、龟板益气养阴祛瘀生肌以资其本；桑叶、秦艽透热解肌以助治标，伍以局部包扎，两法相合，速使湿热去、瘀血消，阴血自得复归其道，故能于轻巧之中得取全效，堪为外科稳妥一技。

三十五、甲沟炎案

马某，男，1.5 岁，2009 年 11 月 30 日初诊。据家属诉：患儿近 1 周来右手无名指甲沟部分红肿明显，易啼哭，纳呆，曾求治于西医，谓患儿为甲沟炎，已化脓，需拔除指甲后清疮换药。家长因畏惧手术而转来我处，望诊可见其右手无名指红肿明显，指背显见黄色脓液积聚阴影，未经触及即哭闹不宁，舌红，苔薄白。中医诊断为蛇头疔，证属热毒壅滞，治法以清热凉血、解毒排脓为主，处方如下：

（1）自拟银翘解毒饮加减：

二花 6 g，连翘 6 g，紫花地丁 6 g，蒲公英 6 g，桑枝 5 g，姜黄 3 g，秦艽 4 g，僵蚕 4 g，丹皮 6 g，赤芍 6 g，玉片 6 g，龙骨 10 g，炙甘草 5 g。

3 剂，凉水浸煎，每服 30 mL，每日 3 次。

（2）外科常规清创换药。

经用上法治疗，4 日后，患儿诸症消失，病告痊愈。

【按】甲沟炎为临床常见疾病，轻则指甲一侧边缘红肿疼痛，渐则化脓成疮，造成指甲溃空等症，甚则引发疔疮走黄、危及生命，因小儿为稚阴稚阳之体，后果更多乖舛。西医多建议局部拔甲清创治疗，但复发者良多。本案因能紧扣热毒壅滞病机，大胆运用中医清热凉血、解毒排脓之剂内服，同时配合伤口换药，如此内外合治，大力攻邪，故可在短期内使毒除正安，疮肿告愈。

三十六、腰椎间盘突出案

朱某，男，47 岁。患者素有腰痛病史，1 个月前又于无明显诱因下复现腰骶部疼痛，初起时休息后可略减轻，即未重视，不料近 1 周来症状持续加重，伴有左下肢放射痛，翻身亦感十分困难，二便只能在床上排放。无奈之际，遂于 2011 年 7 月 25 日来我院就诊，门诊以"腰椎间盘突出症"收住入院。刻下可见：腰骶部疼痛剧烈，臀部及左下肢并有强烈性放射痛，久坐及翻身、弯腰、坐位起立时局部疼痛症状加重，肢体活动严重受限，饮食尚可，二便通调，脉细涩，舌质紫暗。CT检查示：腰4-5、腰5骶1椎间盘突出。西医诊断：腰椎间盘突出症。中医诊断为腰痛（瘀血凝滞、肝肾亏虚），治宜活血化瘀，补益肝肾，和络止痛。

（1）方药选桃红四物汤合独活寄生汤化裁：

熟地10 g，当归12 g，赤芍10 g，川芎10 g，桃仁10 g，红花10 g，独活15 g，寄生30 g，杜仲15 g，川牛膝10 g，没药10 g，香附10 g，地龙10 g，鸡血藤30 g。

凉水浸煎，分3次服，1日1剂。

（2）腰椎牵引。

（3）针刺治疗：主穴取肝腧、肾腧、腰阳关、委中；配穴取环跳、秩边、阳陵泉、丰隆、绝骨、命门、太溪，采用平补平泻手法。

（4）血栓通20 mL、天麻素2支、骨瓜多肽注射液2支，分别加入5%葡萄糖注射液200 mL中静滴。

2011年7月28日二诊：经治疗3天后，前述症状明显缓解；故而效不更方，守前方续治。

2011年7月31日三诊：经前治疗，腰痛继续减轻，可自行下地活动。但因从家中到医院往来不便，故停用其余诸法，仅用前口服方加减，继服20余剂，疼痛彻底消失。随访3个月未复发。

【按】腰椎间盘突出症是由于腰椎间盘变性，纤维环破裂，髓核突出刺激或压迫神经根、马尾神经所表现出来的一系列临床症状和体征，为临床常见病和引起腰腿痛最主要的原因，常给患者的生活和工作带来诸多痛苦。西医对于该病的常规治疗主要有封闭、手术、牵引三种。封闭治疗主要是将激素类药直接注入患处，以缓解疼痛，其不足之处是此类药物可能会促进突出髓核纤维化，并与周围组织发生粘连，从而增加进一步治疗的难度；手术治疗能够直接摘除突出的髓核，消除压迫症状，目前尚有显微抽髓手术，疗效较为明显，但由于髓核的去除难以完全干净，且可能损伤正常组织，很多患者手术后的感觉难尽如人意；牵引治疗能够增宽椎体之间的间隙，减轻突出物对神经根的压迫，并能降低椎间盘内的压力，甚至形成负压，有利于呈嵌顿状态的髓核回纳，中、西医都较常用。在中医而言，该病应属"腰痛"病范畴。《医学心悟》曾指出："大抵腰痛，悉属肾虚，既挟邪气，必须祛邪；如无外邪，则惟补肾而已。"故此，按照中医综合疗法的指导原则，结合多年临床经验，将本病辨证为痰瘀互结、肝肾亏虚，治以中医疗法为主，中药汤剂、中药注射剂、牵引、针灸4种治疗方法相互配合，标本兼治，既提高了远期疗效，也为中医疗法在临床中如何协同运用探索出了一条可行之路。

三十七、腰痛伴发热案

患者王某，男性，56岁，农民。半年前突然出现腰痛，并放射至左下肢，曾间断口服药物对症治疗，病情略有好转。但在一周前又因劳作不慎而症状加重，起居严重受限，即赴陕西省汉中市某医院检查，做核磁共振报告为：1.腰椎间盘突出；2.腰椎骨质增生。经该院医生给予口服药物对症治疗，疼痛却未见明显缓解，故于2016年3月4日9时50分转来我院，当时证见：精神疲惫，面部表情痛苦，腰椎及双侧腰大肌区疼痛甚剧，不能坐立，伴左下肢重痛，活动时疼痛症状加重，纳差，二便正常，舌质暗，苔黄腻，脉滑数。值班医生即拟中医诊断：腰痛（瘀阻经络证）；西医诊断同前。即给常规中西医结合治疗。不料至3月6日时，患者频现发热，高者可达38～39 ℃，虽经退热剂对症治疗，发热症状却反复不退，故于3月9日10时邀我查房会诊。

刻诊：患者精神困钝，每天上午体温如常，午后至夜晚则呈规律性发热，甚则触之灼手，虽发热却喜盖衣被，偶有神昏谵语、肢体躁扰，纳呆，恶心，口渴多饮，口气酸臭，腹部胀满，大便稀溏不畅，小便灼热量少，舌质绛红，苔黄腻，脉滑数；头部无明显压痛反应，颈软无抵抗，心率85～96次/分，心律整齐，心音有力，两肺呼吸音粗糙、无哮鸣音，腰第3～5腰椎处压痛明显，痛向左下肢放射，有蚁行感，左侧直腿抬高试验（++）。X射线胸部正位片报告：两肺纹理粗重，心影略有增大；心电图报告：心率85次/分，窦性心律；检验报告：HGB 135.0 g/L，WBC 8.52×10⁹/L，RBC 4.31×10¹²/L，Neu 7.22×10⁹/L，Lym 0.68×10⁹/L，ERS 48.0 mm/h，ASO（++），RF（−），TB-Ab（−），尿液分析：LEU（+−），VC（+++），pH值8.0；彩超报告：双肾、输尿管、膀胱无异常；余（−）。综合分析，排除脑膜炎、心肌炎、泌尿系统结石等疾病，拟修改西医诊断为：1.风湿热；2.风湿性关节炎；3.腰椎间盘突出；4.腰椎骨质增生；中医诊断：1.风湿热痹；2.腰痛。证属湿热壅滞，气营两伤；治拟清化三焦湿热，凉营通络止痛。处方如下：

1.三仁汤合白虎加术汤加减散剂：

杏仁10 g，砂仁10 g，薏米仁30 g，滑石20 g，厚朴15 g，生石膏30 g，知母10 g，苍术10 g，大腹皮15 g，羚羊角3 g，丹皮10 g，赤芍10 g，寄生30 g，乌蛇10 g，竹茹15 g，青蒿15 g（广东一方制药生产）。

2剂，分作4份，每取1份，开水溶化，每间隔4小时1次，昼夜连续口服。

2.在前输注清开灵40 mL、丹红注射液20 mL基础上，新增脉络宁注射液20 mL，分别加入5%葡萄糖注射液200 mL中，静脉滴注。

2016年3月10日8时查房：前方于昨日中午进服，至下午5时20分时，体温又升达39.0 ℃，并现昏睡、寒热往来、口渴咽干、口淡乏味等症，舌脉同前。遂再嘱：肌注柴胡注射液 4 mL、安痛定 2 mL，另取痰热清注射液 30 mL、茵栀黄注射液 30 mL，分别与 5% 葡萄糖注射液各 200 mL 配伍静滴。4 小时后，患者体温渐降，神识转清，夜间进少量饮食，晨起时排黏腻大便 1 次，腰痛症状即明显减轻，体温正常。可见药中病的，但有剂量不足、攻邪力不强之象，今故停输原丹红注射液，分别将脉络宁剂量加至 30 mL、痰热清加至 40 mL、茵栀黄加至 40 mL，各与 5% 葡萄糖注射液 200 mL 配伍静滴；口服中药守原处方，唯将羚羊角颗粒加至每剂 3 包，新加枳实颗粒 2 包，继观。

3 月 11 日 8 时 30 分巡查，得知患者昨日下午至夜间再无发热恶寒，腰痛症状明显减轻，食欲渐进，二便渐利，仅觉身困乏力。足证病情已大见好转，乃嘱渐撤攻邪之力，渐增扶正之品，以之治疗 28 天，带药痊愈出院。随访 1 年，发热等症再未出现。

【按】腰痛伴发高热者，其机理甚为复杂，临床可见于多种疑难重症的发病过程之中。我受邀临诊之后，当即运用鉴别诊断排除了诸多杂病，确定其风湿热为标为急，腰椎病为本为缓，且确认其发热喜盖衣被为病在气分兼有表证，午夜愈热诚为热入营分之证据，饮食二便不调乃湿热毒邪蕴滞于三焦之候；病邪猖狂之际，急当运用中医综合疗法稳准狠地强力攻治，故而一方面于三仁汤合白虎加术汤之中并加羚羊角、青蒿、丹皮、赤芍等接连口服，力求从上到下深入清透，另一方面又以痰热清、茵栀黄、脉络宁等大剂联合静滴，使风湿热邪由里到外一并驱散，如此两路出击，纵横交攻，穷追猛打，因而能速获力挽狂澜之功。由此可见，对于此类临床病症，非具慧眼则无能识之，无大将军之勇智者断不敢迅即倾力攻之，而若不能综合治疗则更难有丝毫胜算！

三十八、卵巢癌术后腹腔转移并肠梗阻案

患某，女性，61 岁，退休教师。2004 年 5 月在某省级医院经病理检验报告为浆液性囊腺癌，被诊断为卵巢癌，随即实施局部组织切除术，并经常规化疗，定期复查，病情保持平稳。延至于 2009 年 8 月，复查报告为腹腔种植转移及淋巴结转移，继行 TP 等方案化疗，收效亦较显著。但于 2012 年 8 月 3 日，突然出现腹胀、腹痛、大便不通等症，即来本院就诊，当时我徒邀诊，查体可见：精神疲惫，痛苦面容，胃腹胀满，腹部压痛及反跳痛（+），肠鸣音消失，舌红，苔白腻，脉沉涩。腹部透视报告：下腹见大量阶梯状液平阴影。腹部增强 CT 示：后腹腔见肿大淋巴结。结合全部病史，即拟西医诊断：卵巢癌术后腹腔转移并肠梗阻；中医诊断为癥瘕（湿热瘀毒内结、脾肾亏虚）。故经合议，特立解毒化湿、补肾健脾治法，处方如下：

（1）西医治疗以禁食水、对症、支持、调节水电解质平衡等常规治疗，合以

蟾酥注射液20 mL加入5%葡萄糖250 mL中静滴，每日1次。

（2）桃核承气汤加减散剂：

桃仁20 g，大黄12 g，芒硝12 g，枳实12 g，败酱草12 g，白花蛇舌草20 g，半枝莲12 g，川牛膝12 g，肉苁蓉12 g，山药20 g，焦白术20 g，甘草6 g，生姜6 g。（广东一方制药生产）

先取1剂，以150 mL开水溶解，待凉至37～40 ℃，即行深部直肠滴注。

2012年8月4日：腹胀减轻，精神有增，无新增不适，故继用前方，固定为每日2次滴注。

3日后查房，得知前期方案疗效满意，故嘱守方再进。

经2周综合治疗后，患者大便通畅，满腹胀痛消失，随之精神亦再好转。鉴于前期观察治疗已收全功，故嘱后期中药继服前方加减，1个月后再行全腹及盆腔放疗，病情得到满意控制，患者身体日渐恢复。2010年随访，精神良好。

【按】卵巢癌本系妇科三大恶性肿瘤之一，而本患者又为卵巢癌晚期转移腹腔，从而引发肠梗阻，病情危难有加。面对如此热毒瘀滞并至、脾肾气虚难症，试拟在西医常规支持治疗、化疗的基础上，及时配用中药抗癌剂输注及中医灌肠突击疗法，使之迅速发挥通腑泄浊、清热解毒、活血祛瘀、扶正祛邪的作用，短时内腑气即通，气血得和，故而危症得解，收效满意，加之后期继用放疗与中药调理维持，患者正气日渐康复，癌细胞无从作祟，故能长期存活且保持良好精神状态。

三十九、睑弦赤烂案

白某，女，4岁，1981年4月12日就诊。其母代诉：患儿于1980年1月21日因患"肺炎"而在某医院住院10余天，经用西药治疗，喘咳消失。出院后，复现双眼睑上下缘湿糜溃烂，时有脓水溢出，或黄或白，时轻时重，缠绵不休，虽屡用中、西药治疗，或有缓解，然均未彻底解除，久而视力也明显下降，精神萎靡，食量减半，大便溏薄。遂邀我治，刻诊可见：两眼上下睑缘湿糜黏腻，颜色暗红，睫毛脱落稀少，尤以左上睑为甚，"脓水"为淡黄色黏液性分泌物，揩去5分种即复溢出，睑缘呈4 mm×1 mm缺损。舌质胖淡，苔白，脉濡滑。

西医诊断：眼睑炎。

中医诊断：睑弦赤烂（脾虚失运，痰湿蕴郁，上腐肉轮）。

治法：理气化痰通络，健脾和中补睑。处方如下：

（1）霜苍术6 g，厚朴6 g，陈皮8 g，云苓10 g，白芷6 g，升麻6 g，蝉蜕8 g，红花6 g，滑石15 g，皂刺6 g，半夏6 g，泽泻6 g，甘草6 g。

2剂，温水煎，半空腹服，1日3次。

（2）参苓白术散5袋，汤剂尽后每服半袋（3g），1日2次冲服。

经以上法治疗3天，患儿睑缘黏液已消除，大便成型，每日1次，精神亦日渐增进。

守方继服12天后，睑缘溃烂缺损也渐现愈合。半年后复查，睫毛已全长齐，无倒睫现象发生，饮食、二便正常，精神充沛。

【按】睑弦赤烂在西医眼科隶属于眼睑感染日久，溃疡形成，用抗生素联合治疗，有生效者，而无效者为多。即使在中医临床，亦是多着眼于眼睑红肿，随用清热解毒之方连服，其实苦寒伤脾，必致病情益重。我有一学友即曾在1979年因屡用此法误治，不仅眼睑赤烂日益加重，甚至引致肝细胞严重损坏，继发急性病毒性肝炎伴中度腹水，出现危机，幸好回家乡后，改求当地老中医治疗半年，才得脱险。我经反复思考，乃悟其病机在脾虚湿困、气血瘀滞，故予健脾燥湿联用化瘀通络之品，剂型则选汤剂之荡涤与散剂之厚重并行不悖，于是良效叠见，亦属综合治疗之一型，可资同道借鉴。

四十、慢性口腔溃疡案

任某，男，51岁。2018年9月14日10时就诊。自诉：口腔灼疼、咽中不适反复发作2年余，曾多次就近治疗，均无效验，后经朋友引荐来诊。素嗜烟酒，本次发病前曾有饮酒史。望闻切诊：精力尚可，情绪易激动，口腔咽壁及咽峡部呈紫红色，右侧面颊区并有6mm×6mm大小的圆形浅表溃疡，舌暗红，苔白厚，脉细涩。

西医诊断：慢性口腔炎、慢性咽炎。

中医诊断：口疮、喉痹（湿热上蕴）。

治法：清化脾胃湿热。

处方：

（1）内服方：

蒲公英15g，黄芩10g，枳实10g，姜半夏10g，陈皮10g，炒薏苡仁30g，代赭石30g，厚朴15g，建曲30g，青蒿15g，白芨10g，地骨皮10g，郁金10g。

4剂，每剂分别以凉水浸煎，沸后再煎15min，每服120mL，每日3次。

（2）外用方：青黛颗粒1袋，赤石脂颗粒1袋

6剂，每剂二药共和，以开水80mL溶化，漱口，每次20min，每日2次。

医嘱：清淡饮食，适调情志。

2019年1月12日因饮食失调，引致前证再作而复诊，顺告前次治疗，一料即愈。察其诸症同前，故守原方原量不变，嘱连服1个月，以图断后，逾1个月，电话询告，一切复常。

【按】口腔溃疡虽为口腔科常见病，但其治法颇多异议。现代医学多用抗生素内服或局部喷洒，或加用维生素 B_2 口服，又有生物制剂贴膜者，然其疗效并不理想。在中医界，也是治重清泻脾胃者居多，却往往是上焦之火未息，下焦肝肾阳气已衰，反致虚火更加炎上，令患者雪上加霜，继而饮食难入，乃至语言受阻；即使明白清热与化湿同用之理者，亦是单取口服一途，难免效速缓慢，患者尤须强忍口腔疼痛折磨。而用清化湿热之剂一边从内而起驱邪外出，另一边则用清热化湿敛疮之剂从外而至患区直接剿灭病邪、固护正气，如此综合治疗，不仅能使疾病得以速愈，且能使患者少受锥心之痛。遥想古之《东垣试效方》有将普济消毒饮"共为细末，半用汤调，时时服之；半蜜为丸，噙化之，服尽良愈"之验，我今仿而疏之，岂不快哉！

第二节　他山之石，可以攻玉
——同道临证经验报道目录检索100例

1.吴艳华等.中医药综合疗法治疗急性脑梗死临床观察.中西医结合心脑血管病杂志，2011，9（4）：422.

2.卢明等.中医药综合疗法对脑出血阳类证患者神经功能改善及生活质量的影响.上海中医药杂志，2008（9）：743.

3.范景海，蒋丽萍.缺血性中风中医综合疗法治疗临床疗效观察.中国期刊网·健康世界，2019（11）：6.

4.王树山.中医综合疗法治疗颅脑外伤综合征350例.中国民间疗法，2013（11）：269.

5.王彦华.中医综合疗法治疗早期缺血性中风临床疗效观察.中华中医药学刊，2010，28（6）：1184.

6.闫斌等.中医综合疗法防治Ⅰ级高血压病的临床疗效.陕西中医，2016，37（12）：1571.

7.文丽等.中医综合方法治疗中风偏瘫的临床研究.四川中医，2007，25（7）：50.

8.丁庆学.中医综合康复疗法结合现代康复训练对中风偏瘫痉挛状态的临床观察.中国中医药现代远程教育，2010，8（19）：37.

9.秦德芳等.中医综合疗法治疗颈性眩晕的临床研究.中西医结合研究，2015（5）：274.

10.胡仕强，许冬瑞：中医综合疗法治疗脑卒中后癫痫临床疗效分析.亚太传统医药，2015（17）：277.

11. 赵兵等.中医综合疗法治疗小儿脑瘫的临床研究.山东中医药大学学报，2015（3）：277.

12. 肖达，周黎明.中医综合疗法治疗儿童多动症疗效观察.辽宁中医杂志，1999（8）：277.

13. 李万水等.中医综合疗法治疗偏头痛疗效观察.基层医学论坛，2014（22）：277.

14. 周云翔，曹胭莉.中医综合疗法治疗面瘫62例.陕西中医，2004（4）：277.

15. 郭玉海，林定坤.中医综合疗法治疗椎动脉型颈椎病的临床疗效观察.时珍国医国药，2010，21（9）：2322.

16. 贾新焕.中医综合疗法治疗失眠的临床观察.河南中医学院学报，2008，23（5）.

17. 王小云等.中医综合疗法治疗女性抑郁症60例.广东医学，2001，22（6）：539.

18. 王鹏，彭存芳.中医综合疗法治疗无体征性眩晕.中国民间疗法，2009，17（2）：22.

19. 郭玉海，林定坤.中医综合疗法治疗椎动脉型颈椎病的临床疗效观察.时珍国医国药，2010，21（9）：2322.

20. 杜鸿瑶等.中医综合疗法对慢性充血性心力衰竭伴抑郁治疗的疗效分析.河北中医药学报，2017（2）：28.

21. 韦嘉旺.中医综合疗法治疗胸痹100例的临床疗效观察.中医临床研究，2015（11）：259.

22. 何平伟：中医综合疗法治疗慢性心衰的临床研究.中国期刊网·航空军医，2019（7）：5.

23. 田亚宾：中医综合疗法治疗胸痹患者45例临床观察.光明中医，2015，32（21）：3125.

24. 李延玲等.中医综合疗法治疗脾肾阳虚水停证肝硬化腹水60例临床观察.中国实验方剂学杂志，2015（16）：259.

25. 郭锰等.中医综合疗法辅助肝动脉灌注治疗晚期原发性肝癌43例.中国实验方剂学杂志，2014，15（7）：735.

26. 高司成等.中医综合疗法治疗非酒精性脂肪性肝炎的临床观察.中国初级卫生保健，2017（6）：259.

27. 余传华，刘玉红.中医综合疗法对肝癌术后患者康复的影响.临床医药实践，2016，7（1）：735.

28. 毛江明.中医综合疗法治疗老年胆石病疗效观察.辽宁中医药大学学报，

2010（5）：259.

29.倪世涛.中医综合疗法治疗老年泌尿系结石69例.安徽中医学院学报，1994（3）：277.

30.朱柏吉，颜军.中医综合疗法辨证治疗胆或肾输尿管结石绞痛138例.社区医学杂志，2013（23）：277.

31.庄雪珠，李荣富.中西医结合综合疗法治疗胆石症78例.成都中医药大学学报，2002，25（1）：57.

32.安淑玲等.中医综合疗法治疗脂肪肝的临床效果.中国康复，2005（4）：259.

33.房瑞雄.中医综合疗法治疗急性梗阻性化脓性胆管炎的体会.中国中医急症，1997（3）：259.

34.王淑华等.中医综合疗法治疗慢性萎缩性胃炎160例.中国实验方剂学杂志，2011（4）：259.

35.肖斌等.中医综合疗法联合西药治疗重症急性胰腺炎临床观察.上海中医药杂志，2014（4）：576.

36.侯江涛.中医特色综合疗法治疗阳明腑实证不完全性肠梗阻的临床观察.中国中医急症，2015（11）：259.

37.石楸鸣：中医药综合疗法在重症急性胰腺炎早期的运用.医学综述，2011，17（20）：3182.

38.郭灵祥等.中医综合疗法治疗呃逆临床疗效观察.光明中医，2015，30（11）：2383-2384.

39.杨常清.中医药综合疗法治疗放射性口腔黏膜炎46例临床观察.海南医学，2011，22（6）：56.

40.谢利.中医综合疗法治疗慢性疲劳综合征40例.好大夫在线，2010（7）：8.

41.梁永生等.中医综合疗法（中药方口服、药物灌肠、针灸）与西医治疗溃疡性结肠炎的临床疗效比较.医疗装备，2016（2）：574.

42.侯江婷，樊霞.中医综合疗法治疗脾胃气虚型小儿厌食症87例.内蒙古中医药，2016（2）：272.

43.王永杰等.中医综合疗法治疗血系虚劳（慢性再生障碍性贫血）的临床观察.中国医药指南，2014（33）：259.

44.邹远霞.中医综合疗法治疗脾虚肝亢型小儿抽动症的效果分析.内蒙古中医药，2017（6）：277.

45.吴秀芹.殷明教授中医综合疗法治小儿常见病验案举隅.中国民间疗法，

2010，18（7）：11.

46.周莲红.中医综合疗法治疗小儿腹泻临床疗效观察.亚太传统医药，2015，11（11）：72.

47.范良，孔壮.中医综合疗法对慢性阻塞性肺疾病稳定期患者肺康复的疗效研究.中国中医基础医学杂志，2014（10）：259.

48.郁东伟，束永前.中医综合疗法治疗慢性阻塞性肺疾病（COPD）稳定期营养状况及肺功能的改善评价.中华中医药学刊，2015（11）：563.

49.戴金峰.中医综合疗法预防术后肺部感染.黑龙江中医药，2015（4）：259.

50.关玉娟等.中医综合疗法治疗哮喘虚哮证疗效观察.辽宁中医杂志，2011（12）：259.

51.李凯.中医综合疗法治疗气滞血瘀型慢性喉炎的疗效观察.广州中医药大学，2014（1）：276.

52.张津.中医综合疗法治疗高原地区小儿反复性支气管炎临床观察.内蒙古中医药，2017（6）：72.

53.翟礼娜.中医综合疗法治疗小儿肺炎临床疗效评价.人人健康，2017（8）：272.

54.项秀英等.嗓音训练联合中医综合疗法治疗声带小结的疗效观察.听力学及言语疾病杂志，2016，1（3）：276.

55.彭纪临等.中医综合疗法治疗慢性肾功能衰竭效果观察及其对血清胱抑素C的影响.山东医药，2017（46）：277.5

56.许勇，舒惠荃等.慢性肾衰中医综合疗法概况.四川中医，2008（6）：277.

57.孙建立，刘嘉湘.倡导中医综合疗法提高肿瘤患者的生活质量.辽宁中医杂志，2004（12）：273.

58.马银生，刘奇智.中医综合疗法对前列腺癌骨转移患者疼痛症状的临床观察.云南中医中药杂志，2017（1）：273.

59.鲍身涛.中医综合疗法治疗慢性前列腺炎临床疗效分析.中国性科学，2006（8）：277.

60.张建福，韦立新.中医综合疗法治疗附件包块45例.广西中医药，2009，32（3）：28.

61.刘祖如.中医综合疗法治疗慢性盆腔炎湿热瘀结证疗效观察.河北中医，2005，27（12）：893.

62.龙菊.中医药综合治疗寒凝血瘀型原发性痛经30例疗效观察.中国医药指南，2012，10（16）：3.

63.王楠等.中医综合疗法治疗原发性痛经45例临床观察.内蒙古中医药，2014（18）：7.

64.马巧玲.中医综合疗法治疗肉芽肿性乳腺炎40例.中外医学研究，2012（10）：271.

65.陆宇云等.中医综合疗法治疗早期乳痈的临床疗效观察.黑龙江中医药，2014（2）：25.

66.王志华.运用中医综合疗法治疗产后缺乳50例疗效观察.西部中医药，2012，25（2）：43.

67.郑锦等.中医综合疗法治疗妇女围绝经期综合征的临床观察.上海中医药杂志，2009（10）：271.

68.严英，周伟生等.输卵管介入再通术联合中医综合疗法治疗输卵管阻塞性不孕症的临床研究.新中医，2006（6）：711.

69.张晓霞，滕玉峰.中医综合疗法用于治疗女性内分泌失调研究.中国卫生标准管理，2017（10）：259.

70.陈佩飞，王虎良.中医综合疗法治疗妊娠期肝内胆汁淤积症临床观察.新中医，2014（6）：714.

71.周凤花：中医综合疗法用于产后催乳的研究.中国城乡企业卫生，2017（4）：271.

72.于丽萍.中医综合疗法治疗不孕不育症探析.亚太传统医药，2014（10）：271.

73.赵淑芹，王甲英.中医综合疗法减肥80例临床分析.中国医药指南，2009（5）：246.

74.刘石磊，田谧.中医综合疗法治疗艾滋病相关性腹泻疗效观察.临床医药文献电子杂志，2017（23）：259.

75.邓碧珠，崔丽萍.中医综合疗法治愈急性脊髓炎1例.广西中医学院学报，2000（1）：277.

76.成旗伟.中医综合疗法治疗初期糖尿病足临床观察.总装备部医学学报，2019（3）：23.

77.朱颖等.中医综合疗法治疗糖尿病周围神经病变43例临床观察.新中医，2014（5）：587.

78.邓海军.中医综合疗法治疗股骨头坏死的疗效分析.黑龙江中医药，2015（6）：274.

79.李春耕，魏永辉.中医综合疗法治疗肛肠术后急性尿潴留临床研究.国际中医中药杂志，2018，40（2）：132.

80.谢攀等.中医综合疗法治疗跟痛症临床观察.风湿病与关节炎，2016，5（2）：17.

81.胡志勇.中医综合疗法治疗老年骨性关节炎临床疗效观察.亚太传统医药，2015，11（15）：106.

82.吴洲红等：中医综合疗法治疗膝关节骨性关节炎疗效观察.中国中医药科技，2013，20（2）：186-187.

83.方春雷.中医综合疗法治疗神经根型颈椎病的临床观察.医师在线，2019，（8）：15.

84.程云柱.风湿类风湿关节炎的中医综合治疗.中国民间疗法，2009，17（1）：52.

85.邹海鹏，陈卫衡.中晚期股骨头坏死中医综合治疗的临床研究.北京中医药，2010，29（1）：43.

86.唐文黎.中医综合疗法干预腰椎间盘突出症89例临床研究.中医中药，2012（4）：240.

87.郭建中等.中医综合疗法治疗外伤性膝关节强直43例.中医外治杂志，2008，17（6）：12.

88.宋玉成.中医综合疗法用于胸腰椎压缩性骨折的临床效果.中国医学人文（学术版），2019（6）：14.

89.闫惠霞等.中医综合疗法辨治类风湿性关节炎68例.中医研究，2008（10）：259.

90.裴纪文，职瑾.中医综合疗法治疗下肢动脉闭塞症临床观察.陕西中医，2015（9）：259.

91.赵君菁：中医综合疗法治疗陈旧性视网膜中央静脉阻塞.天津中医，2002（6）：276.

92.曹祖威等.中医综合疗法挽救性治疗突发性耳聋的临床疗效观察.广州中医药大学学报，2015，32（3）：16.

93.曾静等.中医综合疗法治疗青少年近视临床观察.中国中医眼科杂志，2013（5）：276.

94.丁唯佳.中医综合疗法在干预痔疮手术患者术前焦虑中的应用.浙江中医杂志，2012（4）：248.

95.李庆玲.中医综合疗法治疗痤疮疗效观察.宜春学院学报，2008，30（4）：83.

96.程少晖，程少华.中西医综合治疗尖锐湿疣95例临床分析.中国医学文摘·皮肤科学，2007，24（5）：227.

97.赵淑芹，王甲英.中医综合疗法减肥80例临床分析.中国医药指南，2009，7（5）：105.

98.罗利青等.中医综合疗法治疗脱发经验介绍.广西中医药，2012，35（1）：33.

99.洪冰.中医综合疗法治疗带状疱疹86例临床观察.新中医，2011，43（6）：81.

100.杨斌.中医综合疗法治疗斑块性银屑病临床研究.亚太传统医药，2017（2）：9.

后　记

　　在当今社会上，常可听到这样一些话：西医离开了中医照样走遍天下，而中医离开了西医便寸步难行。另外一个不争的事实是，即使在部分乐于接受中医的某些外国，也大都把中医归之为"替代医学"或"补充医学"，更可悲的是，这种观点也已得到我国中医界一大部分人士的认可甚至力挺。仔细分析这种现象的根由，一是由于多方面的原因，中医学界的话语权一直远不理想，尤其是在高等教育和医疗卫生机构（包括中医专业），曾在中国不断发扬光大数千年的中医学长期被边缘化，中医的人才队伍建设及全方位发展环境一直处于"尾随"状态；二是中医学界在被动应对外来的挤压排斥时，无可奈何地退守于"简廉便验"的小圈子，诸多方面走上了"逃跑主义"或是"曲线救国"的邪路，典型代表之一就是盛行"单一疗法"的学术主流，致使中医综合治疗被严重遗忘，临床疗效（尤其是急难重病症的治疗）大打折扣，中医整体亦因之日渐受累。

　　面对此状，笔者伏枥四十余年悉心学习、大胆探索、静心思考，深深感到：中医坚持单一疗法原本无错，只是不应过盛；中医学习和引用现代医学的理论与技术亦本无错，只是不应丧失自我；中、西医学体系原本各有长短，理应相互学习借鉴，只是不应以西医之长击中医之短，中医更应发掘潜力迎头赶上。于是，我从中风病救治中首次提出"综合治疗"概念，续经广泛涉猎、精勤实践、不懈求证，尤重把长期的医院管理与学术研究有机结合、把现代科学（包括现代医学）的优势理念相机引入中医学术、把适用范围日渐推广至所有的病症治疗，遂使初期的"杂合以治"日渐从"素描"转为"工笔"，继至"中医综合疗法"理论体系基本完善。本书中引用最早的论文发表于1982年，二十世纪八九十年代以降时屡有相继，2010年以来的近十年，则是年有新作，2012年11月29日发表于《中国中医药报》的《临证当重"中医综合疗法"》意义尤重。可以这样说，这一理论体系的建立，可能会使今后中医或中西医结合的诊疗救治有了另外一种意义上的参照指导，也可能为中医学走出低谷全面振兴提供一个良好的战略目标、技术标准、管理规范与服务模式。

　　基于上述考虑，本书在编写时，首先是反复斟酌谋划，力求突出重点、有博有约、有条理更有借鉴；继之将既往所有相关的论文予以全面增删取舍，并加入最新研究进展，力争使得诸项资料尽可能地有机融汇，从而充分凸显中医综合疗法研究的主要成果和心路历程；最后则是辑录了40则本人既往经治的验案，还检索摘引了相关学术期刊中部分同道曾发表的中医综合疗法临床应用经验报告目录，意在向读者以实例演示中医综合疗法的临床意义与用法。总而言之，旨在突出理论体系的精准浓缩与临证的具体应用，与2013年8月作为总主编出版的《常见病的中医特色综合疗法》（17分册，540万字）主在以教条形式全面列示各科病种的诊疗相比较，既相近，又有异，堪做姊妹之作。

本书的出版，旨在以兹为引玉之砖，期待同道们以之为基，更广泛、更大胆、更深入地开展中医综合疗法研究和推广工作，进而把中医学术与事业发展推向新的高潮。当然，所有这些，是不是个人的一厢情愿，窃愿拭目以待！

赵　斌

2020年3月2日